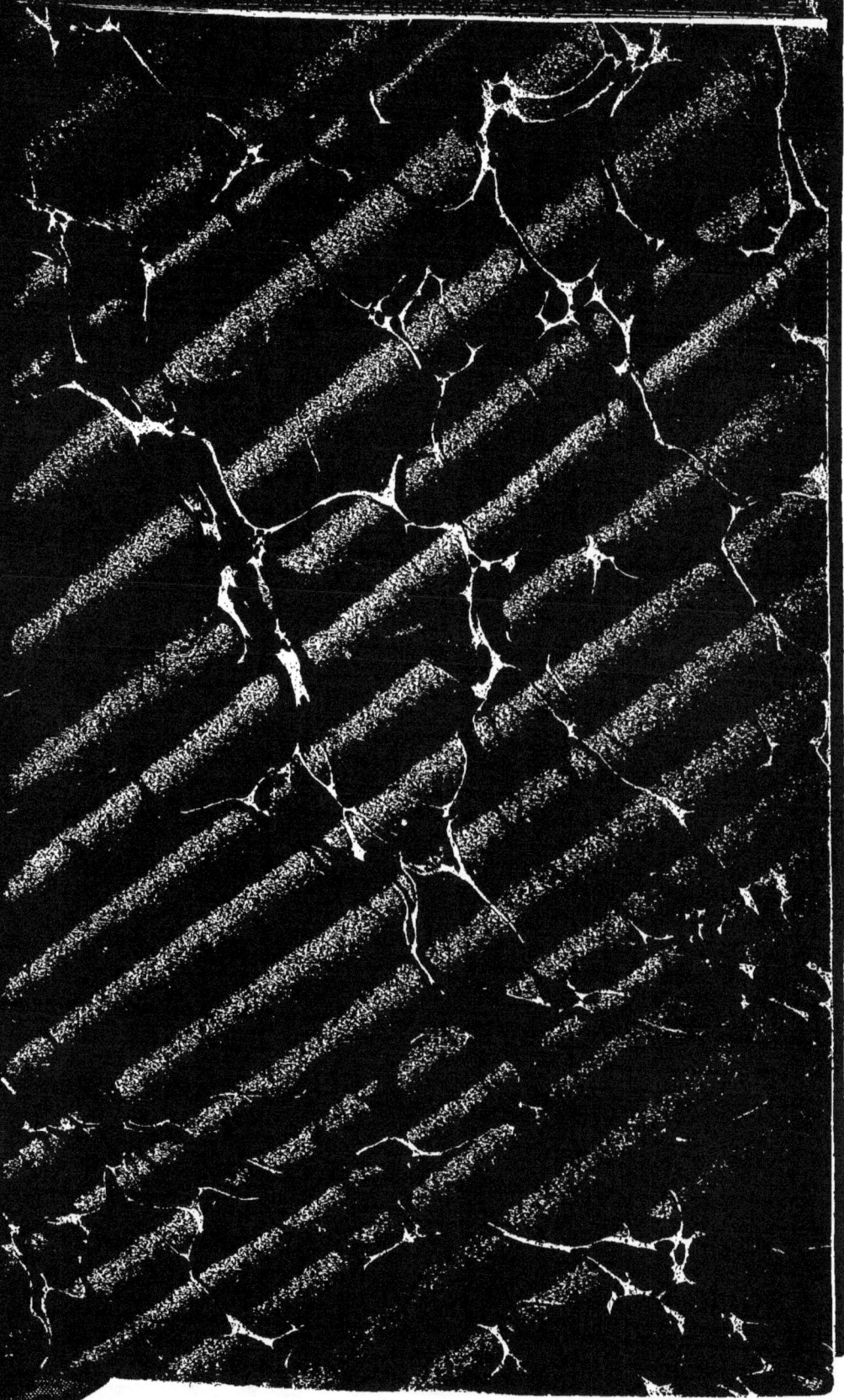

SYSTÈME

PHYSIQUE ET MORAL

DE LA FEMME.

Corbeil, typographie de Crete.

SYSTÈME

PHYSIQUE ET MORAL

DE LA FEMME

PAR ROUSSEL

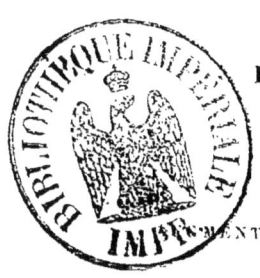

NOUVELLE ÉDITION
AUGMENTÉE D'UNE NOTICE SUR L'AUTEUR
ET DE TRAVAUX PHYSIOLOGIQUES

PAR LE DOCTEUR CERISE

PARIS
LIBRAIRIE DE VICTOR MASSON,
17, PLACE DE L'ÉCOLE-DE-MÉDECINE.

1855

NOTICE SUR ROUSSEL.

Parmi les médecins célèbres que la France a produits, il en est un grand nombre qui se sont distingués, non-seulement par leur savoir, mais encore par l'élégance de leur langage, par l'élévation de leurs sentiments, par la profondeur de leurs conceptions. Leurs noms appartiennent aux lettres et à la philosophie autant qu'à la médecine. Roussel est un membre de cette glorieuse famille des Petit, des Bordeu, des Vicq-d'Azyr, des Cabanis, des Alibert, que représentent honorablement aujourd'hui deux écrivains, MM. Pariset et Reveillé-Parise. Par eux, la médecine n'est pas seulement une science utile, elle est encore une science aimable. Espérons qu'une aussi noble famille ne s'éteindra pas, et qu'une descendance digne d'elle entretiendra fidèlement le feu sacré, toujours menacé par le souffle glacial du matérialisme scientifique.

Roussel est né à Ax, département de l'Ariége, en 1742. Son éducation, commencée dans cette ville, s'acheva à Toulouse. Son goût pour les études médicales se manifesta de bonne heure. Il se rendit à Montpellier, où Lamure, Venel et Barthez faisaient entendre leurs savantes leçons. Ses études médicales achevées, il voulut apprendre encore et il vint à Paris. Il se lia étroitement avec Bordeu. Ce médecin, selon l'expression d'Alibert, était trop illustre pour être heureux. L'amitié de Roussel consola ses ennuis ; mais Bordeu mourut bientôt, et Roussel eut la douloureuse mission de faire son éloge funèbre. On assure que l'amour fut le génie de Roussel. « Il était très-jeune encore, dit son biographe, que ce sentiment s'était éveillé dans son âme. C'est alors que son imagination inspirée commença à méditer sur les goûts, les mœurs, les passions et les habitudes des femmes, et qu'il fit une étude constante de leur constitution physique et des attributs moraux qui en dérivent. Bientôt il coordonna les fruits qu'il avait recueillis et en composa un corps de science aussi intéressant que le sujet. » Ainsi fut écrit le *Système physique et moral de la femme*. Ce traité, qui devait répondre, par ses développements, à un titre si imposant, est resté supérieur à tous ceux qui ont été publiés sur la femme, sans excepter le livre remarquable de M. Virey, auquel il n'a manqué peut-être, pour faire oublier celui de Roussel, qu'une méthode plus rigoureuse et une allure plus scientifique. Il entreprit bientôt après un autre traité destiné à servir de pendant à celui-là. Ce nouveau traité, intitulé : *Système physique et moral de l'homme*, ne fut pas achevé. Ce qui en a été publié suffit pour justifier de sincères regrets. Il fit insérer dans les journaux du temps un *Essai sur la sensibilité*, une *Notice sur madame Helvétius*, une courte dissertation intitulée : *Doutes historiques sur Sapho*, une note *sur les sympathies*. Il avait commencé un travail fort étendu sur Stahl, le chef célèbre de l'école médicale dite *animiste*, mais ce travail est resté inédit. Il rendit compte de l'ouvrage de madame de Staël sur les *rapports de la littérature avec les institutions sociales*. Il s'attacha à combattre la doctrine de la perfectibilité indéfinie de l'esprit humain, développée par Condorcet dans un de ses plus remarquables écrits. Le problème était alors posé en termes tels qu'aucune solution satisfaisante ne pouvait en être donnée. La science de l'histoire n'existait point encore. Il écrivit sur le droit de tester, qu'il regardait comme inviolable et imprescriptible. Il adressa des exhortations publiques aux électeurs politiques, pour leur rappeler leurs devoirs et leurs droits. Il admirait les institutions de Lycurgue, et il publia une dissertation sur le gouvernement de Sparte. C'est ainsi que l'empire des circonstances où se trouvait la France dominait tous les esprits. Roussel, tout en méditant avec une tendre prédilection sur la constitution physique et morale de la femme, ne put s'empêcher de descendre dans l'arène des discussions politiques. Grâce à la modération de son caractère, sa voix, au milieu des orages révolutionnaires, fut à peine entendue, et son existence n'en fut pas troublée.

Roussel aimait la retraite et les mœurs simples. On raconte de lui des traits d'une naïveté charmante. Alibert, le complimentant un jour sur le mariage d'un de ses frères, l'engageait à l'imiter et à se marier. « Je vous assure, répondit le célibataire irrésolu, que cette idée m'est souvent venue ; mais il faut aller devant le prêtre, devant le magistrat ; c'est une affaire qui ne finit pas. » Il est des personnes pour lesquelles les douces et vagues rêveries ont un charme qu'elles aiment à prolonger ; elles semblent redouter un bonheur réel qui enlèverait à l'imagination ses plus riantes perspectives. Roussel était de ce nombre. Il s'était épris d'un violent amour pour une personne, jeune et belle, qu'il avait guérie ; heureux sans doute de porter secrètement dans son cœur une image chérie, il se garda bien d'en parler. On lui annonça un jour que cette personne venait de se marier. « *Ah !* s'écria-t-il, *j'en suis bien fâché ; je ne l'aurais pas cru !* » et il versa d'abondantes larmes de regret. Il était souvent triste ; dans un de ses accès de mélancolie, il courut à minuit chez un médecin de ses amis : « *La tête me tourne*, dit-il, *je me sens très-mal ; je me suis rendu chez vous pour implorer vos soins.* » Imbert le rassure et calme son imagination alarmée. Une conversation s'engage entre les deux amis, et Roussel oublie sa maladie.

Roussel était bon ; la bienveillance, qualité si précieuse pour un médecin, était chez lui aimable et expansive. Quand il souffrait, l'étude était un asile pour sa douleur, un refuge pour son âme attristée. Il trouvait dans les joies de l'esprit un abri contre les afflictions du cœur. Ses agitations intérieures se dissipaient ainsi sans fiel et sans amertume. Il savait être bon même dans les mauvais jours. Il vécut pauvre, mais l'hospitalité affectueuse et délicate d'une respectable famille ne lui permit point de s'en apercevoir. Il put, grâce aux soins de M. Falaize, négliger tout à son aise et ses affaires et sa fortune, exercer sa profession avec le confiant et noble abandon qui convient aux âmes élevées, méditer, sans inquiétude, Platon, Plutarque et Rabelais, et se soustraire sans péril à ces petits tourments qu'on s'impose sous le nom de convenances sociales. Une parfaite courtoisie s'alliait merveilleusement, chez lui, à une bonhomie un peu sauvage, et qui n'était pas sans malice.

Roussel ne recherchait pas plus les honneurs que la fortune. Il n'accepta point l'offre d'un emploi honorable que lui fit le grand Frédéric. Il faillit néanmoins être appelé au Corps législatif. Deux suffrages seulement lui manquèrent. Des amis puissants l'avaient désigné pour faire partie du Tribunat ; il refusa cet honneur, prétextant la faiblesse de sa voix et sa timidité. Roussel était timide par excès de modestie.

Roussel était doué d'une constitution délicate. Il était depuis plusieurs jours plus souffrant qu'à l'ordinaire, lorsqu'il quitta Paris pour se rendre à la campagne, près de Châteaudun, chez M. Falaize. Affaibli par de longues souffrances, il ne tarda pas à subir les atteintes d'une fièvre qui régnait épidémiquement dans le pays. Il succomba le 2e jour complémentaire de l'an X (1802), âgé d'environ soixante ans.

Roussel avait eu des amis dévoués ; ceux qui lui survécurent restèrent fidèles à sa mémoire. Alibert raconta sa vie avec une touchante éloquence ; il fit plus : il réunit ses principaux écrits, dont quelques-uns étaient disséminés dans les journaux, et en publia une édition [1].

---

[1] Cette édition, publiée en 1813, comprend les six écrits que nous avons mentionnés les premiers dans cette notice, pages II et III.

INTRODUCTION.

DU ROLE DES ÉMOTIONS DANS LA VIE DE LA FEMME.

On a beaucoup écrit sur la femme. Il serait difficile de donner une idée de tous les genres de publications dont elle a été le sujet. Les poëtes ont exalté ses qualités; les moralistes ont mis à nu ses défauts; les publicistes ont discuté ses droits; les médecins ont décrit ses maladies; les physiologistes ont révélé les plus intimes secrets de son organisation. Ce nombre prodigieux d'écrits témoigne de la préoccupation générale dont la femme est l'objet, même parmi les plus austères penseurs. Cette préoccupation s'explique aisément; car, indépendamment des facultés qui lui sont communes avec l'homme et que le philosophe doit connaître, sans avoir égard à la différence des sexes, la femme est en possession d'une vie propre, d'une vie qui en fait un être à part dans l'humanité. Un rôle immense lui a été assigné dans l'œuvre providentielle de la conservation de l'espèce, et dans l'exercice de ce rôle elle accomplit des prodiges d'amour et de dévouement. L'empire qu'elle exerce et le joug qu'elle subit rendent d'ailleurs sa position, au premier aspect, assez étrange et appellent sur chacune de ses actions un puissant intérêt. Il y a trop de contradictions, au moins apparentes, dans la destinée des femmes et dans les lois qui régissent cette destinée, pour que le besoin de les expliquer ne se fasse pas une grande place dans nos méditations. Peut-être sommes-nous excités dans ce genre de curieuse investigation, par *un penchant plus agréable*, comme le dit Roussel. Toutefois, ce penchant, quelque vif qu'on le suppose, n'a point suffi pour provoquer ces travaux ardus, longs, hérissés de faits et de raisonnements, qui ont été entrepris sur cette moitié de l'espèce humaine. Qu'un doux sentiment inspire le poëte toujours prêt à brûler sur l'autel de la beauté un encens enivrant, cela se conçoit. Mais le moraliste qui pérore, le publiciste qui disserte, le médecin qui dissèque, le physiologiste qui analyse, me semblent avoir d'autres mobiles que le poëte. La vérité est que chacun obéit aux instincts secrets de sa vocation. Ainsi le naturaliste consacre sa vie à étudier un végétal vulgaire, ou un animal imperceptible, le philologue à interpréter un texte effacé ou une inscription mutilée, l'archéologue à rechercher l'origine d'un monument équivoque ou l'usage d'un fer que couvre une rouille vénérable, etc. Quelle variété dans les penchants et quelle naïveté dans la manière dont on les subit! Il y a d'ailleurs, pour expliquer cette activité déployée, au sujet de la femme, par tant d'écrivains distingués, un mobile plus noble, plus honorable que le désir de s'émouvoir, de connaître ou d'écrire; il y a la conscience d'un devoir à remplir, l'amour du bien, du beau et du vrai à réaliser, la volonté de payer son tribut au bonheur de la société.

Un livre complet sur la femme est une œuvre impossible. Elle se présente sous tant d'aspects différents, les éléments dont ces divers aspects se composent sont si nombreux, que chacun a dû se faire une part dans l'œuvre commune. Roussel, trouvant que s*es* prédécesseurs avaient, dans leurs écrits, isolé c*es* éléments divers, s'était proposé de les réunir et de *le*s grouper dans une même synthèse. Heureusement il a été, dans l'exécution de son œuvre, moins hardi qu'il ne l'avait été dans la conception de son plan. Il s'est contenté de rapprocher les éléments qui, susceptibles d'être mis en contact et ayant été trop souvent séparés, servent le mieux, par leur concours, à montrer les rapports du physique et du moral de la femme, à rendre raison de son caractère et à faire ressortir les moyens à l'aide desquels ce caractère se conserve, se fortifie ou s'altère. C'est là, sans doute, un des aspects les plus compliqués et les plus intéressants de la question; mais ce n'est pas toute la question. Les qualités dont le concours est nécessaire pour produire un traité complet sur la femme sont, à mon avis, incompatibles. Un seul homme ne peut les réunir toutes. Le poëte, qui a besoin de tout son enthousiasme pour accomplir son œuvre de louange et d'amour, ne saurait chanter en assez beau langage les sermons du maître de morale, la statistique du publiciste, l'autopsie du médecin, ni l'inexorable analyse du physiologiste. De leur côté, ces penseurs intrépides manquent, en général, de cette pénétrante intuition de l'artiste, sans laquelle bien des mystères restent impénétrables. Leur rôle les condamne à se montrer, avant tout, austères, calmes, exacts, comme il convient à des instituteurs et à des savants. Or, l'austérité, le calme, l'exactitude, je dirai même l'impartialité, excluent le sentiment, ce regard rapide et sûr de l'âme, qui seul a le pouvoir de saisir, dans la vie des femmes, le secret mobile de leurs pensées et de leurs actions, de leurs joies et de leurs douleurs, de leurs besoins et même de leurs maladies.

Telle est la faiblesse de l'esprit humain, qu'il lui est impossible d'embrasser sous tous ses aspects, sous toutes ses faces, un seul sujet, grand ou petit, celui-là même qu'il peut le plus aisément étudier à toute heure du jour, tous les jours de l'année, toutes les années de la vie. La femme est, sous ce rapport, comme la fleur des champs, comme l'insecte de l'air, comme le soleil du firmament, comme le monde des mondes! Dieu seul peut la connaître, d'une manière parfaite, dans tous ses éléments, dans tous ses rapports.

Entre tant de différents aspects sous lesquels la femme peut et doit être envisagée, il faut donc savoir se résigner à faire un choix. Le rôle de physiologiste de la femme est assez beau et assez difficile pour qu'on se décide à l'accepter. C'est, en définitive, le rôle principal. Roussel l'a adopté, et, après lui, son savant successeur, M. Virey. Mais alliant l'un et l'autre une brillante imagination à une grande faculté d'analyse, ils ont fait, à leur insu peut-être, de fréquentes invasions dans le domaine de la poésie. Aussi les fils austères d'Esculape leur ont reproché, à M. Virey surtout, les fleurs de rhétorique au milieu desquelles ils se sont quelquefois égarés, et les amis galants des Muses leur ont fait un crime de leur affreuse anatomie ; tant il est vrai qu'il faut être un Apollon, c'est-à-dire un Dieu, pour être à la fois artiste et médecin, sans démériter devant les faibles et vulgaires mortels. Reconnaissons toutefois que le physiologiste est autorisé, plus qu'aucun autre, à faire intervenir le sentiment qui lui ouvre des routes inaccessibles et inconnues à la froide raison. « Qui sondera ces abîmes impénétrables, s'écrie M. Virey, qui suivra les détours de cet inextricable labyrinthe de caprices, de dissimulations, de volontés inconstantes, où se joue une sensibilité vive, exaltée, plus mobile que l'air, laquelle n'est pas toujours assurée de ses propres déterminations ! » Comme il s'agit d'arracher à l'organisme de la femme le feu caché qui l'anime et qui en électrise les éléments divers, comme il s'agit d'aller au delà de ce qui apparaît aux sens et à l'entendement, comme il s'agit, en un mot, de pénétrer dans un foyer invisible d'où s'irradient tous les mouvements visibles, le physiologiste a souvent besoin, dans son travail de délicate analyse, d'un réactif subtil, immatériel comme l'élément sur lequel il veut opérer. Pour cela, il doit donner issue à toutes les émanations de son âme. C'est par les rayonnements de sa sympathie qu'il pourra dissiper les épaisses ténèbres dans lesquelles se meuvent les instincts et les désirs qu'il aspire à démêler. L'âme seule peut voir et connaître l'âme ; c'est entre les âmes que le contact doit avoir lieu pour que la lumière brille. Il faut donc que le physiologiste de la femme soit doué d'un sentiment exquis. Dépouillez-le de tout sentiment : il décrira les phénomènes variés de la vie de la femme, comme un physicien décrirait les phénomènes du globe, oubliant le soleil qui les produit et les éclaire. Il aura des yeux, et il ne verra point.

C'est précisément la nécessité du sentiment, nécessité impérieuse et incontestable, qui rend si difficile la tâche du physiologiste de la femme. Le sentiment est dans ses mains un flambeau qui doit servir à l'éclairer et à le diriger dans d'impénétrables issues, et il est sans cesse exposé à s'y brûler. Tandis que le poëte, dans sa libre et impétueuse allure, peut s'égarer jusqu'au plus sublime délire, lui, le physiologiste, contenu même dans son inspiration, devra conserver, dans toute sa force, la raison maîtresse de son sentiment. Il ne doit point posséder l'idéal pour s'y complaire, mais pour mieux saisir le réel. Tel est le sacrifice qui lui est imposé. C'est un historien dont le cœur s'émeut au spectacle de toutes les scènes qu'il raconte, et dont le récit doit rester vrai, sobre, impartial. Son style, image fidèle de sa pensée, et réservé comme elle, sera pur, harmonieux, élégant même, mais simple et dépouillé de tous ces artifices du langage, de ces pittoresques descriptions, de ces tendres invocations que le bon goût réprouve autant que la science dont il doit adopter le langage chaste et sévère. C'est surtout quand il aura à parler des fonctions propres à la femme, qu'il devra écarter à la fois les détails inutiles et les images superflues.

L'écueil que nous venons de signaler n'est point

facile à éviter. Les romanesques excitations du sentiment sont pour le physiologiste de la femme un danger qu'accroît encore la périlleuse tentation d'ajouter les charmes du style à l'intérêt des subtiles analyses. C'est d'ailleurs moins de la femme en général, que des femmes élégantes de la société, que le physiologiste, comme le poëte, se préoccupe le plus. Le moraliste lui-même semble n'écrire que pour les grandes dames, laissant au catéchisme et aux enseignements des pasteurs le soin de diriger le grand nombre. Le publiciste et le médecin sont moins exclusifs. Pour eux il n'existe d'autre aristocratie que celle de la faiblesse et de la douleur. Ils écrivent pour les hommes qui, législateurs, magistrats, économistes ou médecins, ont mission de veiller sur les besoins, sur les droits et sur la santé des femmes. Il n'en est pas de même des écrits du physiologiste : la femme élégante les recherche, et l'auteur est souvent assez vain pour ambitionner son suffrage. De là toutes les intempérances de pensée et de style auxquelles il s'abandonne trop souvent.

Il y a néanmoins, pour justifier cette aristocratique prédilection du physiologiste de la femme, un motif réel, je dirai même un motif honorable.

Pour mieux connaître les ressorts cachés qui font mouvoir la femme, il ne suffit point de l'étudier d'une manière générale, et, en quelque sorte, abstraite ; il faut choisir des types, des types irrécusables et qui soient l'expression la plus vraie, la plus complète de son naturel. Or, ces types précieux, où les rencontre-t-on en plus grand nombre que dans les classes aisées de la société? C'est là surtout que la femme porte au plus haut degré les qualités et les défauts qui la distinguent de l'homme. Descendez dans les rangs inférieurs : la plupart des femmes vous y apparaîtront avec quelques-uns des caractères qui ne lui appartiennent point en propre ; vous remarquerez en elles quelque chose de viril, au physique comme au moral ; vous y apercevrez au moins les nuances intermédiaires par lesquelles la nature semble combler la distance qui sépare les deux sexes. En un mot, la femme n'est réellement femme que dans les classes élevées de la société. Celles qui, dans les classes inférieures, ont marqué leur passage par des actes de sainte et sublime charité, par de romanesques et douloureuses agitations, formaient, par leur exquise sensibilité, une remarquable exception ; elles appartenaient, par les priviléges de leur organisation, à une classe supérieure. De même qu'il serait peu sage de choisir pour types de la femme celles qui, nées dans un rang élevé, s'y font remarquer par une constitution virile, par une voix forte, par une roideur et par un stoïcisme impitoyables ; de même on serait malavisé de porter son choix sur celles auxquelles leur condition impose un rude labeur et interdit toute activité de l'âme. On rappelle vainement aux femmes élégantes la santé, la fraîcheur et la naïve gaieté des villageoises qui, comme elles le savent bien, vieillissent sitôt et si vite. Il faut se garder de ces lieux communs sur les innocentes filles des champs que l'on ne voit plus aujourd'hui danser, comme autrefois, à l'ombre d'un ormeau, au son du chalumeau, au bord de l'onde claire, et sur l'herbe légère. Le temps des transports bucoliques est passé, et celui des pipeaux rustiques aussi. Il faut se garder surtout de ces maximes paradoxales, mises à la mode par le mélancolique Rousseau, sur les funestes et déplorables effets de la civilisation. La femme des classes élevées n'est point une bergère dégénérée. C'est, au contraire, entre toutes les compagnes de l'homme, celle qui possède au plus haut degré toutes les qualités de son sexe. Or ces qualités, ainsi exaltées, impliquent des défauts correspondants, et ces défauts impliquent à leur tour des maladies exceptionnelles. De là, pour les femmes du beau monde, la nécessité d'une éducation spéciale et d'une médecine appropriée ; de là surtout la nécessité d'une physiologie privilégiée et aristocratique.

Quelles sont ces qualités, quels sont ces défauts, et quelles sont ces maladies, dont nous venons de signaler l'enchaînement et l'étroite solidarité ?..... Telles sont les questions auxquelles il nous faut maintenant répondre. Nous le ferons rapidement, et d'une manière très-générale ; car un aussi vaste sujet, pour être traité dans tous ses détails, exigerait des volumes, et nous ne pouvons y consacrer que quelques pages.

Les qualités dont le développement est si remarquable chez les femmes dont nous parlons, se résument toutes dans une seule : une exquise sensibilité. Les défauts inséparables de cette qualité fondamentale se résument tous dans celui-ci : une excessive mobilité. Les maladies, cortége obligé de ce défaut, se résument toutes dans celle-ci : une extrême surexcitabilité nerveuse.

Ainsi, exquise sensibilité, excessive mobilité, extrême surexcitabilité nerveuse, tels sont les trois aspects physiologiques de la femme considérée dans ses types les plus complets et les plus irrécusables.

A son exquise sensibilité, la femme doit ses principaux charmes et ses principales vertus ; c'est ce que Rousseau, dans son *Émile*, a éloquemment démontré, et après lui un grand nombre d'écrivains, parmi lesquels nous devons compter l'élégant auteur du *Système physique et moral de la femme*. Nous n'avons rien à dire à la suite de tels maîtres. Nous résumerons leurs paroles en disant que de l'exquise sensibilité de la femme naissent la grâce de ses mouvements, son goût délicat, son aptitude merveilleuse pour les arts d'expression, son tact parfait, sa sagacité, sa prévoyance affectueuse, sa tendre et mystique piété, son inépuisable charité, et jusqu'à cette intelligence si prompte et si active que le cœur, foyer toujours ardent, électrise et alimente. C'est en vertu de cette angélique qualité que la femme fait rayonner autour d'elle, dans la famille et dans la société, d'irrésistibles et prestigieuses influences. Telles furent les saintes femmes dont l'Église honore la poétique mémoire, et qui, sorties en grand nombre des rangs du peuple, sont représentées par les biographes sacrés comme ayant possédé, au plus haut degré, les grâces et les vertus de leur sexe. Telles sont, parmi nous, les femmes qui, nées au sein de l'opulence, accomplissent, non-seulement à l'égard de leurs propres enfants, mais encore à l'égard des enfants des pauvres, tous les saints devoirs d'une maternité prévoyante et infatigable. Telles sont aussi ces jeunes filles qui renoncent à toutes les joies de la famille pour s'associer aux plus grandes infortunes, dans les prisons, dans les hôpitaux, dans les asiles d'aliénés.

Le talent de la femme, aussi bien que ses vertus, reçoit de cette exquise sensibilité un reflet facile à reconnaître dans ses œuvres littéraires. La femme est naturellement artiste, parce qu'elle est organisée pour sentir ce que l'homme est obligé d'apprendre. Aussi excelle-t-elle dans l'observation du cœur humain et de la société. « Vainement, dit Cabanis, l'art du monde couvre-t-il les individus et leurs passions de son voile uniforme; la sagacité de la femme y dévoile facilement chaque trait et chaque nuance... L'intérêt continuel d'observer les hommes et ses rivales donne à cette espèce d'instinct une promptitude et une sûreté que le jugement du plus sage philosophe ne saurait jamais acquérir. S'il est permis de parler ainsi, son œil entend toutes les paroles, son oreille voit tous les mouvements, et par le comble de l'art, elle sait presque toujours faire disparaître cette continuelle observation sous l'apparence de l'étourderie ou d'un timide embarras. » Cette sagacité imprime à ses paroles et à ses écrits un cachet particulier. La rare facilité avec laquelle elle sent, explique la rare habileté avec laquelle elle raconte. Elle a le talent de tout dire, même les pensées les plus abstraites, avec grâce et légèreté. Guidée par son instinct dans le choix des expressions, d'un seul mot elle fait jaillir des idées ; les effets de son style

b.

sont d'autant plus puissants, que la réflexion semble y prendre une moindre part. Son éloquence est rapide, délicate, vivement nuancée ; c'est le jeu de sa physionomie traduit en paroles.

Mais à quel caractère reconnaît-on cette exquise sensibilité d'où découlent à la fois les grâces, les vertus et les talents de la femme ? On a tant abusé, dans le langage des physiologistes et des philosophes, de ce mot *sensibilité*, qu'il importe peut-être de dire ce qu'il signifie réellement relativement à la femme.

On a donné le nom de sensibilité à des aptitudes ou à des facultés diverses, ou qui n'ont entre elles que des analogies artificielles. On a distingué d'abord une sensibilité animale et une sensibilité organique, c'est-à-dire une sensibilité par laquelle on sent, et une sensibilité par laquelle on ne sent point, ce qui est une énormité dont la logique a eu beaucoup à souffrir. On a ainsi confondu, sous une seule et même dénomination, deux ordres de phénomènes complétement différents, ceux qui sont perçus par la conscience et ceux qui y restent tout à fait étrangers. L'excitabilité des tissus et des viscères à laquelle on rapporte les faits obscurs de nutrition et de développement, a été assimilée à la faculté de sentir, comme si nous sentions le sang qui circule, la bile qui se forme, l'absorption qui s'opère, l'accroissement qui se manifeste, etc. Ainsi que cela est souvent arrivé, la science, par ses conceptions ontologiques, a proclamé et imposé des erreurs que jamais le bon sens du vulgaire n'eût commises.

On a distingué, dans la sensibilité animale, une

sensibilité *sensoriale*, celle qui s'exerce par les cinq organes des sens, par les yeux, les oreilles, etc.; une sensibilité *instinctive*, celle qui s'exprime par des besoins déterminés, par l'anxiété respiratoire, la faim, la soif, etc., et une sensibilité *générale* qui, se confondant en partie avec la sensibilité de la peau, comprend les impressions qui nous sont transmises par l'ensemble de l'organisme, soit dans l'état de santé, soit dans l'état de maladie.

Une école célèbre, celle de Condillac, a rattaché à la sensibilité animale tous les phénomènes de l'intelligence et de la volonté humaines. Toute idée, tout raisonnement, toute détermination volontaire sont, d'après les données de cette école, des transformations, ou, si l'on veut, des conséquences naturelles et nécessaires de la sensibilité sensoriale, instinctive et générale. Cabanis compléta cette doctrine en faisant plus particulièrement intervenir les faits de sensibilité organique dans la production des sentiments et des passions qui, dans l'école dite sensualiste, avaient été confondus avec l'entendement, assimilés à des raisonnements, et rattachés aux sensations.

C'est encore à la sensibilité, soit animale, soit organique, qu'on a rapporté les réactions dites sympathiques. Ces réactions se produisent entre les diverses parties de l'organisme, lorsque, par exemple, le chatouillement excite le rire et des mouvements convulsifs, lorsque la présence d'un ver dans l'intestin engendre la tristesse, l'abattement, les troubles de la vue, du goût, etc.

Or, ce n'est point de tout cela qu'il s'agit ici. En

signalant l'exquise sensibilité de la femme, nous ne prétendons point faire allusion à la manière dont elle sent par ses yeux, par ses oreilles, par son palais, etc., pas plus qu'à ses besoins de manger et de boire. Nous adoptons le sens vulgaire attaché à ce mot, ne nous inquiétant point de l'usage et de l'abus que les savants en ont fait. Dans le sujet qui nous occupe, la sensibilité n'est autre chose que l'aptitude à s'émouvoir. Elle prendrait le nom d'*émotivité* si l'Académie française, à défaut d'une académie plus compétente, nous y avait autorisé.

Émotivité, soit. Malgré notre éloignement pour le néologisme, le mot nous paraît nécessaire; nous l'adoptons. Celui d'*impressionnabilité*, qu'on entend souvent prononcer, nous paraît plus barbare, sans être plus académique. Libre, au reste, à chacun de conserver, pour exprimer l'aptitude à s'émouvoir, celui qu'il jugera convenable, celui-là même dont nous venons d'énumérer fort incomplétement les significations diverses et contradictoires.

Nous dirons donc : c'est à son aptitude prodigieuse à s'émouvoir, c'est à son exquise émotivité que la femme doit ses plus précieuses qualités, ses grâces, ses vertus et ses talents.

Et nous ajouterons : c'est à sa prodigieuse aptitude à s'émouvoir, c'est à son exquise émotivité que la femme doit et son excessive mobilité et son extrême surexcitabilité nerveuse.

L'excessive mobilité de la femme a été souvent signalée. Elle forme le fond de tous les tableaux que la plupart des moralistes et des médecins ont tracés de son caractère, afin de mettre en évidence la source principale de ses défauts, la cause la plus générale de ses maladies.

Nous ne disputerons plus sur les mots. C'est bien assez d'avoir dû épiloguer sur celui de sensibilité. Toutefois, il nous est impossible de ne pas reconnaître que la mobilité serait plutôt l'aptitude à se mouvoir que l'aptitude à s'émouvoir. Il y a entre la mobilité et l'émotivité la même différence que celle qui existe entre le mouvement et l'émotion. N'importe, la mobilité représente assez bien la rapidité des changements qui s'opèrent dans le moral de la femme. Poursuivons.

L'aptitude à s'émouvoir, par cela même qu'elle est très-développée, devient aisément excessive. Or, une émotivité excessive comprend trois ordres de faits qui occupent une grande place dans le caractère de la femme. Ces trois ordres de faits sont : 1° la succession rapide des émotions les plus diverses ; 2° le besoin d'en rechercher sans cesse de nouvelles et de plus vives ; 3° l'empire exercé par ces émotions diverses sur les idées, sur les raisonnements et sur le jugement. La succession rapide des émotions les plus contraires entraîne la succession rapide des idées les plus contradictoires ; et celles-ci, en représentant les objets et les événements sous un aspect conforme au trouble qui les fait naître, et souvent avec des couleurs imaginaires, deviennent à leur tour une source inépuisable d'émotions correspondantes. Tel est le cercle fatal dans lequel se débat l'exquise sensibilité de la femme. Cette succession rapide d'émotions, qui est à la fois un tourment affreux et un impérieux besoin, est l'écueil contre lequel viennent se briser trop souvent son repos, sa santé, sa raison. Comme les émotions ont leur retentissement dans les profondeurs de l'organisme, de tels chocs, si fréquemment réitérés et si diversement produits, en dérangent l'harmonie et en altèrent les fonctions.

C'est d'abord dans leurs rapports avec les idées que nous devons considérer les émotions. L'appréciation de ces rapports peut seule nous donner la raison physiologique de cette mobilité excessive, de cette prodigieuse versatilité que nous reprochons à la femme.

Pour bien comprendre les relations étroites qui existent entre les émotions et les idées, il faut les étudier dans le fait le plus général de notre vie morale, dans le sentiment.

Le sentiment n'est point un fait aussi simple qu'on le suppose généralement. C'est, au contraire, un fait complexe dont le physiologiste de la femme doit savoir discerner les éléments. Or, ces éléments sont au nombre de deux. Le premier, l'élément radical, celui auquel le sentiment doit le caractère affectif qui le distingue, c'est l'émotion. Le second, l'élément complémentaire, celui sans lequel l'objet et le but de l'émotion resteraient ignorés, c'est l'idée, l'idée, par exemple, d'une satisfaction à rechercher. L'émotion et l'idée, l'élément affectif et l'élément intellectuel sont intimement associés, et c'est par cette association que les sentiments humains subissent à la fois l'empire des causes matérielles et celui des causes spirituelles. Par l'idée, qui procède de l'intelligence, nos sentiments, nos désirs, nos passions, nos mœurs enfin, sont en relation avec le monde moral, avec l'atmosphère sociale, avec les enseignements, la tradition, les institutions et les lois. Par l'émotion qui a ses racines dans les profondeurs de l'organisme, nos sentiments, nos désirs, nos passions, nos mœurs sont en relation avec le monde physique, avec le climat, les races, les tempéraments, les conditions héréditaires, les maladies, etc. La nécessité de cette étroite association dans le sentiment est aisée à démontrer. Écartez l'idée d'une satisfaction à obtenir ou la notion d'un objet propre à la donner, et l'émotion sera un trouble vague, aveugle, sans but et sans nom; écartez l'émotion, l'idée d'une satisfaction déterminée sera une froide conception, un acte impartial et paisible de l'esprit. La jeune fille qui, s'ignorant elle-même, est troublée, agitée, qui recherche la solitude, gémit, pleure, soupire, dont l'humeur est devenue tout à coup, et sans cause extérieure, inégale, capricieuse, maussade, nous offre l'exemple de l'aveugle et obscure émotion à laquelle l'idée des satisfactions réclamées par la puberté est restée étrangère. La femme coquette, qui connaît toutes les agitations de l'amour et qui, incapable de les sentir encore, s'efforce néanmoins, dans l'intérêt de sa vanité, de les exprimer et de les porter dans les cœurs, nous offre l'exemple de l'idée dépouillée de toute émotion correspondante. Elle a son cœur dans sa cervelle, comme on l'a dit d'un écrivain célèbre. Mais ce divorce entre les deux éléments de la vie morale est extrêmement rare. Il faut qu'un sentiment soit encore à naître ou qu'il soit près de succomber, pour que l'idée et l'émotion subsistent isolées. Il y a entre les deux éléments une solidarité physiologique créée à la fois par la nature et par l'éducation, et que l'habitude fortifie. La présence de l'un entraîne inévitablement celle de l'autre. L'émotion de la vanité fait surgir l'idée d'un triomphe désiré, et cette idée fait naître à son tour l'émotion qui accompagne les satisfactions de l'amour-propre. Bien plus, lorsque l'émotion exerce son empire, l'idée s'enrichit de toutes les images séduisantes qui s'y rapportent, toutes les variétés du triomphe désiré se présentent à l'esprit : l'éclat de la parure, les prestiges de l'attitude, de la physionomie, l'effet qu'ils peuvent produire, l'envie qu'ils excitent, les hommages qu'ils attirent, se pressent en foule dans l'imagination et y portent une activité, une fécondité qui créent de nouveaux artifices et de nouvelles conceptions. Ainsi se déploient, sous l'influence d'une émotion sentimentale, toutes les ressources d'un esprit inventif et tous les moyens propres à satisfaire la passion dominante. Que ces ressources viennent à manquer leur but, que ces moyens restent sans effet, de nouvelles émotions prendront naissance, et cette fois elles seront pénibles, douloureuses, elles s'appelleront ennui, jalousie, dégoût, désespoir. Les égarements de l'imagination ne sont autre chose que le flot des idées soulevé par la tempête des émotions tumultueuses, et les désordres de la sensibilité ne sont souvent que le tumulte des émotions enfantées par la fantaisie et le caprice. Telle est la solidarité qui existe entre les idées et les émotions, solidarité sans laquelle le génie de l'artiste serait impuissant, sans laquelle le génie de la femme, qui a tant d'analogie avec celui du poëte, ne se manifesterait point.

Les relations qui existent entre les deux éléments du sentiment étendent leur influence sur toutes les circonstances de notre vie morale et intellectuelle. Le charme des souvenirs, celui des douces habitudes en dépendent. L'idée d'une fleur, qui a joué un rôle dans les émotions heureuses de notre enfance ou de notre jeunesse, les ramène immédiatement en y associant celles d'une douce mélancolie ou d'un triste regret, et ces émotions diverses réagissent sur la mémoire qui, anéantissant les années, ramène avec toutes leurs couleurs les plus variées les images d'un passé souvent oublié. Les plus soudaines et les plus vives sympathies sont dues fréquemment à la même cause. Combien de fois l'affection que nous inspire une personne tient uniquement à ce qu'elle nous entretient de sujets se rapportant à des émotions anciennes, ou à ce qu'elle s'y est trouvée associée sans le savoir! Cette merveilleuse association renferme le secret de ces mystères du cœur qui jouent, à notre insu, un si grand rôle dans les vicissitudes de notre existence. Comme on le pense bien, l'homme en subit l'empire comme la femme, avec cette différence que, chez l'un, c'est l'idée qui tend à dominer et avec elle toute la fixité dont une idée est susceptible, tandis que, chez l'autre, c'est l'émotion qui l'emporte, avec toute l'instabilité à laquelle l'émotion est exposée.

On dit que l'amour est le sentiment dominant de la femme. Or l'amour implique le désir d'être aimé, et le désir d'être aimé se confond aisément avec le désir de plaire. De là cette facile irruption des tendres sentiments dans le domaine de la coquetterie. Subjuguée par le désir de plaire, la femme ne voit souvent dans l'amour qu'elle inspire que le plus brillant et le moins douteux des hommages. Elle compromet quelquefois son repos, elle risque son honneur, pour avoir le cruel plaisir d'allumer une passion et de porter le trouble dans un cœur. Qu'on y prenne donc garde : il s'opère entre l'amour et la coquetterie un mélange tellement inextricable que les plus habiles s'y méprennent. Le martyre d'un cœur épris a tant de charme pour celle qui voit dans ce martyre un témoignage irrécusable de sa puissance ! Qu'on ne se hâte pas de l'accuser : car elle se fait souvent illusion à elle-même. Peut-être s'imagine-t-elle aimer sincèrement celui dont elle apprend avec une délicieuse émotion les tourments, le désespoir, et peut-être le suicide. Certes la nature a beaucoup fait pour que le désir de plaire animât la jeunesse des femmes ; mais si ce désir devient une passion générale, s'il devient violent, déréglé, impérieux, c'est bien à l'éducation qu'il faut en faire l'honneur. L'éducation, oublieuse de l'âge mûr et de la vieillesse, semble n'avoir en vue que la jeunesse de la femme, comme si, n'étant plus jeune, elle devait mourir. Les émotions de l'amour sont vives sans doute, mais elles ont une durée limitée ; celles de la coquetterie sont vives aussi, et elles durent souvent autant que la vie.

Quoi qu'il en soit, le fait qu'il est bon de répéter ici, c'est que l'émotion, en agissant sur l'intelligence, imprime à ses décisions le cachet de ses variations. Or, on connaît l'influence exercée par notre état affectif, qui change si souvent avec les vents et les nuages, avec les impressions de chaque instant, sur la direction de nos idées, de nos raisonnements et de nos déterminations. Tout le monde sait que l'art de convertir les autres à nos opinions consiste surtout à faire naître en eux d'agréables émotions. Les meilleurs diplomates sont les hommes les plus aimables; les meilleurs prédicateurs sont ceux qui ont l'éloquence du sentiment. La logique, par elle-même, n'a point de ces effets qui entraînent les masses et qui décident du sort des nations. Consultons d'ailleurs notre conscience. Les personnes et les choses que nous avons jugées avec le plus de sévérité, sous l'influence d'une émotion désagréable, prennent souvent, sous l'influence d'une émotion opposée, un caractère d'opportunité et d'aménité qui nous les fait juger favorablement. Il y a dans cette étrange variation quelque chose d'analogue à ce qui a lieu dans les besoins instinctifs, lorsqu'un énergique et impérieux appel nous fait trouver les meilleures raisons en faveur de l'objet destiné à les satisfaire. Cet objet, dédaigné et honni un instant auparavant, acquiert à nos yeux des qualités merveilleuses, lesquelles ne tarderont pas, la satisfaction étant obtenue, à se convertir en pitoyables défauts.

C'est surtout chez la femme que cet empire des émotions sur le jugement s'exerce d'une manière vraiment extraordinaire. Ainsi que nous l'avons dit ailleurs, nous avons vu des femmes de beaucoup d'esprit professer sérieusement, dogmatiquement, des doctrines religieuses et philosophiques ou embrasser chaudement une cause politique, par cela seul qu'un théoricien ou un chef de parti, élégant diseur et aimable convive, avait admiré dans un accès de galanterie leurs jolies mains ou leurs petits pieds. Que l'admiration fasse place à un indifférent oubli, que le théoricien ou le chef de parti interrompe ses aimables causeries, la secte sera exposée à perdre son plus ardent apôtre et la cause politique son plus séduisant avocat. Les convictions pénètrent dans l'intelligence de la femme par la voie du cœur, disons mieux, par la voie des émotions. C'est ainsi que les rondes du sabbat, les miracles du diacre Pâris, les épreuves du baquet de Mesmer, les oracles du somnambulisme, les prodiges de l'homœopathie, etc., ont successivement pris possession de sa raison, toujours prête à se soumettre aux influences contestées, aux émotions fortes et exceptionnelles. Le dialecticien le plus habile est sans succès auprès d'elle, si la fibre sensible n'a point été préalablement émue. Quand la corde a vibré, le tour est fait, la conviction est acquise et la dialectique est superflue. Si vous voulez savoir combien cette conviction durera, vous n'avez qu'à calculer la durée des vibrations. Il ne faut pas se le dissimuler, les opinions de la femme sont, en général, l'écho plus ou moins fidèle de ses émotions.

Pourquoi s'en plaindre? que les cœurs froissés par cette versatilité naïve et inoffensive se consolent et ne se brisent point. Ici comme partout le bien est à côté du mal, le soulagement tout près de la douleur. Doit-on, peut-on s'affliger d'une contradiction, d'un dissentiment, d'une disgrâce qui tiennent à un

INTRODUCTION. XXIX

agacement nerveux? Comme le dit Roussel, en traitant gravement cette délicate question, on se soumet aisément à un mal que l'on prévoit, que l'on ne peut prévenir et qui est dans l'ordre des choses. L'essentiel, c'est de ne pas attribuer à une opinion réfléchie ou à une hostilité réelle, ce qui n'est que l'effet d'une modification organique dont personne n'est responsable. Ce changement, qui est l'affaire d'un instant, passera; il fera place à un autre, le tour de la faveur reviendra. Ce sont des nuages que le vent amène et dissipe; ils ne cachent un instant le soleil que pour le faire briller davantage. Ces variations ont d'ailleurs cet heureux résultat d'entretenir à la fois la crainte et l'espérance, qui sont, chez l'homme, les plus solides fondements de la constance et les plus puissants mobiles de la courtoisie. De telles oscillations sont ordinairement promptes; on n'a point le temps de languir; s'il en est autrement, si les nuages tardent à faire place au soleil, c'est que l'aiguille a dévié. Il faut alors savoir prendre héroïquement son parti; la nacelle vogue sous d'autres vents, la corde sensible vibre sous de plus heureuses influences. Quand ce moment de crise est arrivé, nous ne savons jusqu'à quel point il est prudent d'espérer encore et d'attendre.

On a souvent contesté aux femmes le droit de prendre part aux travaux intellectuels dont les hommes s'arrogent le privilége. De vives discussions ont eu lieu à ce sujet entre de graves écrivains. Helvétius et Condorcet leur reconnaissent ce droit; Saint-Lambert le leur refuse. Roussel les engage à ne point en user. Ce conseil est sage, en ce sens qu'il

c.

décide en leur faveur la question du droit, tout en les avertissant des inconvénients auxquels elles s'exposeraient en l'exerçant. D'après ce que nous venons de dire de l'excessive émotivité de la femme, et surtout de l'empire que cette émotivité exerce sur les actes de son entendement, la logique ne serait pas la qualité dominante de l'aimable compagne de l'homme. Or, la logique est de rigueur, quand on entreprend une œuvre sérieuse, soit qu'il s'agisse de déduire d'un principe toutes ses conséquences, soit qu'il s'agisse de s'élever de l'examen des faits à la découverte et à la démonstration d'un principe. La fixité d'un principe est en lutte ouverte avec l'instabilité des émotions ; on redoute, et avec raison, le triomphe de l'élément variable sur l'élément qui ne doit point changer. Mais, dira-t-on, les principes sont des données abstraites qui n'ont aucune relation avec le sentiment; la région qu'ils occupent est en dehors de la sphère des émotions ; on ne doit donc point craindre que l'ordre logique des idées soit troublé par elles. A cela nous répondons que pour se maintenir ainsi, sans secousse et sans trouble, dans la haute région des abstractions, il faut une force, une énergie que la nature donne rarement à la femme, et dont elle est même fort peu prodigue pour l'homme. Il ne faut point prétendre à des faveurs qui s'excluent : l'homme doit laisser aux femmes les prévoyantes et rapides déterminations que le sentiment improvise ; la femme doit abandonner aux hommes les savantes et laborieuses décisions que la logique consacre. Mais n'exagérons rien. Il existe dans les deux rangs des exceptions, rares sans doute, mais incontestables. On a vu des femmes conduire des armées et commander à la victoire ; on voit des hommes qui excellent à roucouler une romance plaintive. La mythologie nous montre des héros qui filaient et des héroïnes qui coupaient des têtes. Jupiter, le dieu de la foudre, avait des faiblesses que n'avait point Minerve, la déesse de la science. L'histoire nomme des rois qui ont préféré l'amour à la gloire, les tendres ébats aux rudes combats, et des reines qui ont tenu d'une main ferme le sceptre et l'épée. Il est des pères qui bercent leurs petits enfants avec une grâce parfaite, et des mères qui dirigent avec succès les opérations d'une banque. On voit aujourd'hui des hommes très-graves, aux martiales allures, écrire des riens-feuilletons, et des dames élégantes, aux nerfs délicats, écrire des livres de théologie. On doit donc s'attendre à rencontrer des hommes qui sentent et s'émeuvent comme des femmes et des femmes qui pensent et raisonnent comme des hommes. Ceux-là font des œuvres d'art empreintes d'une tendre et gracieuse inspiration ; celles-ci font des œuvres de science empreintes d'une sévère et rigoureuse logique [1].

[1] Sans adopter l'opinion paradoxale d'Helvétius sur l'égalité absolue des esprits, nous croyons que l'on a été trop loin quand on a interdit aux femmes les pensées graves et sérieuses, et jusqu'aux œuvres littéraires. Le nombre des femmes qui ont franchi avec éclat les limites imposées à leurs facultés par l'éducation autant que par la nature, est assez grand pour justifier de vives réclamations. Dans son *Épître aux femmes* (Œuvres complètes, t. Ier ; madame la princesse Constance de Salm a été l'éloquent organe de ces réclamations légitimes. Il n'appartenait à personne de défendre cette cause avec plus

Mais les exceptions ne font point la règle, quelque nombreuses qu'elles soient. L'excessive émotivité de la femme impose à ses facultés une limite qu'elle ne franchit, quand elle peut le faire, qu'au prix de son repos et de ses plus heureuses inclinations. La nature a voulu que la femme régnât par les émo-

d'autorité. Quand on a donné, pendant une longue carrière, l'exemple des amitiés les plus éprouvées et des pensées les plus graves s'alliant sans peine aux plus gracieuses et aux plus poétiques inspirations, on a le droit de rappeler aux femmes les biens qu'elles dispensent, l'empire qu'elles exercent, les moyens dont elles disposent, et d'ajouter :

. . . .
> C'est par des traits plus sûrs qu'il faut montrer aux hommes
> Tout ce que nous pouvons et tout ce que nous sommes ;
> C'est à les admirer qu'on veut nous obliger ;
> C'est en les imitant qu'il faut nous en venger.
> Science, poésie, arts, qu'ils nous interdisent,
> Sources de voluptés qui les immortalisent,
> Venez et faites voir à la postérité
> Qu'il est aussi pour nous une immortalité !
> Déjà plus d'une femme, osant braver l'envie,
> Aux dangers de la gloire a consacré sa vie ;
> Déjà plus d'une femme, en sa fière vertu,
> Pour l'honneur de son sexe, ardente, a combattu.
> Eh ! d'où naîtrait en nous une crainte servile ?
> Ce feu qui nous dévore est-il donc inutile ?
> Le Dieu qui dans nos cœurs a daigné l'allumer,
> Dit-il que, sans paraître, il doit nous consumer ?

. . . .
> Ne vaut-il donc pas mieux d'une ardente jeunesse
> Charmer par les talents la dangereuse ivresse,
> Que de la condamner au plaisir dégradant
> D'inventer ou proscrire un vain ajustement ?

. . . .

Il faudrait citer l'épître entière. — Il est inutile de rappeler ici des noms qui sont présents à tous les souvenirs. Les travaux philologiques de madame Dacier, les recherches sur

tions, parce qu'elle est destinée à agir promptement, comme par instinct, sans subir les lenteurs de la réflexion. Son rôle est de tous les instants : fille, épouse, mère, elle doit sans cesse répondre à de pressants appels; au foyer domestique, elle est sans cesse aux prises avec de petits orages qu'elle seule prévient ou dissipe; dans son salon, son attention est sans cesse éveillée par le désir de laisser à chacun un souvenir de son gracieux accueil. Quant à sa bienfaisance, elle ne doit ressembler en rien à la théorie d'un philanthrope ou d'un socialiste; il faut qu'elle vienne en aide, personnellement, directement, par le cœur et non par l'esprit, aux affligés qui pleurent, aux pauvres qui ont faim, aux enfants

l'ancienne histoire de France de mademoiselle de la Lézardière, les ouvrages sur l'histoire naturelle de mademoiselle de Mayrand, les écrits politiques et littéraires de madame de Staël, les ouvrages sur l'éducation de mesdames Campan, de Genlis, de Rémusat, Guizot, Necker de Saussure; les publications anonymes faites récemment : *Du mariage au point de vue chrétien*, par madame de G. ; *De la formation du dogme catholique*, par madame de B. ; *Études sur les idées et sur leur union au sein du catholicisme*, par madame de L. ; et tant d'autres qu'il faut bien omettre, feraient certainement honneur aux plus célèbres d'entre nos hommes de lettres. Tandis que ceux-ci s'épuisent en cupides frivolités dans la dévorante officine des feuilletons, des femmes appelées par leur naissance et par leur éducation à d'autres préoccupations, s'élèvent à toutes les hauteurs de la pensée et abordent résolûment les questions sociales et philosophiques. Nous n'entendons point ici donner notre assentiment à toutes les doctrines; nous tenons seulement à constater la vigueur d'intelligence avec laquelle elles ont été conçues et le talent avec lequel elles sont exposées. Quelle plume, tenue par un homme de notre temps, surpassera jamais, sous ce rapport, celle de G. Sand ?

qui ont froid, aux malades qui souffrent, etc. Enlevez à la femme son excessive émotivité, et vous la dépouillerez de cette active et prodigieuse sympathie qui apaise les douleurs les plus diverses et dissipe tous les ennuis. Oublions donc les défauts que dans notre aveugle partialité nous lui reprochons avec trop d'amertume. Ne soyons point ingrats. Les moralistes l'ont dit : le mal est la condition du bien. Si vous ne voulez point l'ombre, supprimez la lumière. Si vous voulez que la femme règne par la logique, supprimez le sentiment, et résignez-vous, dans vos besoins de tendre affection, à subir, depuis la naissance jusqu'à la mort, le souffle glacé du syllogisme.

L'ingratitude est un vice odieux. Non-seulement les défauts, mais encore les maladies qui ont leur source dans l'excessive émotivité de la femme, sont souvent de la part des hommes un sujet inépuisable d'accusations injustes et de railleries impitoyables. Quand la femme souffre par l'effet de ses émotions multipliées, ils la regardent d'un œil sec, ils croient pouvoir se dispenser de compatir à des maux qu'ils ne comprennent point. C'est ajouter une peine cruelle à des souffrances déjà si vives et qui ont droit à un prompt soulagement. Nous sommes ainsi faits : nous assistons froidement, le sourire sur les lèvres, quelquefois avec colère, au spectacle d'une convulsion qui nous importune ; les douleurs que la femme supporte en expiation des consolations qu'elle prodigue à l'humanité déchue, nous semblent un vol fait à nos jouissances. Encore une fois l'ingratitude est un vice odieux, et nous devrions nous en montrer moins souvent coupables.

Oui, cette extrême surexcitabilité nerveuse dont tant de femmes sont affligées, prend sa source dans ce qu'ont fait pour elles la nature et l'éducation, dans cette excessive émotivité qui rend leur influence si douce et si bienfaisante. Cela dit, écartons pour un moment toute préoccupation relative à cette source d'où s'écoulent tant de biens, pour ne voir que les souffrances auxquelles elle donne en même temps une trop facile issue.

La surexcitabilité nerveuse se présente sous plusieurs formes. Nous nous garderons bien de les décrire toutes ; ce serait entreprendre une tâche longue, difficile et dont nos lectrices ne nous sauraient aucun gré. Il nous suffira d'en décrire rapidement les principales.

Le besoin d'émotions toujours nouvelles et toujours plus vives est une des formes les plus générales de la surexcitabilité nerveuse. Ce besoin, qui conduisait les matrones romaines aux amphithéâtres où l'homme était dévoré par des bêtes féroces, et qui conduit encore de nos jours tant de femmes soit aux combats de taureaux chers à l'Espagne, soit aux exécutions sanglantes de nos places publiques, ce besoin s'exprime par les agitations les plus douloureuses ; c'est la satiété avec ses terribles ennuis, c'est l'insatiabilité avec ses incroyables tourments, c'est, dans tous les cas, le plus caractéristique des symptômes qui accusent l'absence d'un but d'activité honorable et sérieux. Nous avons tâché de décrire ce vide affreux d'une âme qui appelle sans cesse des émotions pour la remplir et à laquelle les émotions invoquées font impitoyablement défaut. Voyez, disions-nous, cette personne à laquelle tout autour d'elle semble sourire, et que dévorent les ennuis de l'oisiveté ; voyez comme elle s'agite, comme elle s'inquiète ! voyez les allées et les venues, les déterminations soudaines, contradictoires et sans résultat qui se succèdent sans relâche. Elle cherche à se fuir et elle se trouve toujours en présence d'elle-même. Elle est en proie à des inquiétudes graves à propos d'un malaise léger ; elle recourt pour dissiper ses inquiétudes à mille moyens qu'elle abandonne bientôt pour y recourir encore. De là l'impatience, la colère dont les explosions répandent le trouble et l'effroi dans les familles. Tout cela est extérieur ; ajoutez maintenant le délire secret d'une imagination pour laquelle les événements de la vie ne sont que déception, désenchantement et misère. Aux prises avec un monde qui la brise par ses impitoyables et prosaïques réalités, cette personne qui avait convoité dans ses rêves l'empire de la beauté et l'éclat d'une brillante jeunesse, se livre à toutes les angoisses d'un violent désespoir. En vain veut-elle cacher ses souffrances, tout, dans ses paroles, dans son silence, dans sa mise, dans ses actes, les trahit et les proclame. Qui pourra jamais suivre dans toutes ses péripéties douloureuses une existence ainsi livrée au hasard des influences que la civilisation multiplie chaque jour et entre lesquelles la raison subjuguée est impuissante à faire un choix ! Ce sont tantôt des préoccupations de vanité ou des atteintes d'hypocondrie, tantôt des inspirations mystiques, ou des agitations mondaines se montrant isolément ou se succédant les unes aux autres pour produire tour à tour des accès de colère, d'envie, de jalousie, de terreur, de remords, d'anxiété, de désespoir, etc. Cet impérieux besoin d'émotions est quelquefois tel que l'on a vu des femmes entourées des plus tendres affections, s'administrer en secret et sans nécessité des médicaments dangereux, s'imposer un régime nuisible, se livrer à des exercices funestes, courir même les chances d'une grave maladie, afin d'appeler sur elles une attention plus inquiète et une sympathie plus affectueuse, afin de concentrer sur elles les hommages d'une plus vive sollicitude. On en voit qui, déployant, pour se soustraire au calme des plus douces relations, toutes les ressources que d'autres consacrent à le conquérir, recherchent avec une frénétique ardeur les prétextes d'une rupture imprévue et les agitations d'une explication impossible. Les larmes amères de la déception ont pour plusieurs un charme que n'ont point toujours les naïfs épanchements de l'amitié; on les désire, on s'y complaît; c'est l'émotion d'une victime imaginaire qui s'enorgueillit de son magnanime supplice. L'amour du sacrifice chez la femme peut aller jusque-là.

Voilà pour le moral. On conçoit que le mal ne s'arrête pas là. Voici pour le physique. La surexcitabilité nerveuse, s'y montrera sous une autre forme. « Les femmes nerveuses dit M. le docteur Édouard Auber, sont pâles, défaites et languissantes; leur peau est sèche, froide ou brûlante; elles ont l'œil abattu ou hagard, timide ou caressant, le teint cou-

d

cesse des émotions pour la remplir et à laquelle les émotions invoquées font impitoyablement défaut. Voyez, disions-nous, cette personne à laquelle tout autour d'elle semble sourire, et que dévorent les ennuis de l'oisiveté ; voyez comme elle s'agite, comme elle s'inquiète! voyez les allées et les venues, les déterminations soudaines, contradictoires et sans résultat qui se succèdent sans relâche. Elle cherche à se fuir et elle se trouve toujours en présence d'elle-même. Elle est en proie à des inquiétudes graves à propos d'un malaise léger ; elle recourt pour dissiper ses inquiétudes à mille moyens qu'elle abandonne bientôt pour y recourir encore. De là l'impatience, la colère dont les explosions répandent le trouble et l'effroi dans les familles. Tout cela est extérieur ; ajoutez maintenant le délire secret d'une imagination pour laquelle les événements de la vie ne sont que déception, désenchantement et misère. Aux prises avec un monde qui la brise par ses impitoyables et prosaïques réalités, cette personne qui avait convoité dans ses rêves l'empire de la beauté et l'éclat d'une brillante jeunesse, se livre à toutes les angoisses d'un violent désespoir. En vain veut-elle cacher ses souffrances, tout, dans ses paroles, dans son silence, dans sa mise, dans ses actes, les trahit et les proclame. Qui pourra jamais suivre dans toutes ses péripéties douloureuses une existence ainsi livrée au hasard des influences que la civilisation multiplie chaque jour et entre lesquelles la raison subjuguée est impuissante à faire un choix! Ce sont tantôt des préoccupations de vanité ou des atteintes d'hypocondrie, tantôt des inspirations mystiques, ou des agitations mondaines se montrant isolément ou se succédant les unes aux autres pour produire tour à tour des accès de colère, d'envie, de jalousie, de terreur, de remords, d'anxiété, de désespoir, etc. Cet impérieux besoin d'émotions est quelquefois tel que l'on a vu des femmes entourées des plus tendres affections, s'administrer en secret et sans nécessité des médicaments dangereux, s'imposer un régime nuisible, se livrer à des exercices funestes, courir même les chances d'une grave maladie, afin d'appeler sur elles une attention plus inquiète et une sympathie plus affectueuse, afin de concentrer sur elles les hommages d'une plus vive sollicitude. On en voit qui, déployant, pour se soustraire au calme des plus douces relations, toutes les ressources que d'autres consacrent à le conquérir, recherchent avec une frénétique ardeur les prétextes d'une rupture imprévue et les agitations d'une explication impossible. Les larmes amères de la déception ont pour plusieurs un charme que n'ont point toujours les naïfs épanchements de l'amitié; on les désire, on s'y complaît; c'est l'émotion d'une victime imaginaire qui s'enorgueillit de son magnanime supplice. L'amour du sacrifice chez la femme peut aller jusque-là.

Voilà pour le moral. On conçoit que le mal ne s'arrête pas là. Voici pour le physique. La surexcitabilité nerveuse, s'y montrera sous une autre forme. « Les femmes nerveuses dit M. le docteur Édouard Auber, sont pâles, défaites et languissantes; leur peau est sèche, froide ou brûlante; elles ont l'œil abattu ou hagard, timide ou caressant, le teint couvert, la physionomie langoureusement expressive et très-mobile. Il est rare qu'elles n'aient pas quelques traits particuliers; leur démarche est tantôt nonchalante, tantôt vive, heurtée, précipitée; elles parlent de tout avec chaleur, avec enthousiasme et même avec une sorte d'exaltation, qui tient chez elles à l'exagération du sentiment, ce qui leur donne par moment un air vraiment inspiré [1]. » Ce n'est pas tout. Des troubles particuliers se font sentir dans les diverses parties de l'organisme; chez les unes, vagues et extrêmement fugaces; chez d'autres, fixes et affectant tous les caractères d'une lésion organique. De là les deux aspects différents que présente la surexcitation nerveuse, l'aspect variable ou protéiforme, et l'aspect fixe ou habituel. Nous avons appelé névropathie protéiforme celle qui se montre sous le premier de ces aspects.

La névropathie protéiforme est, ainsi que son nom l'indique, une maladie aux symptômes inconstants et voyageurs. Je dirai avec l'illustre Sydenham, que le jour n'a pas assez d'heures pour permettre l'énumération de tant de symptômes divers, si nombreux et si opposés, auprès desquels les couleurs changeantes du caméléon et les jeux variables de Protée sont empreints d'une immuable uniformité. Douleurs de tête, vertiges, hallucinations, étouffements, météorisme, vomissements, palpitations, abattement, agitation, graves hémorrhagies, brusques suppressions, somnolence invincible, insomnie opiniâtre, rêves, cauchemars, inappétence,

---

[1] *Hygiène des femmes nerveuses*, etc., par M. le docteur Édouard Auber. Paris, 1840.

dégoût, chaleur, frisson, spasmes, convulsions, etc., tout cela alterne, se succède, se mêle, se combine pour torturer l'infortunée victime des maux de nerfs.

La névropathie fixe est celle qui a adopté pour siége principal une partie d'où mille douleurs émanent comme d'un foyer sans cesse rayonnant, jusqu'à produire des mouvements convulsifs, des accès de délire, des suffocations, des syncopes, et l'immobilité de l'extase ou de la catalepsie. Le siége de prédilection est pour les unes la tête, pour les autres la poitrine; pour celles-ci c'est l'estomac, pour celles-là c'est le bas-ventre ou la matrice. Alors surtout la maladie simule de graves altérations organiques, celles que les femmes redoutent le plus et qui souvent n'existent point. Les douleurs s'exaspèrent sous l'influence des émotions qui se succèdent, et l'exaspération des douleurs accroît les troubles survenus dans les fonctions des parties ainsi surexcitées. Nous n'insisterons pas sur ce point. Un grand nombre de troubles fonctionnels et quelques affections organiques ne se produisent point à l'insu des femmes qui en sont atteintes; elles en connaissent souvent la véritable cause.

Les émotions, nous l'avons dit, ont leur retentissement dans les profondeurs de l'organisme. Il n'est pas de désordres qui ne puissent se produire sous leur influence. Nous avons vu une dame, très-âgée, tomber, à la plus légère contrariété, dans des accès de catalepsie tétanique, rester à la fois insensible et immobile pendant des heures et des journées entières. Pour les personnes dont le système nerveux est aussi surexcitable, tout devient une cause de douleur : un rien les effraye, le bruit le plus léger, ou un spectacle inattendu les fait évanouir. Nous avons vu une jeune malade tomber en somnambulisme à la plus légère impression. Il en est qui ne peuvent être témoins d'un accès spasmodique sans éprouver elles-mêmes des accès semblables. La faculté d'imitation prend chez elles un caractère tout à fait morbide. On connaît l'histoire des religieuses de Harlem. Émues à l'aspect d'une de leurs sœurs qui était en proie aux convulsions, elles ne cessèrent d'avoir des accès semblables qu'en présence d'un fer rougi au feu dont les avait menacées l'illustre Boërhaave, appelé à leur secours.

Il est une forme de la surexcitabilité nerveuse dans laquelle l'imagination joue un rôle vraiment extraordinaire. Pour bien comprendre les effets étranges qui se manifestent et le rapport que ces effets ont avec les émotions vivement désirées, nous devons peut-être dire ici ce qu'il faut entendre par ce mot *imagination*.

L'imagination est cette faculté que manifeste l'homme, lorsque, sous l'empire d'un sentiment ou d'un désir, il fait surgir de sa mémoire un grand nombre d'éléments divers qu'il combine et qu'il coordonne de manière à les transformer en une création idéale, forme plus ou moins riante de la satisfaction désirée, forme plus ou moins sombre de la déception redoutée.

Or, dans le cas dont il s'agit ici, ce sont les émotions qui sont l'objet d'un vif et ardent désir. En l'absence des impressions réelles qui les font naître, l'imagination intervient avec toute son énergie créatrice pour faire surgir des impressions idéales. Ainsi jaillit, au gré d'une volonté subjuguée et pour ainsi dire sous les coups d'une baguette magique, une source inépuisable d'émotions.

Les impressions idéales que fait surgir l'imagination vivement sollicitée, et les désordres qui naissent de ces impressions imaginaires, varient avec les préoccupations particulières de chacun, avec les croyances et les passions dominantes d'une époque. Nous ne peindrons point l'attitude des Sibylles, des Pythonisses, etc., qui, se livrant aux agitations d'un délire convulsif, rendaient des oracles respectés; nous ne rappellerons point l'histoire des filles de Milet, qui s'étranglèrent les unes après les autres sans qu'il fût possible de les arrêter dans leurs transports suicides; nous ne parlerons point des danses phrénétiques auxquelles se livraient les Bacchantes, appelées Ménades et Thyades, lorsqu'elles se croyaient remplies du dieu qu'elles avaient invoqué; nous ne mentionnerons point les danses extatiques et convulsives, connues d'abord sous le nom de danse de Saint-Jean et, plus tard, sous celui de danse de Saint-Guy, et dont les diverses contrées de l'Allemagne furent successivement le théâtre, au XIIIe et au XIVe siècle; nous ne mentionnerons pas davantage la danse connue sous le nom de Tarentelle et qui régna épidémiquement dans la Pouille, au XVe et au XVIe siècle; nous ne dirons rien de celle qui, sous le nom d'*Astaragaza*, sévit en Éthiopie, ni de celle qui, appelée *Tigretier*, a été observée chez les Abyssins, et décrite avec tous ses symptômes par le voyageur Pearce; nous passerons

d.

également sous silence les délirantes conceptions et les hallucinations de ces femmes qui, dans les trois derniers siècles, déclarèrent par milliers et en présence des bûchers préparés pour elles, avoir assisté au sabbat et y avoir vu de leurs yeux, entendu de leurs oreilles, les choses étranges qu'elles racontaient. Nous nous abstiendrons aussi de rappeler les visions et les ravissements extatiques par lesquels l'imagination, vivement sollicitée, a produit chez un grand nombre de femmes les émotions désignées, en langage mystique, par les mots : *insensibilité, union déifique, élévation, transformation, liquéfaction de l'âme, jubilation spirituelle, ivresse spirituelle, plaisir délicieux, écoulement spirituel, blessure ou plaie d'amour*, émotions que Bossuet qualifia, dans son orthodoxe sévérité, d'*amoureuses extravagances*. Il nous suffira de rapporter avec quelques détails deux ordres de faits qui résument tous ceux dont nous nous abstenons de parler. Ce sont, d'une part, les affections nerveuses qui se multiplièrent, dans le siècle dernier, au cimetière de Saint-Médard, sur le tombeau du diacre Pâris, et de l'autre, les maladies extraordinaires dont sont atteintes, depuis plusieurs années, deux filles du Tyrol. Ces deux ordres de faits ont un intérêt que n'ont point les autres : les premiers se sont produits à Paris même, à une époque rapprochée de la nôtre, qui s'est appelée le siècle des lumières, et dans une classe de la société qui, conduite par Voltaire, proclamait avec tant d'éclat la souveraineté de la raison. Les seconds, encore peu connus, se produisent de nos jours, dans une contrée peu éloignée et sous les yeux d'un grand nombre de témoins, parmi lesquels se trouvent des voyageurs dignes de foi. Entre ces deux ordres de faits, il existe, sans doute, de grandes analogies, mais ces analogies se renferment dans de certaines limites qu'il faut se garder de franchir. Il sera donc bien entendu que nous respectons, chez les stigmatisées du Tyrol, l'auréole de sainteté qui resplendit sur leur front virginal, tandis que les convulsionnaires du cimetière de Saint-Médard n'ont droit, comme tous ceux qui souffrent, qu'à notre commisération.

Voici l'histoire abrégée des convulsionnaires du dernier siècle. En 1727, mourut à Paris le diacre Pâris, antagoniste de la bulle *Unigenitus* et adversaire déclaré des ultramontains, qui défendaient cette bulle contre les attaques des gallicans. Son tombeau, situé dans le cimetière de Saint-Médard, était l'objet de nombreuses et fréquentes visites. Quatre ans après, en septembre 1731, le bruit se répandit qu'il s'y faisait des miracles. On parlait de malades qui y étaient saisis de convulsions, se roulaient par terre comme des possédés, agitaient violemment la tête et les membres, et éprouvaient une grande oppression, accompagnée d'un pouls fréquent et irrégulier. La foule des curieux ne tarda pas à se porter au cimetière pour jouir de cet étrange spectacle. Chez quelques femmes, atteintes déjà de surexcitation nerveuse, la maladie alla, dit-on, jusqu'au somnambulisme lucide, phénomène encore inconnu à cette époque. La terre qui recouvrait les dépouilles du diacre fut recherchée comme un talisman précieux, et les convulsions se propagèrent avec elle, à Paris et hors de Paris. On compta jusqu'à huit cents convulsionnaires. Plusieurs éprouvaient, pendant leurs convulsions, des douleurs violentes qui exigeaient les secours d'autres sectaires appelés à cause de cela *secouristes*. Ceux-ci mettaient en usage des moyens qui nous paraissent incroyables. Ils frappaient les différentes parties du corps avec des marteaux, des sabres, des bûches de bois dont ils se servaient comme les paveurs se servent de leurs demoiselles. On raconte que quelques convulsionnaires reçurent impunément de six à huit mille coups. Une jeune fille fut guérie de violentes crampes d'estomac en recevant de grands coups de poing sur l'épigastre. Des femmes et de jeunes filles, pour ménager leurs pudeur, prévoyant les sauts et les culbutes qu'elles pourraient faire dans les accès, avaient la précaution de se couvrir de longues robes qui se terminaient en forme de sac. Il y en avait qui tombaient sur leurs pieds avec une rapidité extrême, d'autres qui pliaient leurs corps en arrière de manière que les talons touchassent la tête, etc. D'autres se faisaient placer sur le ventre une planche sur laquelle plusieurs hommes montaient pour occasionner de violentes pressions ; quelques-unes d'entre elles se faisaient pincer le sein avec des tenailles, ou restaient longtemps la tête sur le sol et les pieds en l'air, etc. Cette maladie, devenue épidémique par imitation, domina surtout chez les femmes, mais elle n'épargna pas les hommes. Elle persista jusqu'en 1790, et dura ainsi cinquante-neuf ans. D'étranges turpitudes s'accomplissaient, dit-on, dans de secrètes assemblées. Les *grands secours* furent défendus par un arrêt du Parlement de Paris, rendu en 1762 ; mais les sectaires ne cessèrent pas pour cela de se réunir secrètement. Des médecins éclairés, Hecquet et Lorry, combattirent les préjugés qui attribuaient ces désordres à des causes surnaturelles ; mais des hommes distingués et d'un rang élevé, des ecclésiastiques même, défendirent la secte. Des discussions nombreuses surgirent. La révolution les interrompit sans les terminer, car, au milieu de nos orages politiques, et longtemps après, la secte existait encore, mais sans les *convulsions* et les *grands secours* dont elle avait offert au monde le triste et humiliant spectacle.

L'histoire des stigmatisées du Tyrol a été racontée par plusieurs écrivains [1]. Il s'agit de deux jeunes filles qui, par la seule puissance de leur imagination, sont parvenues à se transformer en images vivantes de Jésus-Christ, accomplissant, dans la Passion, son divin sacrifice : transfiguration merveilleuse, qui prend chez l'une la forme de l'extase et qui revêt chez l'autre l'aspect des plus affreuses souffrances. La première, Marie de Mœrl, est appelée l'Extatique de Kaldern ; la seconde, Domenica Lazzari, est appelée la Patiente de Capriana.

Marie de Mœrl est née le 16 octobre 1812, d'une famille noble, mais peu aisée. Elle fut dans son enfance sujette à plusieurs affections graves. A quinze ans elle perdit sa mère, femme pieuse et distinguée

---

[1] *Les Stigmatisées du Tyrol, ou l'Extatique de Kaldern, et la Patiente de Capriana* ; relations traduites de l'italien, de l'allemand et de l'anglais, par M. Léon Boré. Paris, 1843.

par son intelligence. Cette perte l'affecta vivement et la fit beaucoup souffrir. A dix-huit ans elle eut une violente maladie, des crampes, des convulsions, des hémorrhagies, dont elle guérit imparfaitement. A dix-neuf ans son médecin n'ayant pu lui promettre une guérison complète, elle résolut de s'abandonner à la divine Providence et renonça à tous les secours de l'art. Elle communiait souvent. A vingt ans, en 1832, son confesseur s'aperçut que quelquefois elle ne répondait pas à ses questions et qu'elle paraissait hors d'elle. Les personnes qui assistaient la jeune fille lui apprirent qu'il en était ainsi chaque fois qu'elle recevait la communion. Il se promit de mieux l'observer. Le jour de la Fête-Dieu, désirant avoir sa journée libre, il lui porta la sainte hostie de grand matin. Elle fut ravie en extase à l'instant même. Le lendemain, à trois heures de l'après-midi, il alla la voir et la trouva agenouillée dans la position où il l'avait laissée trente-six heures auparavant. Les personnes présentes, habituées d'ailleurs à ce spectacle, attestèrent qu'elle était restée dans cette position. Il entreprit de remédier à cet état qui pouvait devenir habituel. Il fit intervenir, dans ce but, la vertu d'obéissance à laquelle la jeune malade s'était engagée en entrant dans le tiers ordre de Saint-François. Ses extases se répétèrent, accompagnées de phénomènes plus ou moins extraordinaires, jusque vers la moitié de l'année 1833. A cette époque, la foule de curieux, appelée par la renommée aux cent voix, vint visiter l'Extatique. On porte à quarante mille le nombre des personnes qui vinrent à Kaldern, depuis le mois de juillet jusqu'au mois de septembre. Marie resta pendant tout ce temps en extase. Les visites furent interdites par l'autorité. Le prince évêque de Trente voulut savoir la vérité pour en informer le gouvernement, et il vint sur les lieux. Il déclara que la maladie de Marie ne constituait point par elle-même un état de sainteté; mais aussi que la piété bien reconnue n'était point une maladie. La police, après cette déclaration prudente, suspendit son intervention. Dès l'automne de la même année, son confesseur s'aperçut que le milieu des mains, où devaient plus tard se montrer les stigmates du crucifiement, se creusaient comme sous la pression d'un corps en demi-relief. En même temps, cette partie devenait douloureuse, et des crampes s'y manifestaient fréquemment. Le 2 février 1834, à la fête de la Purification, il la vit s'essuyer le milieu des mains avec un linge, effrayée comme un enfant du sang qu'elle y apercevait. Ces stigmates se montrèrent bientôt aux pieds et au cœur. Ils étaient à peu près ronds, s'étendant un peu en longueur, présentant trois ou quatre lignes de diamètre, et fixés de part en part aux deux mains et aux deux pieds. Le jeudi soir et le vendredi, toutes ces plaies laissaient couler par goutte un sang ordinairement clair. Les autres soirs, elles étaient recouvertes d'une croûte de sang desséché. Marie garda le plus profond silence sur ces faits merveilleux; mais, en 1834, le jour de la Visitation, l'extase, s'étant déclarée chez elle pendant une procession, la surprit en présence de plusieurs témoins : elle fut vue plongée deux fois dans la joie la plus vive, semblable à un ange glorieux, touchant à peine son lit de la pointe des pieds, éclatante comme une rose, les bras étendus en croix ; et tous les assistants remarquèrent les stigmates de ses mains. Dès lors cette merveilleuse particularité ne pouvait plus demeurer secrète.

« La première fois que j'allai la visiter, dit le célèbre professeur Gœrres, je la trouvai dans la position où elle est la plus grande partie du jour, à genoux à l'extrémité de son lit, et en extase. Ses mains, croisées sur sa poitrine, laissaient voir les stigmates ; son visage était tourné un peu en haut du côté de l'église et ses yeux levés au ciel exprimaient l'absorption la plus profonde, que rien du dehors ne pouvait troubler. Je ne remarquai en elle, pendant des heures entières, aucun mouvement, excepté celui produit par une respiration presque insensible ou par une légère oscillation, et je ne puis comparer son attitude qu'à celle des anges si nous les voyions devant le trône de Dieu, plongés dans la contemplation de sa splendeur. Aussi ne faut-il pas s'étonner que ce spectacle fasse l'impression la plus saisissante sur tous ceux qui en sont témoins. Les cœurs les plus durs ne peuvent résister à cette vue, et l'étonnement, l'émotion et la joie ont fait couler autour d'elle bien des larmes. D'après le rapport du curé et de ceux qui dirigent sa conscience, elle est continuellement occupée depuis quatre ans, dans ses extases, à contempler la vie et la passion de Notre-Seigneur et le saint sacrement de l'autel... L'ensemble de l'image fixée devant son esprit se réfléchit clairement dans la pose et le maintien de son corps, qui prend toujours une part plus ou moins grande au sujet qu'elle médite.

Ainsi on la voit, à Noël, bercer avec une grande joie dans ses bras l'Enfant nouveau-né ; le jour de l'Épiphanie, elle adore à genoux de même que les mages ; le jeudi saint, elle assiste aux noces de Cana, à table, appuyée sur le côté, — circonstance qu'elle n'a pu apprendre par les moyens extérieurs, puisque les tableaux d'églises ne reproduisent point cette ancienne attitude ; — en un mot, les autres jours, toute sa personne exprime, d'une manière aussi cacactérisée, la forme du sujet qui l'occupe.

« Mais l'objet le plus habituel des méditations de l'Extatique de Kaldern, c'est la passion de Notre-Seigneur, qui produit en elle l'impression la plus profonde et s'exprime le plus vivement au dehors. C'est surtout dans la semaine sainte, comme on doit le penser, que cette impression pénètre plus avant dans son être et que l'image extérieure en est plus complète. Néanmoins la contemplation de ce mystère revient tous les vendredis de l'année et offre ainsi une occasion fréquente d'en observer les merveilleux effets..... L'action commence dans la matinée du vendredi. Si l'on en suit la marche, on voit que, de même que certaines personnes pensent en parlant, ou plutôt parlent en pensant, sans avoir la conscience des paroles qu'elles prononcent, de même Marie de Mœrl médite la Passion en la reproduisant, ou plutôt la reproduit en la méditant, sans savoir ce qu'elle fait. D'abord le mouvement qui la soulève est doux et régulier ; mais à mesure que l'action devient plus douloureuse et plus saisissante, l'image dans laquelle elle se réfléchit prend un caractère à la fois plus profond et plus distinct.

e

Enfin, lorsque l'heure de la mort approche, et que la douleur a pénétré jusqu'au fond de l'être, la mort même ressort de tous les traits de cette femme. Elle est là à genoux sur son lit, les mains croisées contre la poitrine. Autour d'elle règne un morne silence, qu'interrompt à peine la respiration des assistants. Vous diriez que le soleil de la vie, désormais voilé pour Marie de Mœrl, descend lentement au-dessous de l'horizon, et qu'à mesure que la lumière s'affaiblit, les ombres de la mort sortant de leurs abîmes montent peu à peu vers elle, enveloppent tous ses membres l'un après l'autre, et s'amassent autour de son âme, jusqu'à ce que celle-ci, quand la dernière lueur s'éteint, tombe tout entière dans les ténèbres. Quelque pâle qu'elle soit pendant tout ce lugubre drame, vous la voyez pâlir encore successivement ; le frisson de la mort parcourt plus fréquemment son corps, et la vie qui se retire s'obscurcit à chaque instant davantage. Les soupirs, s'échappant avec peine, annoncent que l'oppression augmente ; de ses yeux, de plus en plus fixes et immobiles, coulent de grosses larmes qui descendent lentement sur ses joues. Des contractions nerveuses entr'ouvrent insensiblement sa bouche : comme les éclairs qui préparent l'orage, elles forment des cercles de plus en plus larges, jusqu'à ce qu'elles creusent son visage sur toute sa surface ; enfin, elles deviennent si violentes, que, de temps à autre, elles ébranlent le corps entier. La respiration, déjà difficile, se change en gémissements pénibles et plaintifs ; une rougeur sombre couvre les joues ; la langue épaissie semble être collée au palais desséché, les convulsions redoublent sans cesse plus profondes et plus fortes. Les mains, toujours croisées, qui d'abord s'affaissaient insensiblement, glissent plus vite, les ongles prennent une teinte bleue, et les doigts s'entrelacent convulsivement. Bientôt le râle se fait entendre dans le gosier. L'haleine, plus pressée, se détache avec des efforts infinis de la poitrine, qui semble liée par des cercles de fer ; les traits se déforment au point de devenir méconnaissables. La bouche est désormais ouverte dans toute sa largeur, le nez s'amincit et s'effile, les yeux, constamment immobiles, sont près de briser leurs orbites. Il passe encore à de longs intervalles, à travers les organes roidis, quelques soupirs, et l'on dirait que le dernier de tous va s'échapper. Alors le visage s'incline, et la tête, portant tous les signes de la mort, s'affaisse dans un complet épuisement : c'est une autre figure, pendante, abattue sur la poitrine, et que l'on peut à peine reconnaître. Tout demeure ainsi l'espace d'une minute et demie à peu près. Puis, la tête se relève, les mains remontent vers la poitrine, le visage reprend sa forme et son calme ; elle est à genoux, les yeux levés au ciel, tout occupée à offrir à Dieu son action de grâces. Et cette scène se renouvelle chaque semaine, toujours la même dans ses phases essentielles, mais offrant chaque fois des traits particuliers qui correspondent aux dispositions intérieures de la patiente. C'est ce dont je me suis convaincu plusieurs fois par un examen attentif. Car il n'y a rien de faux, rien d'exagéré dans toute cette représentation merveilleuse, qui coule comme la source du rocher ; et si Marie de Mœrl mourait en réalité dans de pareilles circonstances, elle ne mourrait pas autrement.

« Quelque absorbée que soit l'Extatique dans ses contemplations, un seul mot de son confesseur ou de toute autre personne en rapport spirituel avec elle suffit pour la rappeler aussitôt à la vie réelle, sans qu'elle passe par un état intermédiaire. Il ne lui faut qu'un instant pour se reconnaître et ouvrir les yeux, et alors elle est comme si elle n'avait jamais eu d'extase. L'expression de sa figure devient toute autre ; on dirait un enfant naïf qui a conservé sa candeur et sa simplicité. La première chose qu'elle fait en reprenant ses sens, lorsqu'elle aperçoit des témoins, c'est de cacher sous la couverture ses mains stigmatisées, comme une petite fille qui a taché ses manchettes avec de l'encre et qui voit venir sa mère. Ensuite, accoutumée qu'elle est à ce concours d'étrangers, elle regarde autour d'elle et donne à chacun un salut amical. Elle n'est pas à l'aise, quand l'émotion des scènes qui viennent de se passer est encore trop visible sur la figure des assistants, ou quand on s'approche d'elle avec une sorte de vénération et de solennité, et elle s'applique, par un enjouement plein d'abandon, à effacer ces émotions profondes. Comme elle garde le silence depuis longtemps, elle cherche à se faire comprendre par des signes ; et quand cela ne suffit pas, semblable à un enfant qui ne saurait pas encore parler, elle regarde son confesseur et le prie avec les yeux de répondre pour elle.

« Ses yeux noirs expriment la joie et l'ingénuité

du premier âge. Son regard est si limpide, qu'on peut par lui pénétrer jusqu'aux dernières profondeurs de son âme; et l'on est bientôt convaincu qu'il n'y a pas, dans tout son être, un seul coin obscur où pût se cacher la moindre fraude. Il n'y a en elle aucune trace d'humeur sombre ou d'exaltation, point de molle ni fade sentimentalité, et encore moins d'hypocrisie ou d'orgueil; on ne voit dans toute sa personne que l'impression sereine et joyeuse d'une jeunesse conservée dans l'innocence, et qui s'abandonne même volontiers au badinage, parce que le tact sûr et délicat qu'elle possède sait écarter tout ce qui pourrait paraître inconvenant. Quand elle est avec des amis, elle peut, une fois revenue à elle-même, rester plus longtemps dans cet état; mais on sent qu'il lui faut faire de grands efforts de volonté; car l'extase est devenue sa seconde nature, et la vie des autres hommes est pour elle quelque chose d'artificiel et d'inaccoutumé. Au milieu d'un entretien, lors même qu'elle semble y prendre plaisir, on voit tout à coup ses yeux se voiler; et, dans un instant, sans aucune transition, elle retourne à l'extase. Pendant mon séjour à Kaldern, on l'avait priée d'être la marraine d'un enfant nouveau-né que l'on baptisa dans sa chambre. Elle le prit dans ses bras et manifesta le plus vif intérêt à toute la cérémonie; mais dans cet espace de temps, elle retomba plusieurs fois en extase, et il fallut, à diverses reprises, la rappeler au sentiment de la réalité qui s'accomplissait devant elle.

« C'est un merveilleux spectacle, chez Marie de Mœrl, que celui du passage de la vie commune à la

e.

vie extatique. Couchée sur le dos, elle semble nager dans les flots d'une onde lumineuse, et jette encore sur tout ce qui l'environne un regard joyeux. Tout à coup on la voit plonger doucement dans l'abîme : les vagues jouent un instant autour d'elle, puis elles lui couvrent le visage, et on la suit des yeux descendant dans les profondeurs de l'eau diaphane. Dès lors l'enfant naïf a disparu ; et lorsqu'on voit briller, au milieu de ses traits transfigurés, ses yeux noirs ouverts dans toute leur largeur en lançant tous leurs rayons dans l'infini, sans saisir un objet particulier, on dirait une sibylle, mais pleine de noblesse et de dignité pathétique.

« Cependant il ne faut pas croire que ses contemplations et ses exercices de piété l'enlèvent à tous les soins de la famille. De son lit, elle dirige le ménage dont elle partageait précédemment la conduite avec une sœur que la mort lui a enlevée. Comme elle jouit, depuis plusieurs années, d'une pension qui lui a été obtenue par des personnes charitables, et qu'elle n'a besoin de rien pour elle-même, elle consacre cet argent à l'éducation de ses frères et sœurs. Tous les jours, vers deux heures de l'après-midi, son confesseur la rappelle à la vie ordinaire pour qu'elle s'occupe des affaires de la maison. Alors ils confèrent ensemble sur les difficultés qui se présentent; elle pense à tout, prévient les besoins de ceux à qui elle s'intéresse, et le grand sens pratique qu'elle possède fait que toutes choses autour d'elle sont parfaitement ordonnées. »

Telle est l'Extatique de Kaldern [1]. Ce que l'on

[1] La France, à ce qu'il paraît, possède aussi une stigma-

rapporte de la Patiente de Capriana est plus extraordinaire encore. Nous reproduirons le récit de M. Edmond Cazalès. Dans ce récit se trouvent cités les passages d'une notice insérée dans les *Annales universelles de médecine*, journal fort estimé de Milan, par M. le docteur Dei Cloche, qui a assisté la malade et qui a cru devoir rendre un compte exact de ce qu'il avait vu :

« Capriana est un pauvre village situé sur une des montagnes qui dominent la vallée de Fiemme, à trois lieues environ du bourg de Cavalese, et à dix ou douze lieues de Trente. L'accès en est assez difficile, et on ne peut s'y rendre qu'à pied ou à cheval. Le vendredi 25 septembre, étant partis de Cavalese avant le jour, nous arrivâmes vers sept heures et demie à Capriana, et nous nous fîmes conduire aussitôt à la maison de Domenica Lazzari. On nous fit entrer dans une petite chambre où le jour pénétrait à peine par une fenêtre qu'on tient ouverte jour et nuit, même à l'époque des plus grands froids, et nous vîmes le spectacle le plus saisissant et le plus extraordinaire qu'on puisse imaginer. Domenica était couchée sur le lit de douleurs, qu'elle ne quitte jamais, et où elle offrait comme une image vivante de Jésus crucifié. On pouvait à peine distinguer son visage, parce qu'à l'exception de la bouche et du menton, il était couvert de sang à moitié séché comme d'un masque : le sang continuait à couler du front par une foule de petites

---

tisée, madame Miollis, qui habite dans les environs de Draguignan. M. le docteur Reverdit en a parlé dans le *Mercure artésien*.

blessures représentant celles de la couronne d'épines ; il se répandait sur son cou et sur des linges placés au-dessous de sa tête. Ses mains, fortement entrelacées, étaient appuyées sur sa poitrine ; à la partie extérieure, la seule qu'on pût voir, se trouvait une plaie large et profonde, d'où le sang se répandait sur ses bras. Ses pieds, qu'on nous permit de regarder, et qui étaient posés l'un sur l'autre, présentaient une plaie semblable, plus large et plus profonde encore, avec cette circonstance bien singulière que le sang se dirigeait vers les doigts, contrairement aux lois ordinaires de la gravité. Ces blessures semblaient n'avoir pu être faites qu'avec de gros clous, et elles paraissaient traverser les extrémités de part en part. A ces phénomènes se joignaient des souffrances horribles, comme on pouvait en juger par les tremblements convulsifs qui agitaient le corps de Domenica, et surtout son épaule gauche dont elle paraissait souffrir plus particulièrement. Ses lèvres remuaient comme pour une prière continuelle. Quand la douleur était trop violente, elle poussait des gémissements plaintifs : quelquefois même ses dents, s'entre-choquant, faisaient entendre un bruit singulier et prolongé qu'on pourrait comparer à celui d'un rouet. Il est impossible de voir une agonie plus douloureuse et mieux caractérisée, et il y a des moments où l'on croirait que la malade va expirer.

« Cependant ce faible corps, qui depuis huit ans n'a pris aucune nourriture ni aucun sommeil, supporte toutes les semaines, sans y succomber, ces terribles assauts : à une certaine heure, le sang s'arrête et se sèche ; les plaies se ferment toutes seules sans aucune des circonstances qui accompagnent ordinairement la guérison d'une blessure : les paroxysmes convulsifs diminuent de violence et d'intensité, et la pauvre stigmatisée rentre jusqu'au vendredi suivant dans son état ordinaire, état d'immobilité absolue et de souffrances continuelles, mais qui peuvent paraître supportables par comparaison. Nous lui fîmes deux visites dans la matinée que nous passâmes à Capriana. La première fois, elle n'était pas encore dans toute l'horreur de son agonie, et nous pûmes lui adresser quelques paroles. Je lui demandai de prier pour la France, et elle me fit signe qu'elle le ferait. On nous donna de petites images qu'on lui fit baiser et qu'on fit toucher à ses mains : je dois ajouter que, malgré la pauvreté de ses parents, il est impossible de leur faire accepter aucune aumône. Je viens de raconter ce que j'ai vu de mes yeux, ce que des milliers d'autres ont vu comme moi, et ce qu'il est facile à chacun d'aller vérifier. Est-il besoin de dire que je n'ai jamais ressenti d'émotion plus vive et plus profonde qu'en face de cette représentation si fidèle de quelques traits du drame sanglant accompli sur le Calvaire? A la description de ce que j'ai vu, j'ajouterai quelques détails sur Domenica Lazzari, puisés à différentes sources. Les plus importants sont extraits d'un journal de médecine de Milan, où le docteur Léonard Dei Cloche a décrit très au long les différents états dans lesquels il a vu cette fille extraordinaire [1].

[1] Remarques sur la maladie de Marie-Dominique Lazzari

« Marie-Dominique, dernière fille du meunier Lazzari, est née à Capriana, le 16 mars 1815. Élevée suivant sa modeste condition, elle se fit remarquer de bonne heure par son intelligence et sa piété. Dans les intervalles de ses travaux, elle aimait à lire des livres de dévotion, notamment ceux de saint Alphonse de Liguori : ses prières et ses méditations étaient fréquentes ; toutefois sa réserve et sa modestie ne laissaient voir en elle aucune marque de ferveur extraordinaire, ni rien qui l'élevât au-dessus de ce que doit être une fille sage et pieuse. Sa santé fut bonne jusqu'à la mort de son père, qui eut lieu en 1828 : la douleur qu'elle ressentit de cette perte fut excessive et amena une maladie assez longue, qui finit pourtant par céder soit aux remèdes, soit à la force médicatrice de la nature.

« Le 12 juin 1833, dit le docteur Dei Cloche, pen-
« dant qu'elle était occupée aux travaux des champs,
« elle fut prise tout à coup d'un certain malaise qui
« la retint immobile à peu de distance de sa maison.
« Les personnes qui se trouvaient près de là, par
« hasard, la virent debout, comme absorbée dans la
« contemplation ou dans l'extase. Elle eut une at-
« taque de nerfs d'environ une heure, pendant la-
« quelle, ainsi qu'elle le dit plus tard elle-même,
« elle souffrait d'une soif ardente, d'une extrême
« difficulté de respirer, et voyait à une certaine dis-
« tance un homme d'un aspect vénérable qui lui

recueillies par le docteur Léonard Dei Cloche, aujourd'hui premier médecin et directeur de l'hôpital civil et militaire de Trente. (Extrait des *Annales de médecine universelle* de Milan, numéro de novembre 1837.)

« ordonnait de s'arrêter, afin de lui faire connaître
« une chose de la plus haute importance. Étant re-
« venue à elle, la vision disparut, et on la ramena
« à grand'peine au domicile maternel. »

« Le lendemain de ce jour commença une maladie caractérisée d'abord par une toux continuelle, des suffocations et de cruelles douleurs dans le bas-ventre, puis plus tard par d'autres symptômes, laquelle ne lui permit plus de quitter le lit. Dans les premiers jours d'avril 1834, éprouvant une aversion invincible pour tout aliment et toute boisson, elle commença à refuser le peu de nourriture qu'elle avait coutume de prendre : à la fin de ce mois, sur les instantes prières qu'on lui fit, elle prit pour la dernière fois un peu de pain trempé dans de l'eau. Le 30 avril, ses parents, effrayés de l'opiniâtreté et de la violence de la maladie, allèrent chercher à Cavalese le docteur Dei Cloche, qui décrivit avec détails l'état dans lequel il la trouva et les violentes convulsions dont elle fut assaillie en sa présence. Il fit plusieurs tentatives pour lui faire prendre quelques médicaments ; mais ces essais ayant constaté chez elle l'impossibilité d'avaler quoi que ce fût, il fut obligé de renoncer à tout traitement. Il revint la voir le 29 août 1834 : « Ses convulsions, au lieu
« d'être devenues périodiques, étaient continuelles
« et moins violentes. Sa sensibilité maladive était
« augmentée et affectait à tel point tous les sens,
« qu'elle ne pouvait supporter ni lumière ni odeur,
« ni bruit, sans éclater en sanglots, en gémissements,
« en mouvements convulsifs. Elle ne pouvait arti-
« culer la moindre parole qu'avec peine et d'une

« voix enrouée. Si quelqu'un s'approchait de son lit
« sans précaution et par curiosité, ses tremblements
« augmentaient et ses douleurs devenaient plus
« vives. Elle n'avait pris aucune nourriture, et
« toutes ses sécrétions étaient suspendues. »

« La relation des *Annales de médecine universelle* ne nous fait pas connaître de quelle nature fut la transition de cette maladie à l'état où Domenica se trouve aujourd'hui. Ce fut seulement trois ans plus tard que le docteur Dei Cloche, qui avait quitté Cavalese pour aller demeurer à Trente, ayant entendu parler des étranges phénomènes qui commençaient à rendre célèbre le nom de la paysanne de Capriana, voulut voir par lui-même ce qui en était, et se transporta auprès d'elle le jeudi 4 mai 1837, à quatre heures du soir.

« Elle reposait dans le même lit, dit-il, était
« enveloppée dans les mêmes linges et placée dans
« la même position où je l'avais trouvée en août 1834.
« Elle avait les mains jointes ou plutôt entrelacées;
« elles étaient appuyées sur sa poitrine, dans la po-
« sition où on les met ordinairement pour prier
« Dieu. Sur son front, deux doigts au-dessous de
« la racine des cheveux, on voyait courir d'une
« tempe à l'autre une ligne droite passant par des
« points assez rapprochés sur lesquels brillait du
« sang frais. Ces points étaient au nombre d'à peu
« près dix ou douze. Le reste de la face jusqu'à la
« lèvre supérieure était couvert de sang noirâtre et
« desséché. A l'extérieur des mains et vers le centre,
« c'est-à-dire entre le métacarpe du doigt du milieu
« et de l'annulaire, s'élevait un point noir semblable

« à la tête d'un gros clou, dont le diamètre était de
« neuf lignes et la figure parfaitement ronde. Il était
« plus élevé au centre et aplati sur les bords : ob-
« servé à la lumière, il avait l'apparence de sang
« caillé et desséché. Autour de ces points se trou-
« vaient des altérations pareilles à de petites cica-
« trices linéaires, toutes aboutissant au centre. Elles
« étaient d'un brun pâle et d'environ deux lignes de
« long. Une marque semblable à celle des mains
« existait au-dessus du pied droit et à peu près au
« milieu : elle était entourée aussi de plusieurs lignes
« en forme de rayons partant du centre. Je ne pus
« pas voir le dessus du pied gauche, parce qu'il était
« fortement comprimé, pour ne pas dire entièrement
« couvert par la plante du pied droit. Domenica par-
« lait lentement, le son de sa voix était plaintif, ses
« paroles étaient vives et énergiques. Son esprit pa-
« raissait calme et tranquille ; son corps, principa-
« lement aux extrémités inférieures, était agité par
« un tremblement convulsif incessant, comme l'est
« une feuille par le souffle du vent.

« Quand je fus près de son lit, elle me témoigna,
« par des paroles affectueuses et par son sourire,
« que ma visite lui était agréable. Je lui dis combien
« son état m'inspirait de compassion : elle ne répon-
« dit pas, leva les yeux au ciel et inclina la tête. Je
« lui fis différentes questions, pour mieux connaître
« ses souffrances intérieures ; elle y répondit de
« bonne grâce. Lui ayant demandé à voir la paume
« de ses mains et la plante de ses pieds, qui avaient
« pris une position presque horizontale à ses jambes,
« elle me répondit : Je ne puis pas me remuer. Il

f

« m'est impossible à présent de séparer une main de
« l'autre, ni le pied droit du gauche. Le seul effort
« que je ferais pour vous satisfaire me causerait des
« douleurs horribles et d'affreuses convulsions. —
« Ma curiosité ne se contenta pas de cette excuse ; je
« renouvelai mes instances et m'efforçai de trouver
« de bonnes raisons pour la persuader. Elle garda
« le silence pendant quelques moments, et dit enfin :
« Demain matin, j'essayerai de satisfaire votre désir,
« et j'espère y réussir. — A présent, dis-je à mon
« tour, si vous n'avez pas la force de séparer les
« mains ou les pieds, essayez au moins de remuer
« vos doigts. — Elle répondit qu'elle ne pouvait
« remuer que l'index de la main droite. — Je lui
« demandai ensuite si le lendemain, qui était un
« vendredi, le sang coulerait de son corps, comme
« les vendredis passés. — Elle me répondit : Jusqu'à
« présent, mon martyre n'a jamais manqué. Ce
« jour-là, mes plaies ont toujours saigné. Demain
« matin, quand j'aurai médité la sainte messe, venez
« me voir, et vous serez convaincu de la vérité. Si
« vous veniez auparavant, vous me distrairiez de mes
« prières, et votre visite me serait pénible. — Je la
« priai de me permettre d'examiner son pouls. Elle
« y consentit : Mais, dit-elle, ne pressez pas trop
« fort mon bras, de peur qu'il ne me vienne de lon-
« gues et violentes convulsions, comme il est arrivé
« récemment, quand un médecin, qui ne croyait
« pas à mes souffrances, voulut me tâter le pouls
« malgré moi. — Je fis comme elle désirait, mais je
« ne sentis aucune pulsation, parce que tout son
« corps était dans un tremblement continuel qui ne

« permettait pas de sentir le battement des artères.
« A mon plus léger attouchement, tout son corps
« tremblait davantage et ses gémissements redou-
« blaient.

« Je lui demandai pourquoi sa fenêtre était tou-
« jours ouverte. — Elle répondit : Depuis que je suis
« malade dans ce lit, je n'ai pu supporter qu'elle fût
« fermée ni le jour ni la nuit, même pendant les
« temps les plus froids de l'hiver. Quand quelqu'un a
« voulu la fermer, il a fallu promptement la rouvrir
« pour m'empêcher de mourir suffoquée. Ce qu'elle
« sait me fut attesté par des témoignages irréfra-
« gables. Il est notoire que sa fenêtre resta ouverte
« pendant l'hiver de 1836, quand le thermomètre
« de Réaumur était decendu à plus de treize degrés
« au-dessous de zéro. Elle assure que, quand il y a
« de grands vents, elle se trouve mieux et que ses
« douleurs sont soulagées. Pour y suppléer, elle
« prie les personnes qui la visitent ou celles de la
« maison de l'éventer fortement avec un grand
« éventail qui se trouve là pour cet usage. Pour
« vérifier son assertion, je le pris moi-même, et
« pendant une demi-heure je l'agitai de toutes mes
« forces, au point de faire voler ses cheveux sur son
« visage. Cela lui était agréable : la bouche entr'ou-
« verte, elle recevait avec plaisir cette ventilation,
« qui, pour toute autre personne, eût été fort in-
« commode.

« Elle m'assura qu'elle avait au côté une grande
« plaie qu'elle tenait soigneusement cachée, et le
« long de l'échine beaucoup d'autres petites qui
« rendent aussi du sang tous les vendredis. Elle

« ajouta que, depuis le 2 mai 1834, elle n'avait
« ni dormi, ni bu une goutte d'eau, ni avalé une
« miette de pain. Elle disait, en outre, qu'elle était
« martyrisée sans relâche par de cruelles douleurs
« dans toutes les parties de son corps, et particuliè-
« rement à l'endroit de ses plaies, douleurs qui,
« tous les vendredis, se joignaient à de fortes palpi-
« tations de cœur, et devenaient tellement intolé-
« rables, que quelquefois la mort lui aurait paru
« préférable.

« Le lendemain, 5 mai, à sept heures du matin,
« j'allai revoir Domenica. A plus de cent pas de sa
« demeure, on entendait des cris perçants venant
« de la fenêtre de sa chambre, qui correspondait
« à la rue. En approchant, on distinguait ces mots :
« Mon Dieu, secourez-moi ! A peine eus-je mis le
« pied sur le seuil de sa chambre, que le spectacle
« le plus douloureux et le plus déchirant s'offrit à
« moi. Les points saillants que j'avais vus au milieu
« des mains s'étaient changés en trous d'où cou-
« lait le sang. Il coulait aussi de la plaie qui parais-
« sait au-dessus du pied droit, ainsi que de celle
« qu'on ne voyait pas au-dessus du pied gauche.
« Autour de chacune de ces plaies était une auréole
« rougeâtre ; celles des trous du front étaient petites,
« celles des pieds et des mains ressemblaient à celles
« du vaccin variolique le septième jour de son dé-
« veloppement. Ces ouvertures étaient des plaies,
« ou, si on l'aime mieux, des ulcères vifs et pro-
« fonds, sans purulence, ni rien qui tendît à la cor-
« ruption. Le sang qui en sortait était vif, rutilant,
« tenace, et ressemblait au sang artériel. Il coulait

« très-lentement, mais pourtant visiblement. Les
« plaies du front avaient à peu près deux lignes de
« profondeur, une ligne de largeur, et leur forme
« était ronde. Celles des mains étaient profondes de
« trois lignes et creusées en forme de cônes, leur dia-
« mètre était d'un demi-pouce, et celle qui existait
« au-dessus du pied droit était de même figure que
« celles des mains.

« Après avoir contemplé la malade quelque temps,
« je lui rappelai la promesse qu'elle m'avait faite de
« me laisser voir les paumes de ses mains : aussitôt
« elle souleva en soupirant ses mains jointes et les
« détacha avec effort pendant une seconde : je n'y
« vis qu'une plaie superficielle toute saignante.
« Elle ne put détacher la plante du pied droit du
« dessus du pied gauche. Comme je témoignais le
« désir de voir la plaie du côté, elle répondit : —
« Je ne puis pas la laisser voir. Quand le sang coule,
« la chemise y est collée et ne pourrait en être dé-
« tachée qu'au prix de douleurs insupportables ;
« quand le sang commence à sécher, il s'amasse
« sur la plaie et la cache entièrement aux yeux. —
« Cette plaie n'a été vue que furtivement par sa
« mère et ses sœurs, lorsqu'elles assistaient la ma-
« lade au plus fort de ses convulsions. Personne
« n'a vu celles qu'elle dit avoir le long du dos.

« A dix heures du matin, l'infortunée criait en-
« core, d'une voix retentissante : — O mon Dieu !
« secourez-moi. — Par intervalles, elle répondait
« laconiquement aux questions qui lui étaient
« adressées, puis revenait à sa douloureuse excla-
« mation. A quatre heures après midi, quoique le

« sang eût cessé de couler, elle continuait de crier
« avec la même énergie. Interrogée à ce sujet, elle
« répondit : — J'éprouve des douleurs affreuses
« dans toutes les parties de mon corps, et en criant
« ainsi, je trouve du soulagement à mon inexpli-
« cable martyre. — Puis, quelques moments après :
« O mon Dieu ! mes douleurs me prennent à la
« poitrine ; — et elle fit signe avec ses mains join-
« tes que le mal était arrivé au cœur. — C'est, dit-
« elle, un signe avant-coureur de la plus cruelle
« souffrance. — En effet, au bout de dix minutes,
« elle fut en proie aux convulsions les plus horri-
« bles et les plus étranges. Ces spasmes, d'une vio-
« lence extrême et accompagnés des symptômes les
« plus graves, l'attaquaient sans relâche, sans ordre
« et sans mesure, passant alternativement d'une
« partie du corps à l'autre. Les assauts se succé-
« daient avec des variations, des changements, des
« vicissitudes, des transformations impossibles à
« décrire, et elle en était tellement anéantie, qu'on
« aurait pu la prendre dans ce moment pour la
« mort personnifiée. Elle paraissait éprouver en
« même temps les sensations les plus opposées et
« les plus contradictoires, mais toutes sans rapport
« ni avec ses douleurs habituelles, ni avec son jeûne
« constant, ni avec ses hémorrhagies hebdomadai-
« res, ni avec sa frêle constitution. Pour décrire cet
« accès avec toutes les formes sous lesquelles il se
« manifestait, il faudrait dire qu'on y voyait préva-
« loir tour à tour les convulsions toniques et clo-
« niques, la danse de Saint-Guy, le tétanos partiel et
« général, la suffocation convulsive, le spasme cyni-

« que, le trisme, une sorte de carphologie et d'au-
« tres affections du même genre.....
 « Je note en dernier lieu que, dans ses convul-
« sions, Domenica se donnait quelquefois avec ses
« mains jointes des coups si violents sur la poitrine,
« que le bruit en était incroyable. Une fois, entre
« autres, elle se frappa le menton avec tant de
« force, qu'elle se blessa grièvement les gencives.
« Alors, au milieu de ses convulsions, elle porta ra-
« pidement et à plusieurs reprises ses mains jointes
« à sa bouche, et avec le petit doigt de la main
« droite, elle enleva le sang qui sortait et le rejeta
« sur les draps, témoignant ainsi que ce liquide était
« pour elle quelque chose de très-désagréable. Le
« grincement de ses dents était tel, qu'on pouvait
« le comparer à celui d'un chien furieux et affamé
« qui ronge des os, ou au mouvement d'une grosse
« lime promenée par un bras vigoureux sur une
« masse de fer. Le 12 mai 1836, elle eut une lipo-
« thymie qui dura jusqu'au 16 du même mois. Le
« seul signe qui la fit regarder comme vivant en-
« core, était un mouvement à peine sensible, per-
« sistant au bas-ventre. Les plus fortes convulsions
« qu'elle ait eues eurent lieu le 24 juin 1836 ; elles
« continuèrent sans relâche jusqu'au soir du 2 juil-
« let. Dans ses contorsions convulsives, elle frap-
« pait tellement sa poitrine avec ses mains entrela-
« cées, que les coups s'entendaient distinctement
« de la rue, quoique séparée de sa demeure par un
« espace d'environ quatre perches. On compta
« qu'elle s'était ainsi frappée quatre cent neuf fois
« dans une heure. »

« La description qu'on vient de lire donne autant de détails qu'on en peut désirer sur les phénomènes extérieurs qui caractérisent l'état de Domenica Lazzari. Sa vie intérieure est peu connue, de même que celle de Marie de Mœrl, parce que leurs directeurs observent à cet égard la sage réserve prescrite par l'Église en semblable circonstance. Marie de Mœrl est, à l'exception de courts intervalles, dans un état d'extase à peu près continuel. Domenica Lazzari a toujours l'usage de ses sens, sauf quelques périodes plus ou moins longues où elle est comme morte et où la vie ne se trahit plus chez elle que par des signes presque imperceptibles. Ce sont donc deux états tout à fait différents. Domenica, qui est dans l'impossibilité de prendre aucune nourriture, peut cependant recevoir la communion, et on dit qu'elle avertit d'avance son confesseur du jour et de l'heure où on pourra lui apporter le pain eucharistique, que le plus ordinairement elle consomme sans difficulté. Cependant le 2 août 1838, après avoir reçu la sainte hostie, elle fut empêchée de l'avaler par des spasmes qui survinrent tout à coup. Cela s'étant prolongé quelques heures, on essaya de la retirer, mais sans pouvoir y parvenir, parce qu'à chaque tentative Domenica était prise de convulsions d'une violence extraordinaire. L'hostie resta ainsi sur sa langue pendant près de deux mois, sans pouvoir être ni consommée ni retirée : ce ne fut que le 24 septembre qu'elle put enfin l'avaler, après avoir été pendant ce long espace de temps comme un tabernacle vivant. »

A de pareils récits, nous n'avons rien à ajouter.

Que les femmes du monde les méditent, afin de prévenir, par tous les moyens dont elles disposent, des troubles plus ou moins graves qui résultent de la surexcitabilité nerveuse. Si les sacrés stigmates qui ont été donnés pour la glorification de deux filles pauvres attirent sur elles les hommages pieux des fidèles, les maladies d'un autre genre qui, chez les femmes riches, naissent des égarements de leur imagination, attirent sur elles, de la part des personnes qui les entourent, une commisération quelquefois railleuse et souvent stérile.

Tel est rapidement exposé le rôle des émotions dans la vie de la femme. Cet exposé soulève un grand nombre de problèmes que nous avons abordés ailleurs [1], et sur lesquels nous ne pouvons revenir dans cette introduction. Quelles sont les conditions physiologiques de cette excessive émotivité d'où découlent à la fois tant de qualités, tant de défauts et tant de maladies?... Comment s'explique cette étrange influence exercée par les émotions sur les idées, sur l'imagination, sur les fonctions et sur les troubles du système nerveux?... A l'aide de quels moyens d'éducation peut-elle intervenir dans les émotions pour faire prédominer les unes, pour modérer ou prévenir les autres?... Ces difficiles problèmes de physiologie psychologique

---

[1] *Des fonctions et des maladies nerveuses, dans leurs rapports avec l'éducation sociale et privée, morale et physique. Essai d'un nouveau système de recherches physiologiques et pathologiques sur les rapports du physique et du moral.* Ouvrage couronné par l'Académie royale de médecine, Paris, 1842.

et d'hygiène morale ont été agités par Roussel, dans son remarquable ouvrage. En a-t-il donné une solution satisfaisante? C'est ce que les lecteurs décideront.

PRÉFACE DE L'AUTEUR.

Le sujet dont il s'agit ici est bien éloigné d'être épuisé; et quand il le serait, on y reviendrait encore. On y sera souvent ramené par un mouvement dont on ne démêlera pas toujours la nature; on croira peut-être ne céder qu'au désir de trouver la vérité, lorsqu'on ne fera que donner le change à un penchant plus agréable. Si j'ai été la dupe d'une pareille faiblesse, voici du moins les motifs apparents qui me l'ont déguisée.

Le résultat approfondi de mes lectures ne m'a jamais présenté qu'un amas confus d'observations, de réflexions, de maximes relatives à la constitution de la femme, vraies pour la plupart, mais répandues dans différents ouvrages dans lesquels il n'était parlé de la femme que d'une manière accessoire, ou dans lesquels elle n'était envisagée que sous quelque point de vue particulier. Si, d'un côté, les philosophes ont bien observé le moral, d'un autre, les médecins ont bien développé le physique, du moins autant qu'il est possible. Il eût été seulement à désirer que ces derniers se fussent un peu plus arrêtés sur la constitution générale de la femme, et n'eussent point paru la regarder comme un être semblable en tout à l'homme, excepté dans les fonctions particulières qui caractérisent le sexe Ces fonctions paraissent avoir absorbé toute leur attention; et si, sur cet objet, ils ne nous ont pas procuré toutes les connaissances qu'on eût pu attendre de leurs recherches, il faut s'en prendre au soin trop jaloux que la nature a pris de nous cacher la vérité, ou à l'insuffisance des moyens qui nous ont été donnés pour la découvrir.

Dans tous les livres de médecine où l'on se propose d'exposer la nature et l'état de l'homme sain, et connus sous le nom de *Physiologie*, on ne fait ordinairement mention de la femme que lorsqu'on vient à parler du flux menstruel, de la génération et de l'excrétion du lait. Dans les traités des maladies des femmes, on se borne à une simple exposition des parties qu'on croit être le siége accoutumé des affections du sexe. Enfin, les accouchements donnent lieu d'examiner la conformation du bassin et celle des parties qu'il renferme. Mais toutes ces connaissances solitaires représentent les membres séparés d'un corps, *disjecti membra poetæ*, qu'il fallait réunir, pour leur donner l'unité, l'ensemble, et l'accord nécessaires à un tout. J'ai cru que ce corps aurait tous les traits convenables, si, à des considérations sur la constitution fondamentale de la femme, qui en composeraient le tronc, on prenait la peine de lier, pour en former les membres, toutes les notions détachées et particulières que nous avons sur les fonctions du sexe. C'était le seul moyen d'avoir la physiologie ou le système physique de la femme.

D'ailleurs, cette méthode de rapporter à un centre commun tous les objets de nos connaissances qui ont quelque rapport entre eux est, comme chacun sait, de la plus grande utilité pour en augmenter le nombre, comme pour en faciliter l'usage. Plusieurs notions qui se tiennent ensemble, et qui aboutissent toutes à un même point, n'occupent, dans notre esprit, que la place d'une idée, ce qui doit soulager beaucoup notre incapacité naturelle, et suppléer jusqu'à un certain point aux bornes étroites de l'entendement humain. Il en résulte aussi cet avantage que, lorsqu'on a besoin de rappeler quelqu'une de ces notions, elle se présente accompagnée de toutes celles avec qui elle a quelque liaison. Chacune d'elles forme un tableau qui met sous nos yeux une grande quantité d'objets à la fois, et semble par là multiplier les richesses de notre esprit; au lieu que l'abondance même d'idées trop éloignées et trop difficiles à rapprocher équivaut à une stérilité réelle.

PRÉFACE.

On me saura peut-être gré d'avoir resserré et offert sous un même point de vue les connaissances que nous avons relativement à la constitution physique de la femme. Mais l'ouvrage eût été encore bien imparfait, le point qui pouvait le rendre intéressant eût été oublié, si je n'eusse en même temps considéré le rapport qu'ont avec cette constitution les mœurs, le caractère et les inclinations particulières au sexe. En me bornant au premier objet, je serais peut-être parvenu à produire une belle statue; mais plus on en aurait admiré les proportions, plus on eût ardemment désiré, comme Pygmalion, que le sentiment vînt en développer les ressorts, et y répandre ces grâces, cette fraîcheur et cet éclat qui ne peuvent être que le fruit de l'impulsion facile et libre de la vie. Pour prévenir un souhait si légitime, j'ai fait en sorte que ma statue fût animée; c'est-à-dire qu'après avoir considéré la femme par son côté physique, je l'ai examinée par son côté moral.

En cela, j'ai sans doute rappelé la médecine à ses véritables droits. J'ai toujours été persuadé que ce n'est que dans son sein qu'on peut trouver les fondements de la bonne morale, et que si rien peut conduire la médecine à sa perfection, on devra cet avantage à l'attention qu'on aura de ne perdre jamais de vue ce ressort intérieur qui règle les êtres animés. Les anciens médecins n'ont peut-être pas été assez convaincus de cette vérité. Voilà vraisemblablement pourquoi il y eut si peu de relation entre ces derniers et les anciens philosophes. C'est peut-être aussi la raison qui fait que, dans leurs recherches, ils se sont trouvés les uns et les autres conduits à des résultats qui ne sont pas toujours justes. Il a dû être difficile aux uns d'évaluer exactement les facultés morales de l'homme, sans connaître l'influence qu'a sur elles son organisation physique; les autres ont dû faire bien des faux pas, en se préoccupant trop des causes matérielles des maladies, et en ne considérant pas assez la liaison que la plupart des dérangements de notre corps ont avec les affections de notre âme.

Parmi les philosophes modernes, il y en a deux qui paraissent principalement avoir senti la nécessité de faire marcher de front ces deux genres de connaissances. L'un est Descartes, et l'autre Montesquieu. Le premier, en donnant au mécanisme plus d'extension qu'il n'en doit avoir, et en voulant plier les êtres organisés aux principes généraux dont il s'était servi pour expliquer la formation et l'arrangement de l'univers, a fait en médecine les mêmes écarts qu'il a faits dans la physique. Quelques vérités [1] qui s'élèvent du sein même de ses erreurs attesteront du moins que ce

---

[1] Il a dit que si l'on pouvait trouver quelque moyen de rendre les hommes plus sages et plus ingénieux, ce ne serait que dans la médecine.

grand homme a porté ses regards sur l'art de guérir. Montesquieu, moins empressé de rapporter les effets qu'il examinait à des principes généraux, s'est plus attaché à considérer les causes particulières qui les produisent, et s'est servi quelquefois heureusement du flambeau de la médecine et de quelques-unes des vérités qu'elle fournit, pour pénétrer dans les sombres détours du cœur humain, et découvrir la base profonde sur laquelle porte la législation des différents peuples. D'autres philosophes se sont plus ou moins étayés des principes de cette science. Quoiqu'elle fournisse à M. Rousseau les armes mêmes qu'il emploie pour la combattre, les idées de ce philosophe y prennent quelquefois ces couleurs fortes que les vérités scientifiques prêtent toujours à l'éloquence. La *Théorie des sentiments agréables* est une fleur que M. de Pouilly a dérobée à la médecine, et les médecins se féliciteront toujours que M. de Buffon ait daigné parer des richesses de son style les connaissances brutes, mais précieuses, qu'il en tire quelquefois.

Si des philosophes, qui ont fait de la morale le principal objet de leurs méditations, ont cru devoir connaître l'organisation physique de l'homme, quelques médecins n'ont pas cru pouvoir donner à leurs connaissances médicales de base plus solide que la morale. Parmi les médecins modernes, Stahl est celui qui a le plus insisté sur le moral, lorsqu'il a développé les causes de nos affections corporelles. En faisant de l'âme le principe de tous nos mouvements vitaux, il a renversé la barrière qui séparait la médecine et la philosophie [1]. D'après ces dogmes, il n'est plus permis d'être médecin sans connaître le jeu des passions, l'influence des habitudes, et la différence qu'il y a entre une machine active et dont tous les mouvements sont spontanés, et une machine mue par un enchaînement de ressorts inanimés. Son système doit à jamais laver les médecins des imputations de matérialisme, dont l'ignorance maligne de leurs ennemis les a quelquefois chargés, ou auxquelles la légèreté imprudente de quelques-uns d'entre eux peut avoir donné lieu. Si son système est le plus orthodoxe, il est aussi le plus vrai, le plus simple et le plus conforme aux faits. On a dit qu'il semble n'être qu'une extension des principes d'Hippocrate.

Stahl aurait, sans contredit, subjugué toute la médecine, si, plus complaisant pour ses lecteurs,

---

[1] En faisant de l'âme *le principe de tous nos mouvements vitaux*, de ceux-là même qui nous sont communs avec les animaux, Stahl, le chef de la secte médicale des *animistes*, est allé beaucoup trop loin. Il en est résulté une confusion pleine de graves conséquences entre l'*âme*, qui est le principe libre et responsable des connaissances, des désirs, et des déterminations volontaires propres à l'homme, et la *force vitale*, qui, dans tous les êtres organisés, régit, sans l'intervention de la conscience et de la volonté, les phénomènes de nutrition et de développement. L. C.

ou plus zélé pour sa réputation, il eût pris le soin de polir ses ouvrages, et d'y répandre ces agréments dont la vérité même a si souvent besoin [1]; et surtout, s'il se fût trouvé dans une position aussi avantageuse que Boerhaave. Il vivait dans un temps où ce dernier jetait à la hâte ces fondements d'une réputation qui devait ressembler à ces fortunes prodigieuses acquises par le commerce, et qu'un événement contraire vient renverser un instant après. Les Hollandais, comme on l'a déjà remarqué, la secondaient et la soute-

---

[1] Stahl, d'abord professeur en médecine dans l'université de Halle, et ensuite médecin de Frédéric, roi de Prusse, est regardé comme le fondateur d'une école très-célèbre. Des causes que nous aurons un jour occasion de développer ont empêché la plupart des médecins d'en connaître à fond les principes. Les ouvrages de quelques médecins français les ont fait seulement pressentir. Quelques dissertations de Stahl, introduites ou citées dans différents écrits, ont fait désirer à tous ceux qui ont le goût de la médecine d'être à portée d'approfondir les ouvrages de ce médecin extraordinaire, auquel on croit que la chimie seule doit ses fondements, mais auquel la médecine doit peut-être encore davantage. Cette raison nous a déterminé à faire un extrait en français et accompagné de remarques critiques, de tous les ouvrages de Stahl relatifs à la médecine. Il formera un corps complet qui embrassera toutes les parties de cette science. La plus grande partie de cet ouvrage, intéressant par son sujet, verra incessamment le jour, si des raisons particulières ne viennent suspendre nos travaux [*].

[*] Ce travail est resté inédit. Nous sommes surpris qu'aucune publication française n'ait point encore été faite sur Stahl.   J. C.

naient comme un fonds qu'ils étaient intéressés à faire valoir ; et si des marchands qui portaient le nom de Boerhaave jusqu'aux extrémités du monde étaient les instruments les plus propres à étendre sa célébrité, on conviendra du moins qu'elle aurait pu avoir des garants plus solides et moins suspects.

Maintenant il n'y a plus d'illusion ; les avantages d'un style précis et élégant ne peuvent plus racheter, dans les ouvrages de Boerhaave, les erreurs auxquelles ils ont, pendant quelque temps, servi de voile. La raison, délivrée du prestige qui lui en avait imposé, n'y découvre aucun grand principe ; tout y porte sur de petits ressorts désunis ou mal assemblés ; c'est un édifice formé de cailloutage, que la moindre secousse ébranle. La Faculté de médecine de Montpellier, qui voit, depuis quelques années, combien ces fondements sont ruineux, tâche d'en éloigner ses candidats, avec le soin charitable qu'on aurait pour des passants en danger d'être écrasés par une maison près de s'écrouler. Si ce zèle opère quelque bien, on le devra surtout aux lumières de MM. Venel, Lamure, Barthez. M. Fouquet, médecin très-distingué de la même Faculté, nous a aussi, dans son article *Sensibilité* de l'Encyclopédie, et dans son excellent *Traité sur les Pouls organiques*, ouvert la route à de nouvelles vérités. Un des plus célèbres médecins de la Faculté de Paris, M. de

Bordeu, qui a le premier préparé cette révolution, est aussi celui qui aura contribué de la manière la plus efficace à la consommer, par des ouvrages qui lui assurent une gloire immortelle.

Beaucoup d'autres médecins de la Faculté de Paris ont de même secoué le joug d'une autorité qui captivait les esprits sans les éclairer. La sagacité active de M. Gardane, le discernement profond de M. Robert, la sage pénétration de M. Roux, et de feu M. Vandermonde, son estimable prédécesseur dans la rédaction du *Journal de médecine*, ne devaient pas naturellement s'accommoder d'une médecine noyée dans les vides raisonnements d'une mécanique incertaine, où les effets sont toujours rapportés à des causes douteuses ou controuvées ; appuyée sur des explications versatiles qui font que l'ignorance trouve plus souvent dans un babil aisé des moyens pour amuser ou tromper les malades, que des ressources pour les guérir. Ils concourent tous, avec autant de succès que de savoir, à établir un plan de médecine plus simple, plus lumineux, plus *spiritualisé* ; car la sensibilité, qui en doit faire la base, en exclut à jamais l'appareil compliqué des moyens physiques sur lesquels les médecins mécaniciens et les disciples de Boerhaave l'avaient échafaudée ; ils paraissent y substituer une logique attentive à considérer ce que le moral et le physique peuvent l'un sur l'autre, et à ne pas chercher toujours, dans des causes éloignées et matérielles, la raison de certaines affections qui tirent leur source des seules erreurs de la nature ou des mouvements irréguliers de la vie.

C'est d'après ces idées, sans doute, que M. Le Camus, médecin de la même Faculté, nous a donné la *Médecine de l'Esprit*, ouvrage qui renferme des vérités utiles, mais étouffées par la redondance excessive d'une érudition superflue. L'auteur semble s'y être plus occupé à faire voir qu'il connaissait les idées des autres, qu'à bien présenter les siennes. Il n'aurait pas dû renoncer au goût général de sa patrie, pour prendre celui de quelques médecins étrangers, dont les productions volumineuses et inabordables par l'affectation ridicule et fatigante avec laquelle on y entasse les citations, sont destinées à occuper une place considérable dans les bibliothèques, mais condamnées à n'être jamais lues.

J'ai fait un essai des mêmes principes sur la constitution de la femme. Stahl m'a souvent servi de guide. Lorsque j'ai voulu appliquer sa théorie des tempéraments à celui des femmes, j'ai vu avec plaisir qu'elle s'y pliait naturellement. Ce qu'il appelle le tempérament sanguin m'a paru être le plus propre et le plus commun à ce sexe. Ce n'est pas qu'il ne soit susceptible de toutes les autres espèces de tempérament: mais comme je m'étais proposé de présenter la femme dans l'état de parfaite santé, et comme le tempérament sanguin réunit le plus souvent cet avantage et celui de la beauté, je me suis fixé à celui-là, ainsi que les peintres qui, parmi les objets de toutes espèces qui s'offrent à leurs yeux, s'attachent de préférence à ceux qui leur retracent le mieux la belle nature.

Les connaissances que nous devons à M. de Bordeu, sur le tissu cellulaire, m'ont aussi fourni quelques-unes des principales pièces dont j'ai composé ce tempérament par excellence ; elles s'y sont enchâssées avec la même facilité. C'est de là surtout que j'ai tiré la différence sensible des formes qui distinguent les organes de la femme d'avec ceux de l'homme, en laissant néanmoins penser qu'il peut très-bien y avoir une différence primitive qui serve de fondement à la première. J'ai encore fait usage des principes de cet auteur, lorsque j'ai traité des excrétions qui sont particulières au sexe, c'est-à-dire de la menstruation et du lait.

J'ai cru devoir dire quelque chose de cette fonction qui est fondée sur le concours des deux sexes et à laquelle l'un et l'autre sont déterminés par le besoin de se reproduire, ainsi que la manière dont la nature a voulu que la femme participât à cet acte. Comme, dans celle-ci, la beauté est devenue un des principaux mobiles qui y poussent l'homme, elle a dû naturellement entrer dans mes discussions. Si les médecins pensaient que cela n'est point de leur ressort, ce serait soi-même resserrer les bornes de son propre domaine. Quant au secret de la reproduction de l'espèce, elle est encore l'objet des conjectures incertaines des philosophes et des médecins. Aussi, tout ce que j'ai pu faire, c'est d'en proposer quelques-unes et d'en combattre quelques autres.

Dans le chapitre sur le terme de l'accouchement, je me suis arrêté sur une question qui a fait le sujet d'une grande dispute entre plusieurs médecins de la Faculté de Paris. Je me suis décidé pour le sentiment qu'a soutenu M. Petit, sans adopter tout à fait la manière dont il l'a soutenu. J'ai vu que dans cette dispute on avait abusé de la comparaison qu'on y fait entre le développement des productions végétales et celui de l'enfant dans la matrice. La distinction importante que M. de Buffon établit entre ces deux classes d'êtres m'a paru propre à fixer les idées là-dessus. La plupart des opinions ne roulent le plus souvent que sur des jeux d'esprit, de pures idées métaphysiques qui, n'ayant aucune influence sur la réalité des choses, ni aucun rapport avec les objets qui touchent immédiatement à notre bien-être, peuvent être soutenues sans entêtement et réfutées sans aigreur... Telle est la question des naissances tardives, lorsqu'on n'y considère qu'un écart très-rare dans la marche ordinaire de la nature, et qui, étant très-difficile à constater, ne doit rien changer dans l'ordre établi de la société.

Il n'en est peut-être pas de même des abus introduits par cet art, presque inconnu chez les anciens, qui, sous le prétexte d'aider la nature à produire des hommes, les empêche quelquefois lui-même de voir le jour, en voulant tenter ce qu'elle ferait mieux que lui ; qui énerve dans les femmes, par la mollesse et par l'inutile longueur des précautions, l'instinct qui seul les mettrait en état de s'en passer ; enfin qui, par un usage aussi indécemment que légèrement répété, du ministère des hommes auprès des femmes, affaiblit et anéantit à la longue le sentiment qui pare le plus le sexe. J'ai fait quelques réflexions sur cet art prétendu, dans le chapitre qui traite de l'accouchement naturel.

Je termine le tableau par cette fonction qui n'en est pas moins un devoir naturel pour les femmes, quoique la plupart d'entre elles aient pris le parti de s'en dispenser, et soient parvenues à la faire regarder comme une faveur de leur part, lorsqu'elles veulent s'y assujettir, je veux dire l'allaitement. Lorsque la femme s'est acquittée de cette fonction, qui est une de celles qui la distinguent spécialement de l'homme, sa tâche est finie. Après avoir donné la vie à un nouvel être, elle lui a donné la force de la conserver lui-même. Tout ce que la nature avait fait de particulier pour la femme n'était que pour la conduire là : lorsqu'elle y est arrivée, le plan de la nature est rempli [1].

[1] On serait porté à croire, en lisant ces dernières lignes, que, dans la pensée de l'auteur, la femme n'a autre chose à faire en ce monde que d'y mettre et d'y allaiter des enfants, et que, cette double tâche épuisée, il ne lui reste qu'à faire son choix entre la mort ou les langueurs d'une existence inutile. Ainsi qu'on le verra dans les pages qui suivent, ce serait calomnier Roussel que de s'arrêter à cette sévère interprétation. Il est néanmoins à regretter qu'il ait négligé, dans le cours de son ouvrage, l'appréciation du rôle réservé à la femme dans la société et dans la famille, rôle qui est en harmonie avec son organisation, et qui lui assure, à toutes les époques de la vie, une influence indépendante des fonctions conservatrices de l'espèce. L. C.

SYSTÈME

PHYSIQUE ET MORAL

DE LA FEMME

PREMIÈRE PARTIE.

DES DIFFÉRENCES GÉNÉRALES QUI DISTINGUENT LES DEUX SEXES.

CHAPITRE PREMIER.

Idée générale de l'Homme et de la Femme.

Parmi les différentes manières dont la nature travaille à la reproduction des espèces, elle a voulu que l'espèce humaine dût la sienne au concours de deux individus semblables par les traits les plus généraux de leur organisation, mais destinés à y coopérer par des moyens particuliers et propres à chacun. La différence de moyens constitue le sexe, dont l'essence ne se borne point à un seul organe, mais s'étend, par des nuances plus ou moins sensibles, à toutes les parties; de sorte que la femme n'est pas femme seulement par un endroit, mais encore par toutes les faces par lesquelles elle peut être envisagée.

Il est cependant un temps où ces nuances sont nulles ou imperceptibles. L'homme et la femme, dans les premières années de la vie, ne paraissent point, au premier aspect, différer l'un de l'autre : ils ont à peu près le même air, la même délicatesse d'organes, la même allure, le même son de voix. Assujettis aux mêmes fonctions et aux mêmes besoins, souvent confondus dans les mêmes jeux dont on amuse leur enfance, ils n'excitent dans l'âme du spectateur, qui les contemple avec plaisir, aucun sentiment particulier qui les distingue; ils ne lui paraissent tous les deux recommandables que par cette tendre émotion qu'excite toujours en nous la vue de l'innocence jointe à la faiblesse. Indifférent et isolé, chacun d'eux ne vit encore que pour lui-même; leur existence, purement individuelle et absolue, ne laisse encore apercevoir aucun des rapports qui doivent dans la suite établir entre eux une dépendance mutuelle.

Cet état équivoque ne subsiste pas longtemps; l'homme prend bientôt des traits et un caractère qui annoncent sa destination; ses membres perdent cette mollesse et ces formes douces qui lui étaient communes avec ceux de la femme; les muscles, qui sont les principaux instruments de la force animale, font disparaître ou rendent plus dense, par leurs contractions réitérées, le tissu muqueux qui remplissait leurs interstices, et les énervait [1]; ils ac-

___
[1] Le tissu muqueux ou cellulaire, qu'on n'a jamais aussi bien connu que dans ce siècle, et surtout que depuis la publica-

quièrent par là plus de saillie, et tendent à donner à chaque organe une forme plus décidée. Ce n'est plus bientôt le même individu ; la teinte rembrunie de son visage, et sa voix devenue plus grave et plus forte, annoncent en lui un surcroît de vigueur nécessaire au rôle qu'il va jouer ; la timidité de l'enfance a fait place à un instinct qui le porte à braver les périls ; il ne craint rien, parce qu'un sang bouillant qui s'agite dans ses vaisseaux, et qui cherche à franchir [1] les digues qui le retiennent, lui fait croire qu'il peut beaucoup. Sa taille haute, sa démarche fière, ses mouvements souples et assurés, ses nouveaux goûts, ses nouvelles idées, enfin tout retrace en lui l'image de la force, et porte l'empreinte du sexe qui doit asservir et protéger l'autre.

La femme, en avançant vers la puberté, semble

tion de l'ouvrage de M. de Bordeu sur cette matière, est une espèce de toile qui enveloppe tous les organes, qui forme une partie de leur substance, qui leur sert de lien et de moyen de communication ; de sorte qu'il est lui-même une espèce d'organe universel. Ce tissu ou cette matière cellulaire, ainsi appelée parce qu'elle est composée d'une infinité de cellules qui communiquent entre elles, se trouve en plus ou moins grande quantité, plus ou moins développé dans chaque sujet ; et cette différence en met non-seulement beaucoup dans la forme et l'habitude extérieure des personnes du même sexe, mais elle forme encore un des caractères essentiels et généraux qui distinguent les deux sexes. Ce tissu, qui quelquefois n'a pas plus de consistance que de la gelée, et ressemble à une matière muqueuse, est, comme toutes les autres parties, animé par la sensibilité, ou par ce qu'on appelle le mouvement tonique qui lui donne le ressort et l'action.

[1] Les jeunes gens, surtout les jeunes garçons, sont sujets à des hémorrhagies excessives du nez et de la poitrine. STAHL, *Dissert. de Morbis œtatum.*

s'éloigner moins que l'homme de sa constitution primitive. Délicate et tendre, elle conserve toujours quelque chose du tempérament propre aux enfants. La texture de ses organes ne perd pas toute sa mollesse originelle. Le développement que l'âge produit dans toutes les parties de son corps ne leur donne point le même degré de consistance qu'elles acquièrent dans l'homme. Cependant, à mesure que les traits de la femme se fixent, on aperçoit dans sa forme, dans sa taille et dans ses proportions, des différences dont les unes n'existaient point, et les autres n'étaient point sensibles. Quoiqu'elle parte du même point que l'homme, elle se développe néanmoins d'une manière qui lui est propre ; de sorte que, parvenue à un certain âge, elle se trouve peut-être avec étonnement pourvue de nouveaux attributs, et sujette à un ordre de fonctions étranger à l'homme et jusqu'alors inconnu à elle-même ; enfin il se découvre en elle une nouvelle chaîne de rapports physiques et moraux, qui devient pour l'homme le principe d'un nouvel intérêt propre à l'attirer vers elle, et pour elle une source de nouveaux besoins. Ces rapports, du côté du physique, sont en partie le résultat des modifications du tissu cellulaire, qui acquiert de l'expansion dans les organes destinés à marquer spécialement le sexe, tandis qu'il s'affaisse ou se resserre dans les autres parties ; et un des effets les plus marqués de ce changement, c'est de rendre plus sensibles les proportions naturelles des pièces qui forment la charpente du corps. Nous allons examiner quelles sont les particularités que ces pièces offrent aux yeux des anatomistes, pour jeter ensuite successivement les regards sur les autres parties qui entrent dans la structure de la femme.

CHAPITRE II.

Des parties solides qui servent de base au corps de la Femme.

On convient généralement que les parties qui servent d'appui et de fondement à la machine humaine, c'est-à-dire les os [1], ont moins de volume et de dureté dans la femme que dans l'homme : aussi la taille moyenne de celui-ci est-elle de deux à trois pouces plus haute que celle de l'autre, et on sait que ses membres sont capables de porter de bien plus grands fardeaux que ceux de la femme.

Les différences les plus remarquables, par rapport aux os, dans les deux sexes, ce sont celles que présentent les os qui composent la partie inférieure du

---

[1] On sent qu'une discussion sur l'origine des os serait ici étrangère à notre objet. Nous les considérons tout formés. M. de Bordeu attribue leur formation à un adossement successif de lames du tissu cellullaire, et cette opinion a pour elle toutes les probabilités qui suffisent en médecine pour établir une vérité. Nous en userons de même à l'égard de toutes les autres parties : nous les regarderons comme distinctes du tissu cellulaire, quand même il serait vrai que cette substance en formât la base. Il ne s'agirait alors que de la manière dont elle y est organisée. On ne considère pas non plus ici les os comme sensibles, parce qu'ils ne se montrent tels que dans des circonstances qui les éloignent plus ou moins de leur état naturel.

tronc, et celles qu'offrent les clavicules qui en terminent la partie supérieure. Parmi les premiers, ceux qu'on appelle *innominés*, et qui forment le bassin avec le concours de l'os *sacrum* et du *coccyx*, ont dans la femme plus de convexité en dehors, et contribuent, par une plus grande courbure, à lui donner plus de capacité. Les os du *pubis*, qui en forment la partie antérieure, se touchent par un plus petit nombre de points que dans l'homme, et fuient obliquement en dehors, pour augmenter l'espace qui est entre eux et le *coccyx*, c'est-à-dire l'extrémité inférieure de la partie supérieure du bassin. On avait cru que les os du *pubis* n'étaient unis que par un cartilage souple et mobile, qui leur permettait de s'écarter dans les accouchements laborieux. Cette opinion, établie sur l'idée d'un besoin supposé, a été démentie par un examen plus exact, et il est à présent reconnu que ces os ne sont pas plus mobiles dans la femme que dans l'homme.

La convexité des os *innominés* fait que les *fémurs* ou les os des cuisses, se trouvent plus éloignés l'un de l'autre; car ceux-ci s'articulent, comme on sait, avec les premiers. Cet éloignement des os des cuisses doit augmenter la largeur des hanches. Il s'ensuit aussi que les muscles auxquels ces os servent de point d'appui, se trouvant par là moins comprimés par leur contact réciproque, ont une plus grande liberté de s'étendre; ce qui fait que, toutes choses étant d'ailleurs égales, les cuisses des hommes sont plus grêles que celles des femmes.

Les clavicules, au contraire, sont plus droites et moins courbes dans la femme que dans l'homme;

de sorte que la poitrine et les hanches sont dans une raison inverse dans les deux sexes, et que, si les hanches de la femme sont moins circonscrites que celles de l'homme, celui-ci, à son tour, a la poitrine plus large et plus évasée que la femme. Quoique ces rapports varient dans chaque individu, les sculpteurs et les peintres, en déterminant les belles proportions du modéle idéal et conventionnel qui les guide dans leurs imitations, les ont réduits à des mesures fixes, qu'ils ont moins puisées dans la nature, comme le dit M. de Buffon [1], que dans une observation approfondie des effets de l'art. Nous ne nous arrêterons point sur ces détails, plus importants pour eux que pour les médecins ; nous nous contenterons seulement d'admirer l'attention qu'a la nature de préparer de loin les instruments qui doivent servir à l'exécution de ses desseins, et de marquer, sur les éléments mêmes des êtres qu'elle produit, les usages qu'elle doit en tirer. Cette forme particulière, qu'elle prend soin de donner aux os de la femme, prouve que la différence des sexes ne tient pas seulement à quelques variétés superficielles, mais qu'elle est le résultat peut-être d'autant de différences qu'il y a d'organes dans le corps humain, quoiqu'elles ne soient pas toutes également sensibles. Parmi celles qui sont assez frappantes pour se laisser apercevoir, il y en a dont les usages et la fin ne sont pas bien déterminés. Tiennent-elles essentiellement au sexe, ou sont-elles une suite nécessaire, mais indifférente, de la disposition mécanique des parties principales qui le constituent, comme dans les

---

[1] *Hist. nat.*, t. IV, p. 322., édit. in-12.

bossus la courbure de l'épine du dos entraîne toujours un certain dérangement des autres parties, qui leur donne à tous un air de ressemblance ? Dans le premier cas, l'anatomie, plus perfectionnée qu'elle ne l'est, pourrait peut-être nous apprendre quelles sont, dans la structure du corps, les conditions les plus avantageuses pour remplir de la manière la plus parfaite les fonctions du sexe ; et, par la même raison, elle parviendrait peut-être aussi à connaître quel est l'état des organes le plus favorable aux fonctions de la vie. Car, quoique la vie paraisse s'attacher à toutes les formes, elle se maintient plus dans les unes que dans les autres. Les productions monstrueuses vivent plus ou moins, mais celles qui le sont extrêmement périssent bientôt. Ainsi l'anatomie, aussi éclairée qu'elle peut l'être, serait à même de décider jusqu'à quel point on peut être monstrueux, c'est-à-dire s'écarter de la conformation particulière à son espèce, sans perdre la faculté de se reproduire, et jusqu'à quel point on peut l'être sans perdre celle de se conserver. Dans le second cas, elle viendrait peut-être à bout de connaître si bien les rapports des parties et les différents résultats des changements qu'elles peuvent subir dans leur position respective, qu'en voyant l'état des uns, on pourrait juger de l'état des autres comme en géométrie, lorsqu'on connaît un côté, et deux angles d'un triangle, on connaît nécessairement les deux autres côtés. Mais l'étude de l'anatomie ne paraît pas même encore avoir été dirigée sur ce plan [1].

[1] Depuis le jour où ces lignes ont été écrites, des études ana-

CHAPITRE III.

De la nature des parties solides et sensibles qui composent les organes de la Femme.

Les parties molles qui entrent dans la constitution de la femme, c'est-à-dire les vaisseaux, les nerfs, les fibres charnues, tendineuses, ligamenteuses, et le tissu cellulaire qui leur sert de lien commun, sont aussi marquées par des différences qui laissent entrevoir les fonctions auxquelles la femme est appelée, et l'état passif auquel la nature la destine. Elles sont plus grêles, plus petites [1], plus déliées et

tomiques ont été dirigées d'après ce plan, non-seulement sur l'homme et les espèces animales vivantes, mais même sur les débris d'ossements fossiles, appartenant à des espèces enfouies dans les entrailles de la terre. Et la science en est arrivée à ce point que, la forme d'un fragment osseux étant donnée, le squelette entier, et partant tout le corps de l'animal, peut être reconstitué dans la pensée de l'homme. La loi de l'harmonie universelle devait se vérifier dans l'organisme comme en toutes les choses du monde physique et du monde moral.

L. C.

[1] Ce caractère est assez commun et assez général pour qu'on ait lieu de croire qu'il est l'effet d'une disposition originelle, et que, s'il y a des hommes petits et des femmes grandes, cela dépend moins de la forme constitutive des organes que de la quantité plus ou moins grande des substances muqueuses qui s'y trouvent interposées, ou de la nature des causes extérieures qui empêchent ou favorisent le développement *.

* Cette explication d'un fait réel, mais dont rien ne saurait rendre raison, n'a, comme on peut bien le penser, aucune valeur. L. C.

plus souples que celles dont le corps de l'homme est composé. On aurait beau dire que la délicatesse de ces parties est, dans les femmes, un effet de leur éducation ou de leur manière de vivre ; ces causes peuvent bien y influer, et Hippocrate l'avoue [1] : mais il y a une différence radicale, innée, qui a lieu dans tous les pays et chez tous les peuples. S'il en est où les femmes, soit par la nature de leurs occupations, soit par celle du climat, aient une constitution forte et robuste, celle des hommes, dans ces lieux, l'est encore davantage. Il est donc vraisemblable que la disposition des parties qui composent le corps de la femme est déterminée par la nature même, et qu'elle sert de fondement au caractère physique et moral qui la distingue.

Il est certain que le sexe de la femme l'assujettit à des révolutions qui peut-être bouleverseraient tous ses organes, s'ils offraient une trop forte résistance. Certaines parties de son corps sont exposées à souffrir des distensions, des chocs et des compressions considérables [2]. Si une partie qui est distendue avait trop de ressort et d'elasticité, l'action du corps qui la distend réagirait contre quelque organe essentiel, et y suspendrait l'influence de la vie. Lorsqu'une partie est comprimée, les humeurs, arrêtées dans leur cours, s'altéreraient bientôt, si les parties voisines ne leur présentaient des vaisseaux flexibles, toujours prêts à les recevoir. Il était donc nécessaire

[1] *De Mulier. Morb.*, l. I, p. 218, *édit. Foëssii.*
[2] L'état forcé de certains organes pendant la grossesse, et ses impressions encore subsistantes après l'accouchement, en sont une preuve trop incontestable.

que les organes de la femme fussent d'une structure qui les rendît propres à céder à l'impulsion des causes qui peuvent agir fortement sur eux et à se suppléer réciproquement, lorsque leurs fonctions respectives sont dérangées. La nature, dans l'homme, semble surmonter les obstacles qui la gênent, par la force et par l'activité ; dans la femme, elle semble se soustraire à leur action, en leur cédant. Si la force est essentielle à l'homme, il semble qu'une certaine faiblesse concoure à la perfection de la femme. Cela est encore plus vrai au moral qu'au physique : la résistance irrite le premier ; l'autre, en cédant, ajoute l'apparence d'une vertu à l'ascendant naturel de ses charmes, et fait par là disparaître la supériorité que la force donne à l'homme.

Il est vraisemblable que les éléments des parties qui constituent le corps de la femme ont une organisation particulière, de laquelle dépendent l'élégance des formes [1], la légèreté des mouvements et

[1] Il n'est personne qui ne distingue à l'œil le bras ou la jambe d'une femme d'avec le bras ou la jambe d'un homme. Cette différence s'étend vraisemblablement aussi à toutes les parties qui se dérobent à la vue. Il serait à souhaiter que les anatomistes qui ont agité tant de questions vaines, qui se sont si souvent livrés à des recherches futiles et qui se sont chargés de nous exposer jusqu'au plus petit organe, jusqu'à la plus petite fibre, et quelquefois même d'en imaginer, voulussent aussi nous apprendre les raisons de cette différence. C'est à eux à déterminer si elle est fondée sur la forme primordiale des parties, ou sur la disposition subséquente et accidentelle du tissu cellulaire qui entoure et pénètre leur substance. En attendant leur décision, nous adoptons conjecturalement la première idée : peut-être qu'un jour, en poussant leurs tentatives aussi loin qu'il est possible de les pousser, et en portant leurs

la vivacité des sensations qui caractérisent son sexe. Outre cette organisation particulière des parties constitutives de la femme, il est naturel de penser que le tissu cellulaire qui les embrasse toutes [1], et qui est en plus grande quantité chez elle que dans l'homme, en abreuvant continuellement ces parties de l'humeur qui flotte en tous sens dans ses cellules, doit aussi modifier leur structure et leur sensibilité ; mais c'est lui surtout qui donne aux membres de la femme ces surfaces uniformes et polies, cette rondeur et ces contours gracieux que ceux de l'homme ne peuvent et ne doivent point avoir. Des masses de ce tissu, diversement distribuées, remplissent les cavités et les enfoncements qui choqueraient la vue, ôtent aux articulations ce qu'elles ont de raboteux et d'inégal, adoucissent le passage d'un organe à un autre, et vont former le relief qu'on remarque dans certaines parties, telles, par exemple, que la partie antérieure de la poitrine. On dirait que, dans la femme, la nature a tout fait pour les grâces et pour les agréments, si on ne savait qu'elle a eu un objet

regards attentifs d'une partie à une autre, ils parviendront à découvrir le terme où finit le sexe, et à fixer le point où la femme cesse d'être femme, et celui où elle commence à être homme [*].

[1] M. de Bordeu, *Recherches sur le tissu muqueux.*

[*] Nous ne voyons pas de quelle utilité serait une pareille découverte. Il suffit de savoir que, d'après la loi des harmonies de l'organisation, la différence des sexes ne doit point se borner aux organes où elle est apparente ; elle doit se produire dans tout l'organisme, dans les parties mêmes où les yeux ne l'aperçoivent point. Pour faire disparaître toute différence entre l'homme et la femme, il faut les considérer dans le principe spirituel et immortel qui les anime l'un et l'autre, et qui, comme il est dit des anges, n'a pas de sexe. L. C.

plus essentiel et plus noble, qui est la santé de l'individu et la conservation de l'espèce. C'est ainsi que, dans toutes ses opérations, la beauté naît d'un ordre qui tend au bien, et qu'en ne voulant faire que ce qui est utile, elle fait nécessairement tout ce qui plaît.

CHAPITRE IV.

Des effets immédiats qui paraissent dériver de l'organisation des parties sensibles de la Femme 1.

Sans pouvoir déterminer l'influence précise que l'organisation de ces parties a dans le caractère et dans les fonctions de la femme, où peut néanmoins

1 Un écrivain de ce siècle *, qui regarde l'esprit comme le résultat de la seule éducation, et qui exclut l'organisation du nombre des causes qui peuvent le modifier, nie aussi que la différence organique sur laquelle le sexe est fondé, puisse avoir aucune influence sur la manière de sentir et de penser, parce que quelques femmes se sont élevées au-dessus du commun des hommes, et qu'il a existé des Sapho et des Hipparchie, comme il soutient que le climat n'influe point sur le caractère et la législation des peuples, parce qu'on a vu de bonnes et de mauvaises lois chez des nations qui se trouvent sous la même latitude; que la vigueur du corps n'a rien de commun avec celle de l'esprit, parce que Pascal et Pope étaient d'une constitution faible et maladive ; qu'enfin le génie est exempt des altérations de l'âge, parce que M. de Voltaire avait le privilège singulier de faire de belles tragédies à celui de quatre-vingts

* Helvétius, auteur du livre de l'Esprit. L. C.

assurer que la plupart des attributs physiques et moraux qui lui sont propres, y tiennent plus ou moins, ainsi que la disposition particulière qu'elle semble avoir à certaines maladies; car celles-ci ne dépendent en partie que d'un plus ou moins grand degré d'intensité dans les mouvements essentiels à l'état de santé, et ces mouvements sont toujours relatifs à la nature des organes qui les exécutent.

La mobilité singulière qu'on observe dans les organes de la femme est une suite nécessaire de leur petitesse. Quel que soit le principe qui donne l'impulsion aux corps vivants, ils suivent, dans les mouvements qu'ils en reçoivent, à peu près les mêmes lois que les corps inanimés. Les mouvements vitaux, dans les premiers, paraissent s'exécuter avec une rapidité inverse de la grosseur de l'animal. Les artères du bœuf ne battent que trente-cinq fois, tandis que celles de la brebis battent soixante fois [1] : le pouls des femmes est plus petit et plus rapide que celui des hommes [2]. Pline

ans. Comme nous n'avons à défendre l'honneur d'aucune hypothèse, nous ne saurions avoir égard à ces exemples particuliers : mais nous nous en tiendrons aux probabilités qui résultent des faits généralement et constamment observés. Nous croyons, par conséquent, qu'un Français a plus d'esprit qu'un Samoïède ; que si quelques personnes valétudinaires montrent quelque force de génie, elles en montreraient encore davantage si elles se portaient bien ; qu'à quatre-vingts ans on radote encore plus communément qu'on ne fait de bonnes pièces dramatiques ; et qu'enfin, la différence de sexes peut en mettre dans l'esprit et dans le caractère, parce que des sentiments différents doivent produire des effets différents.

[1] Vitet., *Med. veter.*, t. II, p. 526.
[2] De Bordeu, *Recherches sur le pouls*, p. 6.

dit que la nature a plus d'énergie lorsque la sphère de son activité est plus bornée [1]; et que ce que les animaux d'une grande masse gagnent en force, ils le perdent en agilité et en finesse.

De ce que les femmes ont à mouvoir de moindres masses que les hommes, il s'ensuit qu'elles doivent les diriger mieux [2]; que, leurs mouvements étant plus faciles et plus prompts, elles ont plutôt appris l'usage de leurs facultés. On sait qu'en général elles ont une plus grande facilité de parler que les hommes. Un homme de lettres assez célèbre remarque que, depuis la naissance du théâtre en France, il serait aisé de compter un plus grand nombre d'actrices que d'acteurs d'un mérite supérieur. Il attribue cette différence à l'avantage qu'ont les femmes du côté de la sensibilité. Son opinion peut être vraie à cet égard. Il se peut aussi qu'en elles l'organe de la voix, plus flexible et plus propre à toute sorte de mouvements, se prête aussi avec plus de facilité aux accents des passions et à toutes les inflexions de la modulation théâtrale. Enfin les femmes excellent, en peu de temps, dans tous les arts qui ne demandent que de l'adresse, parce que cette qualité dépend d'une succession rapide d'idées et de mouvements que l'organisation de leur sexe leur rend plus aisée [3].

[1] *Nusquàm magis quàm in minimis tota est natura. Hist. nat.*, l. II, c. II.

[2] Nous sommes étonné que l'auteur, dont l'éloignement pour les explications mécaniques est si souvent exprimé dans ce livre, ait pu se contenter de celle-ci et l'adopter, surtout relativement au moral, comme il le fait dans les lignes suivantes.

[3] L'homme de lettres cité plus haut avait indiqué avec

Une autre qualité physique concourt encore à rendre plus mobiles les parties sensibles de la femme; c'est ce degré de mollesse qui leur est particulier, et qui, depuis Hippocrate [1], a été généralement reconnu par tous les médecins. Quoique l'essence de la sensibilité ne consiste ni dans le chaud, ni dans le froid, ni dans le sec, ni dans l'humidité, il est cependant manifeste, par l'exemple des tempéraments et par celui des climats, qu'elle tient à ces qualités physiques. Dans les uns et dans les autres, la sensibilité varie selon la constitution du corps ou de l'air; et on remarque qu'elle ne jouit jamais mieux de toute la plénitude de ses droits, que lorsqu'une humidité modérée, et telle qu'elle se trouve dans les enfants et dans les femmes, prête à leurs organes, sans trop les énerver, toute la souplesse dont ils sont susceptibles [2].

Une certaine faiblesse doit être l'effet combiné de cette dernière disposition unie à des organes d'une médiocre masse. Plus sensible que robuste, plus mobile que capable de mouvoir, la femme possédera donc toutes les qualités vitales dans le

---

raison la sensibilité de la femme comme la véritable source de toutes ses qualités naturelles. Qu'a de commun la petitesse des organes avec cette sensibilité, et surtout avec la *succession rapide des idées* dont il est ici question ? L. C.

[1] *Mulierem variore et molliore carne esse quàm virum censeo.* Lib. I, *de Mulier. Morbis*.

[2] Ici encore Roussel s'abandonne à des explications mécaniques, confondant la mobilité d'un membre avec la sensibilité générale. Si celle-là est favorisée par l'*humidité* des articulations, il ne s'ensuit point que celle-ci soit favorisée par l'*humidité* des divers organes. L. C.

degré le plus exquis [1], mais avec des forces physiques très-bornées; de manière que son existence consistera plus en sensations, qu'en idées et en mouvements corporels [2].

On pourrait croire qu'une constitution dans laquelle la femme est en butte à toutes les impressions des objets extérieurs, qui donne plus d'aptitude pour sentir que de moyens pour se soustraire à l'action des causes sensibles, doit être peu favorable au bonheur; mais si on considère que les causes physiques de nos maux sont en très-petit nombre, et que leur véritable source est dans les affections de notre âme, qui les perpétue par le souvenir ou les multiplie par la crainte, on verra que la femme, en qui la variété même des sensations s'oppose à leur durée, et qu'elle sauve de cette opiniâtreté de réflexions qui fait le tourment de tant d'êtres pensants, est peut-être moins éloignée que l'homme de la félicité que comporte la nature humaine [3].

C'est à cette disposition qui rend les organes de

[1] Le mot *Ève* en hébreu signifie *vie*. Les Grecs donnent aussi quelquefois aux femmes des noms propres à désigner en elles un degré éminent de sensibilité, ou du moins une grande facilité à émouvoir celle des hommes. *Psyché* en grec veut dire *âme*.

[2] Voilà que notre auteur oublie déjà cette *succession rapide d'idées et de mouvements* qu'il faisait dépendre, quelques lignes plus haut, des conditions physiques de l'organisme de la femme.   L. C.

[3] L'auteur semble assigner à l'excessive sensibilité de la femme toutes les prérogatives de l'inconstance et de la légèreté; il pouvait également y rattacher toutes les déceptions, tous les tourments qui sont inséparables d'une si grande aptitude à s'émouvoir. Il y a compensation.   L. C.

la femme plus actifs que forts, et qui leur donne plus de sensibilité que de consistance, qu'elle doit cette finesse de tact et cette pénétration qui consiste à saisir, dans les objets qui la frappent rapidement, une infinité de nuances, de choses de détail, et de rapports déliés qui échappent à l'homme le plus éclairé. On prétend, il est vrai, que cette même sensibilité qui lui fait apercevoir un grand nombre d'objets, est ce qui l'empêche de les bien voir, et de fixer assez longtemps son esprit sur une idée pour pouvoir connaître toutes les autres idées qui viennent s'y réunir; que la difficulté de se dérober à la tyrannie des sensations, l'attachant continuellement aux causes immédiates qui les produisent, ne lui permet point de s'élever à la hauteur convenable pour les embrasser toutes d'une seule vue; que par cette précipitation qui s'élance au delà de la vérité, ou par cette inconstance qui se lasse bientôt de la poursuivre, deux défauts inséparablement attachés à la complexion de la femme, elle est moins susceptible que l'homme de ces hautes conceptions d'un esprit qui sait atteindre au niveau de la nature et remonter à la source des êtres. On dit aussi que son imagination, plus vive que soutenue, se prête peu à ces expressions vraies et pittoresques qui sont le sublime des arts d'imitation, et que, plus capable de sentir que de créer, elle reçoit plus facilement dans son âme les images des objets, qu'elle ne peut les reproduire; qu'enfin cette tournure d'esprit, qui fait qu'elle se conduit presque toujours par des idées particulières, s'oppose en elle aux vues plus vastes de la politique, et à ces grands principes de morale qui s'étendent à tous les hommes [1].

Il n'est pas douteux que cette faiblesse, que nous avons dit caractériser les organes de la femme, ne lui interdise les efforts de cette contention d'esprit qui est nécessaire à l'étude des sciences abstraites, même pour s'y égarer; et que son imagination, trop mobile et peu capable de garder une assiette permanente, ne la rende peu propre aux arts qui dépendent de cette faculté de l'âme; mais aussi c'est de cette faiblesse que naissent ces sentiments doux et affectueux qui constituent le principal caractère de la femme; c'est du sentiment de son impuissance qu'elle tire cette disposition à s'identifier avec les malheureux, cette pitié naturelle qui est la base des vertus sociales. C'est pourquoi les qualités de la femme, sans avoir le même éclat qu'ont les talents supérieurs qu'on admire dans l'homme, et dont l'effet le plus sensible est de nourrir souvent en lui un orgueil sauvage et triste, sont d'un plus grand usage dans la société. Tout le monde convient que les femmes ont une morale plus active, et que celle des hommes est plus en spéculation. Les premières font souvent le bien que les derniers ne font que projeter. Ceux-ci s'occupent des maux possibles, ou qui sont répandus sur la face du globe, tandis que les autres soulagent les malheurs réels qui les environnent. Si les vertus des femmes sont

---

[1] Si on veut voir des idées plus étendues et mieux exprimées, on peut jeter les yeux sur le tableau énergique et élégant que M. Thomas a tracé des mœurs et du caractère des femmes dans les différents siècles.

moins brillantes que celles des hommes, elles sont peut-être d'une utilité plus immédiate et plus continue.

Il en est de même de leurs talents. Ceux de l'homme sont plus propres à lui donner une haute opinion de son espèce ; ceux de la femme contribuent encore plus au bonheur qu'ils ne flattent la vanité. Si on aime quelquefois à errer avec le premier dans les régions désertes et inaccessibles qu'habite le génie, la difficulté de soutenir longtemps un état peu fait pour notre faiblesse nous fait retomber encore avec plus de plaisir dans la sphère ordinaire où la nature nous a placés, et que la femme embellit par des qualités qui sont toujours de mise et qui font toujours le charme de tous les moments.

Les passions, dans tous les êtres animés, répondent aux moyens que la nature leur a donnés pour les satisfaire. Qu'on examine toutes les espèces d'animaux, on verra chez eux le moral se rapporter constamment au physique, la colère et la cruauté marcher toujours avec la force, et la timidité être toujours le partage de la faiblesse. A quoi servirait à la femme une audace que son impuissance démentirait à chaque instant ? La témérité sied mal lorsqu'on a à peine la force nécessaire pour se défendre. Les passions douces sont les plus familières à la femme, parce qu'elles sont les plus analogues à sa constitution physique. L'attendrissement, la compassion, la bienveillance, l'amour, sont les sentiments qu'elle éprouve et qu'elle excite le plus souvent, et chacun sent qu'une bouche faite pour sourire, que des bras plus jolis que redoutables, et un son de voix qui ne porte à l'âme que des impressions touchantes, ne sont pas faits pour s'allier avec les passions haineuses et violentes.

La douceur est si généralement propre aux femmes, que cette disposition morale se trouve aussi dans les personnes d'un autre sexe dont les traits et la conformation extérieure ont quelques rapports avec ceux de la femme. On remarque que les hommes d'une constitution délicate et molle tiennent beaucoup des goûts et du caractère des femmes. Cela n'est pas surprenant : les animaux qui ont quelque conformité de structure avec l'homme semblent se rapprocher un peu de lui par leurs mœurs et par leurs inclinations ; et ceux qui ont entre eux des ressemblances corporelles se ressemblent aussi plus ou moins par leur instinct [1]. Ainsi, soit que les attributs extérieurs et matériels qui distinguent les animaux soient l'ouvrage ou l'empreinte des mouvements intérieurs du principe qui les anime ; soit que ce principe soit forcé de régler ses mouvements et ses actions sur la nature et la conformation de leurs organes, il est certain qu'il y a un rapport constant entre le caractère moral de chaque être sensible, et la constitution physique, l'air et l'habitude extérieure de son corps.

Dans ce que nous disons ici des qualités morales

---

[1] Voyez *les Caractères des Passions*, par M. de la Chambre, médecin ordinaire de Louis XIII, ouvrage qui contient beaucoup de choses intéressantes sur cette matière, et dont un auteur célèbre de ce siècle a emprunté beaucoup d'idées sans le citer.

de la femme, nous n'avons égard qu'à ce qui paraît dériver immédiatement de son organisation matérielle ; car on ne doute point que l'éducation, les mœurs sociales, et une infinité de circonstances, ne puissent altérer de mille manières, et même effacer presque le caractère primitif que la nature lui a donné : il n'en est pas moins vrai qu'en général les femmes sont et doivent être naturellement douces et timides.

Cependant ces qualités ne les exemptent pas des atteintes de la colère, qui y est directement opposée ; elle est même quelquefois assez vive chez elles, parce qu'elle tient en même temps à leur sensibilité physique, et à cette fierté que les hommages et les prévenances continuelles des hommes doivent nécessairement entretenir en elles. Mais il est aisé de s'apercevoir, par le contraste frappant que forment les mouvements impétueux de cette passion avec la faiblesse ordinaire de leur sexe, avec combien de désavantage elles sortent de leur état naturel. Leurs traits, plus mobiles que ceux des hommes, se déplacent plus aisément, et l'altération qui en résulte dans leur figure, en les rendant difformes, ne parvient pas même à leur donner un air plus terrible. La même faiblesse qui fait que leur colère est peu redoutable pour les autres, fait aussi qu'elle est moins dangereuse pour elles-mêmes. On a observé qu'elle a des suites plus funestes dans les hommes que dans les femmes. Elle a souvent, dans les premiers, déterminé les paroxysmes des maladies chroniques, produit des ictères, des engorgements des viscères. Quoique les femmes ne soient pas tout à fait exemptes de ces accidents, la flexibilité de leurs organes semble les en mettre plus à l'abri.

Aucun état de l'âme ne cadre mieux avec cette flexibilité d'organes, que le caprice, qui consiste dans le passage brusque d'un sentiment à un autre sentiment tout opposé. La sensibilité, qui est une suite naturelle de cette organisation, en livrant les femmes aux impressions d'un plus grand nombre d'objets, doit produire nécessairement dans leur esprit une foule de déterminations qui sont à chaque instant détruites l'une par l'autre. Quand il ne rebute point par son excès, le caprice ajoute peut-être un certain piquant aux autres qualités qui font le mérite essentiel du sexe. Il produit du moins une certaine variété d'idées qui plaît toujours. La Bruyère dit que *le caprice est, dans les femmes, tout proche de la beauté, pour être son contre-poison.* Il est vrai que le caprice est peut-être en elles une arme qui sert à déconcerter quelquefois les espérances présomptueuses et la contenance trop triomphante de l'homme ; et que dans la loi de l'attaque et de la défense, établie par la nature entre les deux sexes, c'était le plus sûr moyen de faire valoir le plus faible, et d'entretenir dans le plus fort une illusion qu'une volonté trop décidée de la part du premier aurait entièrement détruite. Il fallait réprimer les désirs pour les rendre plus vifs ; ils se seraient éteints si l'on eût opposé une résistance dont il n'eût pas été possible de prévoir la fin. Par le caprice, qui n'est qu'une détermination momentanée, le but n'est reculé que pour être mieux atteint.

En continuant d'analyser ainsi les affections particulières à chaque sexe, on verrait peut-être que celui qui semble fait pour avoir tous les goûts, pour en changer continuellement, a dû se plier, avec moins de facilité que l'autre, à des institutions qui lui montrent un objet exclusif dans lequel il est obligé de concentrer tous ses sentiments, qui tendent à enchaîner une volonté toujours fugitive, et à fixer ce que tant de choses concourent à rendre si mobile. La nature, qui ne devait pas prévoir nos arrangements civils, s'était contentée de faire les femmes aimables et légères, parce que cela suffisait à ses vues [1]. Le même intérêt qui a voulu qu'il y eût une association constante entre les deux sexes, a aussi exigé d'elles des sentiments plus stables que ceux que la nature leur avait donnés. Quoi qu'il en soit, c'est sur cette base chancelante que repose tout l'édifice de la société, et il n'est pas douteux qu'on ne doive leur tenir compte de la vertu et de l'adresse avec lesquelles elles le soutiennent [2].

[1] Il fallait bien que l'amour fût vif chez les femmes, mais il n'était pas nécessaire qu'il fût en elles constant dans son objet. L'homme qui attaque a besoin d'une certaine persévérance, pour ne pas perdre le fruit de sa poursuite en la faisant cesser trop tôt. La femme, toujours maîtresse de se rendre, est sûre de ne pas manquer de vainqueur, au lieu que l'homme, incertain de vaincre, ou courant d'un objet à un autre, sans se fixer, courrait risque de se trouver sans conquête.

[2] Le mot est charmant ; mais nous ne nous y arrêterons pas. Qu'il nous suffise de faire ici une réflexion générale relative à cet *état de nature* qui fut le rêve d'une école philosophique du siècle dernier, et à laquelle semble appartenir notre auteur, ainsi qu'on le verra dans la suite de l'ouvrage. En supposant que l'état de société ne fût pas le seul état naturel à l'homme,

Cette disposition d'esprit, qui fait qu'un homme est toujours lui-même, et que ce qu'il a voulu une fois il le veut toujours, est donc moins dans les femmes un effet immédiat de leur constitution physique, que le fruit d'une raison exercée. Un des effets les plus nuisibles de la lecture des romans, c'est de nous faire perdre de vue la véritable mesure avec laquelle nous devons les juger. En ne nous offrant que des modèles de constance et de fermeté, cette sorte de livres nous familiarise trop avec les idées d'une perfection peu compatible avec la faiblesse humaine; de sorte que chacun, s'attendant à voir cette idée se réaliser en sa faveur, se regarde comme l'objet d'un malheur particulier, lorsqu'il vient à être détrompé. Si on jugeait mieux de l'état naturel des choses, une sage indifférence prendrait peut-être la place du dépit et de la fureur, parce qu'on s'indigne rarement contre un mal commun et nécessaire. D'ailleurs, les femmes n'ont pas besoin de toutes ces qualités imaginaires dont les auteurs prennent soin de les parer : elles seront toujours

quel serait le sort de la femme? où serait son abri dans sa faiblesse? En réglant les conditions de dépendance réciproque, les droits et les devoirs d'époux, l'institution du mariage est éminemment protectrice de celle-là même qui, dans l'état dit de nature, vieillirait abandonnée. La mobilité, regardée par Roussel comme le caractère dominant de la femme, serait surtout à craindre chez l'homme, qui, dégagé de toute obligation envers celle qu'il aurait un moment honorée de son choix, ne suivrait d'autre loi que celle de ses passions brutales. C'est en vain que *la vertu* et *l'adresse* de la femme se coaliseraient contre un tel état de choses. Il faudrait bien le subir. Heureusement ce rêve des philosophes ne s'est réalisé nulle part. L. C.

assez dangereuses, même avec ce que notre orgueil nous fait appeler en elles *des défauts* [1].

On a fait sentir que la raison n'est point étrangère aux femmes; nous devons ajouter que leurs affections primitives semblent même concourir à leur faciliter l'exercice des devoirs qu'elle prescrit; car si, d'un côté, le caractère sensible dont la nature les a douées les porte au bien sans effort, d'un autre, il semble que la contrainte et la réserve auxquelles elle les condamne doivent les disposer aux combats pénibles de la vertu. Mille faits attestent qu'elles ne sont point incapables des actions qui demandent une grande force d'âme. L'enthousiasme de l'honneur leur a quelquefois fait faire ce qui n'est bien souvent, dans les hommes, que l'effet d'une impulsion matérielle. Ce sentiment, qui est si propre à élever l'âme et à lui donner un ressort indépendant de la vigueur du corps, s'accorde très-bien avec leur imagination vive et avec leur extrême sensibilité. Personne n'ignore qu'il a été des peuples chez lesquels les femmes étaient comme les juges naturels de tout ce qui avait du rapport à l'honneur, et chez lesquels la crainte imposante de leur mépris était le plus redoutable de tous les censeurs.

La plupart des nations anciennes croyaient que les femmes avaient une relation plus intime avec la Divinité que les hommes; c'étaient elles qui

---

[1] La lecture des romans est encore plus dangereuse pour les femmes, parce qu'en leur présentant l'homme sous une forme et des traits exagérés, elle les prépare à des dégoûts inévitables, et à un vide qu'elles ne doivent pas raisonnablement espérer de remplir.

étaient le plus souvent les interprètes de ces décrets. Il faut avouer cependant que l'opinion qui avait introduit l'usage de faire rendre les oracles par les femmes, comme chez les Grecs, les Juifs, les Germains et autres peuples, pouvait bien venir moins d'un certain respect pour ce sexe, que des fausses conjectures de l'ignorance; car le caractère de l'homme est toujours de substituer des erreurs aux vérités qu'il ignore. Chez les peuples qui croyaient que la Divinité daigne quelquefois se communiquer aux hommes, il était naturel d'attacher certains signes sensibles à la présence du dieu qui devait parler, et ces signes durent se tirer de l'état de la personne qui en était inspirée. On dut croire que la Divinité, renfermée dans le corps d'un homme ou d'une femme, ne pouvait qu'y produire des mouvements extraordinaires, et lui faire une espèce de violence. Aussitôt donc que le prêtre ou la prêtresse qui devait lui servir d'organe ressentait ses premières impressions, l'agitation et le désordre s'emparaient de ses sens subjugués par une puissance irrésistible; des mouvements convulsifs, un regard effaré, et des mots échappés par élans, annonçaient que la Divinité allait s'expliquer par la bouche d'un mortel [1].

---

[1] La poésie, qui passait pour être le fruit d'un pareil enthousiasme, était une espèce de divination, et le mot latin *vates*, poëte, signifie *devin*. C'est ainsi que sont qualifiés ceux qui ont le mieux mérité ce titre.

> Mais quel souffle divin m'enflamme?
> D'où naît cette soudaine horreur?
> Un dieu vient échauffer mon âme
> D'une prophétique fureur.
> ROUSSEAU, *Ode* 1, liv. II.

On a dû être frappé de la conformité de ces traits avec les symptômes qui caractérisent les maladies convulsives. Le peuple, qui en ignorait la cause et la nature, ne manqua pas d'y supposer quelque chose de surnaturel. Il donna le nom de *maladie sacrée* à l'épilepsie, qui a éminemment le caractère convulsif[1]. Hippocrate, philosophe fait pour apprécier les opinions vulgaires, en se servant cependant de la dénomination commune, dit [2] que cette maladie n'a rien de plus sacré que les autres. Il ajoute, dans le même endroit, qu'elle est plus particulière aux personnes d'une constitution pituiteuse. Un des points de sa doctrine sur celle des femmes est, comme nous l'avons déjà dit, que l'humide y domine; et comme un des effets de cette disposition est une certaine tendance aux affections spasmodiques, les femmes ont dû souvent retracer l'image des personnes agitées par le souffle divin, et par là paraître plus propres que les hommes à jouer le rôle de sibylles ou de devineresses. La plupart des panégyristes des femmes ont abusé de ce fait historique, qu'avec un peu plus de lumières ou d'impartialité ils eussent au moins regardé comme indifférent à à leur objet.

La faiblesse et la sensibilité qui en est la suite

[1] Le nom de *maladie sacrée* a probablement été donné à l'épilepsie, parce que les malheureux qui en sont atteints tombent comme s'ils étaient frappés de la foudre. Il n'y a rien dans cette affection soporeuse qui ressemble à l'agitation délirante d'une sibylle. L. C.

[2] *Morbus hic nihil habet aliis morbis divinius aut sacratius, sed eamdem ex quâ reliqui morbi oriuntur naturam sortitus est.* De Morbo sacro.

sont donc les qualités dominantes et distinctives des femmes : elles se retrouvent partout chez elles; elles sont non-seulement la source de certaines affections morbifiques qui leur sont plus particulières qu'aux hommes, mais elles donnent à celles qui leur sont communes avec eux un certain aspect qui les différencie. Quant au moral, tout en elles prend la force du sentiment : c'est par cette règle qu'elles jugent toujours les choses et les personnes. Leurs opinions tiennent peut-être moins aux opérations de l'esprit qu'à l'impression qu'ont faite sur elles ceux qui les leur ont suggérées; et quand elles cèdent, c'est moins aux traits victorieux du raisonnement qu'à une nouvelle impression qui vient détruire la première [1]. Cette organisation était sans doute nécessaire dans le sexe à qui la nature devait confier le dépôt de l'espèce humaine encore faible et impuissante. Celle-ci eût mille fois péri, si elle eût été réduite aux secours tardifs et incertains de la froide raison. Mais le sentiment, plus prompt que l'éclair, aussi vif et aussi pur que le feu dont il émane, pousse une femme à travers les flammes, fait qu'elle s'élance au milieu des flots pour sauver son enfant; il fait plus, il la porte à remplir, avec une patience qu'on n'admire pas assez, et même

[1] Cette manière d'être est sans doute pleine d'inconvénients; mais tenons compte plutôt des avantages qu'elle emporte. Il y a dans le sentiment une force qui supplée à tout, qui surpasse tout. Par lui on a plus que l'intelligence, plus que le savoir, plus que la raison ; on a souvent la divination. Les grandes idées, a-t-on dit, viennent du cœur. Rien de noble, de grand, d'élevé n'est inaccessible à un esprit même médiocre, lorsque le sentiment est là pour le recevoir. L. C.

avec une sorte de satisfaction, les fonctions les plus dégoûtantes et les plus pénibles. Serait-il vrai, comme on l'a dit, que cet instinct précieux, par lequel la nature a pris soin de lier les hommes s'altère et s'affaiblit à mesure que la raison se perfectionne? Enfin tel est le pouvoir du sentiment, si énergique dans les femmes, que, tout faible qu'il est dans les hommes, il est encore le plus ferme fondement de la société; car les lois ne furent jamais qu'un lien précaire que les sophismes ou les artifices de l'intérêt particulier éludent presque toujours. Cela supposé, la faiblesse et la sensibilité peuvent servir de données pour évaluer tout ce qui a quelque rapport à ce sexe, et résoudre les problèmes, soit physiques, soit moraux, que sa constitution peut présenter.

CHAPITRE V.

Des rapports naturels qui sont entre les parties solides et les parties fluides du corps de la Femme, et du tempérament propre au sexe.

Après avoir exposé la nature et les effets des parties solides qui composent le corps de la femme, et fait pressentir les inductions qu'on en peut tirer pour parvenir à la connaissance des véritables affections de ce sexe, soit dans l'état de santé, soit dans l'état de maladie, il est nécessaire de parler du rapport des parties solides et sensibles avec les fluides qu'elles font mouvoir.

Nous sommes, sur la foi de nos sens, naturellement portés à croire que le principe d'activité qui donne le mouvement aux corps organisés réside dans les seules parties solides, et que les parties fluides ont besoin de l'impulsion des autres pour changer de place. C'est aussi des parties solides qu'on juge que l'être sensitif tire son caractère, regardant les humeurs comme absolument passives et mortes. Il est vrai qu'on conçoit bien qu'un fluide animal peut avoir un mouvement intestin qui change la disposition relative de ses parties constitutives, ou par lequel certaines particules actives, telles que celles qu'on aperçoit dans plusieurs liqueurs animales et végétales, se portent d'un endroit d'un fluide en un autre ; mais on ne saurait attribuer à la totalité de ce fluide un mouvement progressif spontané. Ce dernier mouvement ne peut avoir lieu qu'à l'aide de certains points d'appui alternatifs, et l'usage de ces points d'appui suppose, dans les parties du corps qui se meuvent, une continuité que les parties des fluides n'ont point ; car si elles l'avaient, elles ne seraient plus fluides. Elles perdent leur nature spécifique, lorsque quelque cause accidentelle les rapproche et établit entre elles quelque adhérence, analogue à celle que le froid produit entre les parties de l'eau, ou à celle que le simple contact de l'air opère entre les parties du sang extravasé.

Ainsi les fluides, pour parcourir les différentes parties du corps, ont besoin des secousses successives des parties solides. Mais serait-ce une raison concluante pour refuser aux humeurs toute influence sur la sensibilité ? Elles doivent devenir solides en s'assimilant aux différents organes. On peut concevoir, par conséquent, qu'elles n'ont pas toujours une égale disposition à s'animaliser; qu'il est des temps où les humeurs sont plus vitales et plus organiques que dans d'autres; que celles des vieillards ne doivent pas l'être au même degré que celles de l'adulte et de l'enfant; que le sexe peut y apporter quelque différence [1], et que, du sentiment intime que la nature a sans doute de ces différents états des humeurs, il doit résulter diverses modifications dans la manière d'être générale de chaque individu. Cependant il faut avouer que nous n'avons aucun moyen sûr d'évaluer la disposition des humeurs considérées sous ce point de métaphysique.

Une manière de les envisager qui n'est pas moins indéterminée, c'est celle où l'on n'a égard qu'aux principes chimiques dont elles sont composées, ou aux quatre qualités des anciens. Ceux-ci, comme on sait, faisaient dépendre le tempérament de la proportion dans laquelle le chaud, le froid, le sec et l'humide se trouvent mêlés dans le corps; et la disposition la plus favorable, selon eux, est que ces qualités se balancent tellement entre elles, et que l'action de l'une modère tellement l'action de l'autre, qu'aucune ne puisse prévaloir. Tous les raisonnements des physiologistes sur ces principes se bornent à une connaissance abstraite qui serait inutile

---

[1] Notre idée se trouve assez conforme avec celle d'Hippocrate. On verra dans le chapitre qui traite de la génération que ce médecin croyait que la semence du mâle et celle de la femelle n'ont pas toujours la même énergie.

à la pratique médicale, quand même elle aurait un fondement réel.

Stahl [1] a établi sa théorie des tempéraments sur des rapports physiques plus faciles à saisir; il les fait dépendre de la diverse texture des solides et des différents degrés de consistance des humeurs, ou plutôt d'une certaine proportion entre les fluides et le calibre des vaisseaux dans lesquels ils doivent circuler [2]. Il dit que le tempérament sanguin exige des solides d'une texture spongieuse, et un sang riche et délié qui puisse y couler librement. Ce tempérament se fait reconnaître par une figure pleine, des membres charnus et un teint fleuri. Si, avec la même constitution des solides, le sang, au lieu de molécules actives et rouges, contient une trop grande quantité relative de molécules aqueuses et froides, il en résulte un tempérament flegmatique, qu'un ton de chair lâche et une couleur pâle rendent toujours sensible. Selon le même auteur, le caractère moral affecté à chaque tempérament se tire de la facilité plus ou moins grande avec laquelle

---

[1] *Theoria medica vera.*

[2] La doctrine de Stahl n'est pas plus exacte que celle des anciens. Les explications sont également hypothétiques de part et d'autre. Avant de donner ces explications, il faudrait peut-être résoudre ces deux questions : Existe-t-il des tempéraments distincts et déterminés ? Les caractères qui servent à les différencier sont-ils exacts ? Quant aux explications, il est bon de dire que l'état actuel de la science n'en comporte point. Voyez à ce sujet le mémoire de M. le Dr Royer-Collard, inséré dans le dixième volume des *Mémoires de l'Académie royale de médecine*. En attendant, nous engageons nos lecteurs à ne pas prendre ce qui suit au pied de la lettre. L. C.

les humeurs circulent dans leurs vaisseaux, et, par conséquent, de la régularité plus ou moins grande avec laquelle les fonctions vitales s'exécutent. Si elles se font avec aisance, l'âme en conçoit un sentiment de sécurité qui se fait apercevoir dans toutes les actions morales de l'individu. Aussi voit-on que ceux qui possèdent un tempérament sanguin, qui est celui où les fonctions s'exécutent avec le plus de facilité, sont en général fort gais, décidés et francs.

Au contraire, l'exercice pénible et difficile de ces fonctions, comme dans le tempérament flegmatique, réduit à un état d'indolence et de timidité qu'on porte dans la conduite ordinaire de la vie. Un homme flegmatique est presque indifférent pour tout, parce qu'il sent qu'avec des organes sans consistance, il ne peut presque rien; car les parties aqueuses, qui les humectent continuellement, leur ôtent le ressort et la force nécessaires aux grands mouvements.

La méfiance et la timidité caractérisent le tempérament mélancolique, parce que, quoique les vaisseaux qui forment le tissu des solides dans ce tempérament soient fort amples et d'un calibre assez spacieux, la nature craint que les humeurs, qui y sont excessivement épaisses et lentes, ne perdent leur aptitude à circuler, et ne subissent tôt ou tard un arrêt funeste, ce qui demande de sa part une sollicitude continuelle qui déborde sur les actes extérieurs de l'individu. On reconnaît ce tempérament à une teinte rembrunie et à une certaine maigreur occasionnée par le resserrement des solides, et surtout par l'anéantissement ou le rapprochement excessif des lames du tissu cellulaire.

La texture des solides propre au tempérament bilieux est compacte et serrée comme dans le tempérament mélancolique, et le calibre des vaisseaux y est moins grand; mais le sang y étant très-fluide et très-mobile, par la grande quantité de parties sulfureuses qu'il contient, y circule avec rapidité, et toutes les autres fonctions s'y exécutent avec une promptitude que les personnes qui ont ce tempérament mettent dans toutes leurs actions. L'audace est la qualité distinctive de ce tempérament; et quoique ceux qui l'ont soient maigres, la couleur de leur visage est cependant vermeille et vive.

Cette hypothèse est très-ingénieuse, et je lui donnerais volontiers la préférence, parce qu'elle a l'avantage d'être fondée sur des rapports sensibles, et sur cette observation aussi commune que vraie, que nos goûts et nos humeurs sont, jusqu'à un certain point, subordonnés à la disposition physique de nos organes. Quel est, en effet, le mortel assez heureux pour n'avoir jamais senti son esprit passer par les différentes nuances et les divers degrés de sérénité qu'une atmosphère variable est susceptible d'éprouver, pour n'avoir jamais aperçu l'influence qu'une digestion facile ou laborieuse a quelquefois sur la partie morale de notre être; pour pouvoir enfin se détacher, pour ainsi dire, du monde sensible, et se soustraire aux orages qui agitent sa frêle machine?

Le système des climats, que les médecins peuvent

revendiquer avec tant de justice, puisque Aristote n'en a parlé qu'après Hippocrate [1], qui se trouve assez développé dans Galien [2], et encore plus dans un médecin moderne [3], dépend de ce principe in-

---

[1] On a reproché à Montesquieu de n'avoir pas cité Charron qui, dans son livre *de la Sagesse*, parle de l'influence des climats d'une manière assez détaillée [*]. Ce reproche est d'autant moins fondé, que cette idée n'appartient point à ce dernier, et que lui-même n'a pas nommé les auteurs de qui il l'a empruntée. C'est à Hippocrate qu'elle est due; et la manière dont il l'a exposée n'est point un de ces textes vagues qui se prêtent à toutes les interprétations, et dans lesquels chacun peut trouver le sens qu'il cherche. Voici un passage de son livre *de Aere, Aquis et Locis*... *Regioque ipsa (Asia) hâc nostrâ (Europâ) mitior, et hominum mores humaniores et benigniores. Quoad autem animi ignaviam et mollitiem, cur Asiatici Europæis minùs bellicosi existant, et moribus sint lenioribus; anni tempestates in causâ sunt... Quam ob causam mihi Asiaticorum genus ope destitutum videtur, quibus præterea eorum instituta accedere debent. Multò enim maxima Asiæ pars regum imperio regitur. Qui verò sui potestatem non habent, neque sui juris sunt, sed dominis subditi, ii rerum bellicarum nullam curam habent, sed ut ne bellicosi videantur.* A la mollesse des Asiatiques, que la chaleur du climat rend peu propres à la guerre et retient dans les chaînes du despotisme, il oppose les Sarmates, peuple d'Europe qui habitait une région plus froide. « Les femmes, dit-il, chez ce peuple, vont à la guerre, montent « à cheval et tirent de l'arc; elles n'ont le droit de se marier « qu'après avoir terrassé trois ennemis. » C'est ainsi que, chez les habitants des îles Baléares, les enfants n'obtenaient leur déjeuner qu'après l'avoir fait tomber, d'un lieu élevé, à coups de fronde.

[2] *Quod animi mores sequantur corporis temperamentum.*

[3] Huarte, *Examen des Esprits*. Selon cet auteur et l'opinion

[*] C'est Bodin que Montesquieu aurait surtout dû citer. Ce publiciste du XVIe siècle avait, dans son traité *de Republicâ*, liv. V, ch. IV, apprécié l'influence des climats à peu près dans les termes qu'on retrouve dans *l'Esprit des lois*, liv. XIV. L. C.

contestable. Il est évident qu'il y a des peuples qui, par la nature du climat qu'ils habitent, ou par celle des aliments dont ils se nourrissent, doivent plus pencher vers tel tempérament que vers tel autre ; être, par conséquent, plus ou moins courageux, plus ou moins actifs, avoir des besoins que d'autres n'ont pas ; et comme ce sont ces passions et ces besoins qui nécessitent les lois, avoir une législation relative aux circonstances physiques dont ils dépendent [1].

La différence des tempéraments n'est pas aussi marquée dans les femmes que dans les hommes, ce qui provient sans doute en elles de l'uniformité de

commune, les peuples du Nord ne brillent point par l'éclat d'une imagination vive et féconde. L'un et l'autre sont contredits par l'écrivain dont nous avons déjà parlé, et dont le principal défaut est d'ériger toujours en principes des faits particuliers. Parce que le Nord aura produit un homme d'une grande imagination, il ne s'ensuit pas qu'il soit naturellement aussi fertile en pareils hommes que les pays du Midi. Qui oserait avancer que le sol de la Provence n'a pas des qualités plus productives que la Laponie, parce qu'on aurait dans celle-ci fait venir des melons par des moyens artificiels ? Peut-être que les fruits du génie, comme les oranges, y ont aussi besoin de fourneaux et de serres, c'est-à-dire d'efforts qui sont moins nécessaires dans les climats plus heureux.

[1] Le climat a sans doute une grande influence sur les conditions morales et physiques des peuples ; mais, comme l'ont dit Hippocrate, Bodin et Montesquieu lui-même, ces conditions subissent par-dessus tout l'empire des institutions sociales ; lorsque celles-ci viennent à changer, les mœurs et le tempérament ne tardent pas à changer aussi, le climat et la race restant les mêmes. Pourquoi les Romains de l'empire n'avaient-ils plus les mêmes mœurs ni la même énergie que les Romains de la république ? L. C.

leurs occupations, ou, comme nous le dirons bientôt, de ce que le même tempérament est presque commun à toutes. Si on examine le tissu des solides qui forment le corps de la femme, on le trouvera spongieux et mou ; on verra que la substance cellulaire qui en lie les parties y est en plus grande quantité[1] que dans ceux des hommes, et qu'en même temps qu'elle contribue en elles à l'élégance et à l'éclat des membres, elle donne à leurs vaisseaux la liberté de s'y diviser en une infinité de petites ramifications dont la souplesse obéit à la moindre impulsion.

Un pareil état des solides ne peut admettre que des humeurs très-fluides : des humeurs épaisses exigeraient des forces mouvantes plus considérables que celles que peuvent fournir des vaisseaux extrêmement déliés et flexibles. C'est une opinion assez générale, que les humeurs des femmes ont un plus grand degré de fluidité que celles des hommes. Cette fluidité les rend capables de pénétrer jusqu'aux extrémités des plus petits conduits, au delà desquels les cellules du tissu muqueux leur offrent encore une infinité de routes ouvertes pour se porter de tous côtés. Un sang bien constitué, mis en jeu par les forces multipliées de cette innombrable quantité de petits vaisseaux qui forment la substance solide des tempéraments sanguins, doit naturellement avoir un cours facile et uniforme, se répandre également dans toutes les parties du corps,

---

[1] *Voyez* une thèse soutenue à Montpellier, dans le mois de juillet 1774, intitulée : *De corpore cribroso Hippocratis, seu de textu mucoso Bordevii*, p. 23.

et y former, selon la nature des vaisseaux dont elles sont composées, ces teintes admirables d'albâtre et de rose auxquelles on tente vainement de suppléer par le plus grossier de tous les artifices. Enfin, de ce rapport singulier des solides et des fluides, il doit résulter un caractère de fraîcheur et de vie qui est l'annonce indubitable de la plus parfaite santé.

Il paraît donc que le tempérament qu'on appelle sanguin est en général celui des femmes; elles en ont les attributs : c'est le plus favorable à la beauté, et le plus approprié à la trempe de leur esprit[1]. Des fibres souples et faciles à émouvoir doivent nécessiter un genre de sensibilité vive, mais passagère, et, en rendant aisées les différentes opérations de la nature, accoutumer l'âme à un sentiment de confiance qui produit la gaieté. Les femmes mêlent l'enjouement aux affaires les plus sérieuses. Si les chagrins font sur elles des impressions assez vives, leur constitution n'en comporte pas de durables; la même cause qui fait qu'elles sentent vivement, fait qu'elles ne sentent pas longtemps. Les sentiments les plus disparates se succèdent chez elles avec une rapidité qui étonne, de sorte qu'il n'est pas rare de les voir rire et pleurer plusieurs fois dans la même heure. Cette facilité de pleurer, qui

---

[1] C'est le système nerveux qui domine chez la femme. Il serait donc plus vrai de dire que son tempérament, puisque tempérament il y a, est généralement nerveux-sanguin ou nerveux-lymphatique, selon que l'élément sanguin ou l'élément lymphatique se trouve associé en plus grande quantité à l'élément nerveux. L. C.

leur est commune avec les enfants et avec les hommes en qui des causes accidentelles ont fait dégénérer la sensibilité, et tels que ceux qui sont atteints d'hypocondriacisme, a sa source dans le peu de consistance qu'ont chez elles les organes. Nous avons dit que cette faiblesse dispose aux affections convulsives. Le rire, qui est particulier à l'espèce humaine, est un mouvement convulsif; l'excrétion des larmes est l'effet d'une légère convulsion de l'organe destiné à séparer cette humeur, qui même n'est pas tout à fait exempte de plaisir. Il semble que ce plaisir soit un dédommagement attaché aux peines qui nous affectent superficiellement. Aussi les larmes ne sont-elles point l'expression de ces douleurs vives et profondes qui pénètrent toute la substance de notre âme. Soit qu'alors elle dédaigne ce faible soulagement, soit que l'abattement de la douleur, en suspendant une partie des mouvements vitaux, et en ralentissant l'autre, empêche aussi l'action nécessaire à l'écoulement des larmes, il est certain que cet acte extérieur n'est point celui qui caractérise les peines extrêmes que nous ressentons. Il est à remarquer que celles qui nous sont personnelles sont ordinairement de ce dernier genre, et que nous pleurons rarement pour nos maux, à moins qu'ils ne soient peu considérables. Il semble que ceux d'autrui nous fassent plus aisément répandre des pleurs, parce que nous les sentons moins vivement que les nôtres. On verse des larmes sur les malheurs imaginaires des héros de théâtre, parce qu'ils ne produisent en nous qu'une émotion légère ; on se lamente, on pleure sur la perte d'un ami ou d'un parent, précisément parce qu'on doit bientôt s'en consoler. Nous cherchons à nous exagérer à nous-mêmes notre douleur par les mêmes choses qui devraient nous avertir de son peu de durée et de violence ; mais nous aimons une illusion dans laquelle notre amour-propre aspire à se faire honneur d'un excès de sensibilité que bien souvent nous n'avons pas, et dont les larmes ne furent jamais le véritable signe. Il serait toutefois à désirer que nous pussions toujours la réduire à ce degré de modération qui suffit pour nous acquitter envers l'humanité, qui est autant et peut-être plus expressif que le désespoir, et assez doux pour se mêler même à nos plaisirs. C'est pourquoi, si les femmes et les enfants pleurent à la moindre occasion, c'est parce que tout les affecte, mais ne les affecte que légèrement [1].

Le tempérament sanguin, qui, d'après ce que nous venons de dire, est communément celui des femmes, réunit la santé et la beauté dans le plus haut degré de perfection où la nature humaine puisse atteindre. Une sensibilité toujours active et vigilante fait que toutes les parties du corps y jouissent d'un parfait équilibre, que l'action et la réaction entre les solides et les fluides s'y font avec la plus grande aisance et la plus grande régularité, et que les parties les plus éloignées du centre de la vie y possèdent exactement le degré d'énergie qui con-

[1] Les pleurs nous semblent moins le résultat d'une manière plus légère de sentir que d'une émotion vague, inexprimable et associée à notre insu à la douleur véritable à laquelle nous les attribuons. L. C.

vient à leur destination. Au dedans, aucune irritation locale, aucune constriction spasmodique, en attirant vers un endroit la sensibilité qui doit être répandue sur toutes les autres parties, ne troublent cet accord et ce doux balancement qui maintiennent les organes dans l'état respectif où ils doivent être; au dehors, des mouvements libres et dégagés, une peau souple où brille un air de fraîcheur, une humeur gaie, un esprit facile et agréable, manifestent sensiblement le bien-être général de la machine.

CHAPITRE VI.

Des changements et des altérations nécessaires qu'éprouve le tempérament de la Femme.

Tout se détériore, tout change; l'univers est une scène mouvante qui n'offre qu'un enchaînement continuel de vicissitudes et de déplacements. Éclore, s'élever, décroître et périr, est une marche commune à tous les êtres; et la nature, variée dans tout le reste, est au moins uniforme dans cet ordre.

Mais parmi ces êtres, les uns (et ceux-là sont le plus petit nombre) parviennent à leur fin par une gradation insensible, par une suite de changements successifs et imperceptibles qui nous cachent cette perspective redoutable; les autres y sont précipités par une pente plus ou moins rapide, par des cascades plus ou moins brusques, et les chocs violents qui accompagnent une chute si rude les détruisent quelquefois avant qu'on se soit, pour ainsi dire, aperçu qu'ils existaient [1].

Notre objet n'est pas de considérer ici les altérations de ce dernier genre qui regardent la femme; elles forment la matière d'un traité général des maladies du sexe, que nous réservons pour un autre endroit [2] : notre but est de fixer ici un moment la vue sur les variations qu'éprouve le tempérament des femmes pendant le cours de leur vie, sans que leur santé en soit notablement altérée; et l'on sent que ces variations, imperceptibles dans le détail, doivent, pour être aperçues, être considérées dans des époques où elles deviennent sensibles par leur somme. L'œil ne peut pas suivre toutes les nuances par lesquelles passe un arbre, depuis le moment où la chaleur féconde du printemps vient le ranimer et le rendre à la végétation, jusqu'à celui où les premières rigueurs de l'hiver viennent le dépouiller des bienfaits de la première saison, et le replonger dans l'inertie et l'anéantissement.

Mais il est aisé d'apercevoir les circonstances les plus frappantes de son développement; on saisit avec d'autant plus d'activité l'instant où les bourgeons commencent à entr'ouvrir l'écorce de cet

---

[1] Si on voit que, dans le plus grand nombre des hommes, le cours de la vie est interrompu, agité par des maladies de toute espèce qui sont le fruit de l'intempérance, du dérangement des saisons, des travaux excessifs dans lesquels leurs diverses passions les engagent, etc. ; on en voit aussi quelques-uns parvenir à une extrême vieillesse, sans éprouver d'autres changements que les altérations graduelles qui sont une suite inévitable du progrès de l'âge.

[2] Ce traité n'a pas été publié. L. C.

arbre, et à mêler leur tendre verdure au fond brun ou grisâtre de ces branches, qu'on était las du froid repos où la nature était depuis longtemps ensevelie. Ils donnent le signal de son réveil ; ils annoncent que tout va revivre et prendre une face riante ; et s'ils sont encore peu précieux en eux-mêmes, ils intéressent par les avantages qu'ils promettent. Notre cœur s'émeut en les voyant ; il semble recevoir lui-même un surcroît de vie, et participer à l'impulsion qui les fait naître. Cette impression agréable se prolonge, en détournant notre vue des progrès insensibles qu'ils font tous les jours, jusqu'au moment où les feuilles, confondues avec les fleurs, viennent frapper tous nos sens et livrer notre âme à une douce extase, à l'aspect d'un concours singulier de beautés ravissantes. Cet état se dissipe aussi promptement que les causes qui l'avaient produit ; les feuilles acquièrent bientôt une couleur plus foncée et prennent une teinte moins tendre et moins touchante : les fleurs se ternissent, et font place aux fruits qui doivent leur succéder et nous consoler de leur perte. Cette troisième époque ouvre notre âme à un nouveau genre de sensations : la vivacité des premières s'émousse, mais elle est remplacée par cette satisfaction moins impétueuse et plus permanente qui accompagne une paisible jouissance. On la savoure avec un plaisir plus pur que vif ; elle remplit l'âme sans l'agiter. Enfin les fruits disparaissent à leur tour, et ce vide annonce que cet arbre, qui nous charmait, quelques mois auparavant, par son agrément autant que par sa fécondité, ne sera bientôt qu'un tronc stérile. Cependant on se hâte de jouir de l'ombrage imparfait qu'il fournit encore ; mais on envisage sa décrépitude prochaine avec une amertume qui n'est adoucie que par le souvenir des plaisirs passés que nous lui devons.

Telle est l'image de la femme. Quoiqu'elle change depuis sa naissance jusqu'à son dernier moment, il n'est guère possible de s'arrêter que sur quelques époques principales de sa vie, aussi remarquables par le différent caractère avec lequel elle s'y montre, que par les diverses impressions qu'elle fait sur nous dans ces différents temps.

Le moment où la femme commence à indiquer le rang qu'elle doit tenir n'est pas précisément celui où elle se trouve en état de payer son tribut à l'espèce et de seconder les vues de la nature : on peut aisément la distinguer de l'homme longtemps auparavant. Quoique les marques particulières qui décèlent son sexe ne se montrent point encore, les traits généraux qui le caractérisent se laissent néanmoins apercevoir aux yeux les moins attentifs. Dans les premières années de l'adolescence, qui suivent celles où nous avons dit qu'une identité parfaite de traits, d'allure et de fonctions, faisait confondre l'homme avec la femme, il est impossible de ne pas reconnaître déjà dans celles-ci quelques différences qui mettent une ligne de séparation entre eux. Il faut avouer que ces différences ne sont que de légères modifications plus faciles à sentir qu'à déterminer ; de sorte qu'on pourrait croire que la femme ne nous semble alors avoir les organes délicats et tendres que parce que ceux de l'homme ont déjà acquis un ton plus ferme et plus solide par les exercices auxquels le goût naturel de son sexe le porte. Cependant ces différences ont lieu indépendamment des divers genres de vie auxquels les deux sexes peuvent être assujettis ; et cette dernière cause, qui n'est point générale, ne saurait produire un effet aussi constant que celui dont il s'agit. Quoi qu'il en soit, dans cette première époque, leurs organes semblent ne différer que par le degré de consistance ; car la substance muqueuse, qui doit donner à ceux de la femme les reliefs et l'empreinte caractéristique qui les distinguent, n'est point encore développée. Il serait peut-être plus aisé de distinguer un jeune homme d'une jeune fille, par la nature de leurs penchants et par les premiers rayons qui s'échappent de leur âme. Les observations d'un philosophe moderne sur ce sujet sont très-justes. L'homme, selon lui, cherche à faire usage de sa force et à l'augmenter, tandis qu'un instinct tout différent excite la femme à acquérir des agréments. Une jeune fille attache du prix à la parure, et sait que tel geste et telle attitude ne sont point indifférents pour plaire, longtemps avant de se douter du motif pour lequel on veut plaire. Ce philosophe remarque, avec la même vérité, que l'esprit des jeunes filles a un plus grand degré de finesse que celui des jeunes garçons. Cette différence n'est point l'effet de cette étourderie et de cette dissipation ordinaires aux derniers, ou d'une présomption qui leur fasse dédaigner un avantage propre à servir de ressource et de supplément à la femme ; elle est une suite nécessaire de cette même faiblesse. La finesse est inhérente à la constitution de la femme ; c'est vainement que l'homme voudrait lui disputer cet avantage ; si cette prétention marque peu de connaissance dans celui qui peut l'avoir, la témoigner à celles qui y sont intéressées serait le comble de la sottise.

La femme parvient à peu près dans cet état et sans éprouver d'autre changement sensible qu'une augmentation dans la taille, à cette époque brillante qui est celle de son triomphe : je veux dire la puberté. Cet âge arrive plus tôt pour elle que pour l'homme. Certains auteurs ont tiré la raison de cette différence de la petitesse des organes de la femme ; ils disent qu'elle est plus tôt propre à la génération, parce que ses organes, étant plus petits, sont plus tôt formés, et que les molécules organiques ou nutritives qui servaient à leur formation et à leur développement deviennent un excédant destiné à la reproduction. La circonstance de la petitesse des organes de la femme est, à la vérité, favorable à cette opinion ; et il est assez raisonnable de croire que la nature ne s'occupe de l'espèce qu'après avoir perfectionné l'individu. Mais cela n'est pas constant ; cet ordre est tous les jours interverti. On voit fréquemment des filles nubiles qui n'ont pas tout leur accroissement, et ces exceptions se répètent assez pour infirmer un système qui n'en doit souffrir aucune [1].

---

[1] C'est ce qui a lieu dans plusieurs contrées de l'Orient, chez les Arabes, en Égypte. Les filles y sont nubiles et deviennent mères de neuf à onze ans, avant d'avoir atteint leur entier développement. Souvent elles ressemblent à des enfants et ne diffèrent que par leur précoce puberté des filles de neuf à onze ans nées dans nos climats.   L. C.

Toute hypothèse relative à l'économie animale, qui sera fondée sur une série de mouvements et d'actions mécaniques, dont l'une doit nécessairement amener l'autre, se trouvera toujours défectueuse lorsqu'il s'agira de faire cadrer avec elle tous les faits qui s'y rapportent, parce que, dans ces sortes de systèmes, on oublie toujours la pièce principale qui doit faire la base de l'édifice. Cette pièce, dans les systèmes qui ont les corps organisés pour objet, c'est le moral qu'on ne peut jamais perdre de vue sans s'égarer : tous les pas qu'on fait sans ce guide ne sont que des chutes. Un célèbre naturaliste de ce siècle convient que les raisonnements tirés de la mécanique ordinaire sont insuffisants pour expliquer les faits que présente l'organisation. Il est forcé d'admettre des *forces intérieures* qui y président. Cependant il laisse lui-même presque toujours ces forces dans l'inaction, et semble les oublier dans les cas où il serait le plus nécessaire d'en tirer parti, pour leur substituer des raisonnements physiques. *Ces forces intérieures*, que nous appelons *nature*, sont le vrai principe de toutes les opérations animales : la nature les exécute en général dans des temps marqués ; mais elle peut y être sollicitée ou en être détournée par différentes causes, ce qui avance ou retarde alors l'époque de ces opérations. Cela a lieu par rapport à la puberté : des causes morales surtout peuvent la rendre précoce ou tardive, et c'est à ces causes qu'il faut rapporter la différence qu'on observe à cet égard entre les filles de la campagne et celles des villes. Ainsi ce fait seul prouve que la quantité plus ou moins grande de molécules organiques n'y a qu'une influence très-subordonnée.

Dans cette seconde époque, où la nature travaille à mettre la femme en état de se reproduire, et à donner aux organes qui doivent servir à cette œuvre importante le degré de perfection qu'elle exige, son corps éprouve une secousse générale qui va frapper avec une force particulière ces deux parties opposées par leur siége, et différentes par leurs fonctions, dont l'une est l'instrument immédiat de l'ouvrage de la génération, et l'autre le nourrit, l'augmente et le fortifie : alors toute la masse cellulaire s'ébranle aussi et se modifie ; elle s'arrange autour de ces deux parties comme autour des deux centres d'où elle envoie ses productions aux différents organes qui leur sont soumis. Les productions qui partent du centre supérieur, après avoir arrondi le cou et lié les traits du visage, vont se perdre agréablement vers les épaules, et se prolonger vers les bras pour leur donner ces contours fins, déliés et moelleux, qui se continuent jusqu'aux extrémités des mains. Les productions qui partent de l'autre centre vont modifier, à peu près de la même manière, toutes les parties inférieures. Le principe actif, ou la force intérieure qui opère ce développement, imprime en même temps aux humeurs un mouvement de raréfaction qui donne à toutes les parties de la consistance, de la chaleur et du coloris. Tout s'anime alors dans la femme : ses yeux, auparavant muets, acquièrent de l'éclat et de l'expression ; tout ce que les grâces légères et naïves ont de piquant, tout ce que la jeunesse a de fraîcheur, brille dans sa personne. De ce nouvel état il résulte en elle une abondance de vie qui cherche à se répandre et à se communiquer. Elle est avertie de ce besoin par de tendres inquiétudes, et par des élans qui ne sont que la voix tyrannique et douce de la volupté. Pour intéresser puissamment toute la nature à sa situation, elle semble appeler le plaisir à son secours; alors tout s'empresse, tout vole au-devant de la beauté pour la servir et briguer le bonheur de recevoir ses chaînes.

Lorsque le vœu de la nature est rempli, elle semble négliger les moyens par lesquels elle est parvenue à son but. La femme perd peu à peu de son éclat : cette fleur délicate de tempérament, qui ne marche qu'avec la première jeunesse, disparaît comme la rosée du matin. La force expansive, dont les organes tiraient leur coloris et leur forme séduisante, diminue, se ralentit; et une flaccidité désagréable succéderait à la souplesse et à la fermeté élastique dont ils étaient doués, si cet embonpoint, qu'amène ordinairement l'âge adulte, ne les soutenait et n'en imposait par un certain air de fraîcheur. Si cette nouvelle modification est incompatible avec la légèreté, la finesse des traits et cette taille flexible qui sont le partage de la puberté, elle admet au moins des grâces majestueuses et des agréments qui, sans être aussi piquants, ne laissent pas de servir quelquefois de piège à l'amour. La nature tâche cependant d'en tirer parti, et de les faire servir au profit de l'espèce : elle ranime par intervalles l'éclat de la femme; elle fait de temps en temps naître de nouvelles fleurs sous ses pas pour en tirer de nouveaux fruits. Mais enfin, ne pouvant plus la défendre contre les impressions destructives du temps et la tenant quitte de tout envers l'espèce, elle abandonne à son individu l'usage des derniers moments qui lui restent.

La vieillesse, qui est toujours plus hâtive pour la femme que pour l'homme, ne succède point immédiatement à l'époque où elle cesse d'engendrer. Il est encore un espace de temps, mais trop court sans doute, où elle intéresse par un reste d'attraits qui rappelle le souvenir de ceux qu'elle n'a plus. Elle redouble d'efforts pour conserver ce reste précieux et inutile; elle rassemble autour d'elle toutes ses machines pour arrêter les ravages du temps qui la dépouille tous les jours de quelque chose; mais si elle pousse ses soins plus loin que ne l'exige le désir légitime de faire une retraite honorable, si elle écoute trop cet instinct qui ne lui a jamais fait envisager d'autre bien que le bonheur de plaire, il est à craindre que la vieillesse, près de fondre sur elle, ne vienne mettre dans un trop grand jour le contraste désavantageux de ses prétentions et de son impuissance.

Lorsque enfin cet âge, qu'un auteur appelle l'*enfer des femmes*, est arrivé, elle doit se borner à jouir des droits respectables que les fonctions qu'elle a remplies lui ont acquis; elle n'a plus rien à attendre des objets auxquels elle a dû sa principale considération; tout est flétri, tout est détruit : l'impulsion vitale qui animait tous ses organes se concentre vers l'intérieur, et se fait à peine sentir aux parties externes; l'embonpoint qui leur servait de support se dissipe, et les abandonne à leur propre poids, d'où résulte un affaissement général qui défigure la femme par les mêmes choses qui l'embellissaient autrefois. Parmi les débris dont elle est entourée, les cheveux, que l'homme perd de bonne heure, se montrent encore chez elle, et font voir que les organes de celle-ci ne perdent jamais tout à fait la flexibilité qui faisait leur caractère, et qu'après avoir différé en tout de l'homme, elle décline encore et vieillit à sa manière.

Ceux qui veulent avoir le talent d'expliquer tout, trouvent les causes des altérations de la vieillesse dans le racornissement excessif des solides, qui par là perdent leur souplesse. Les mouvements, disent-ils, deviennent plus difficiles, le jeu des organes se dérange, et l'exercice des fonctions vitales cesse. Cette prétendue explication n'en est point une ; elle n'est que la simple exposition de la chose. Il ne s'agit point de savoir qu'on vieillit parce que les organes perdent leur flexibilité et leur action; le point essentiel, s'ils veulent instruire, serait de nous apprendre pourquoi cette force intérieure, cette énergie qui nous fait croître, qui nous soutient, et qui nous défend contre la plupart des maladies, ne prévient point aussi ce dépérissement gradué qui, après nous avoir conduits de l'enfance, à travers les illusions agréables de la puberté, aux jouissances plus froides de l'âge adulte, et nous avoir fait sentir les atteintes terribles de la vieillesse, nous amène enfin à la décrépitude et à la mort.

CHAPITRE VII.

Des moyens naturels qui conservent, et des causes accidentelles qui peuvent changer ou faire dégénérer le tempérament de la Femme [1].

La nature a donc marqué à tous les êtres un terme vers lequel ils sont entraînés insensiblement par des déperditions successives. Quelle que soit la cause de cette dégradation inévitable, la sagesse veut qu'on ne la précipite point par un usage désordonné des moyens [2] faits pour la retarder autant qu'il est possible. Un travail et des aliments proportionnés au progrès naturel de nos forces, des passions modérées, une exacte conformité aux lois de la nature, sont les conditions essentielles qui peuvent nous faire jouir de toute l'étendue de nos facultés, et maintenir notre tempérament dans l'état où il doit être à chaque époque de la vie.

Nous avons dit qu'il en est une (l'enfance) où ce tempérament, plus remarquable par l'agrément que

---

[1] Nous engageons nos lecteurs et nos lectrices à consulter, sur ce sujet important, l'ouvrage aussi gracieusement que savamment écrit, de M. le docteur Édouard Auber : *Hygiène des Femmes nerveuses.*   L. C.

[2] Les médecins ont donné (on ne sait pas trop pourquoi) le nom de *choses non naturelles* aux moyens et aux fonctions qui soutiennent la vie, tels que les aliments et les boissons, l'air, le sommeil, les sécrétions et les excrétions, etc. On devrait changer une dénomination si peu exacte, car chacun sent qu'il n'y a rien de plus naturel que de manger et de boire, de respirer, de dormir, etc.

par la vigueur, et que nous avons appelé sanguin, était commun à l'homme et à la femme. L'homme s'en éloigne bientôt plus ou moins; mais il est dédommagé de cette perte par un bien plus précieux, qui est la force. Elle compense en lui, pour l'exercice des fonctions vitales, l'avantage que les femmes doivent à la souplesse de leurs organes. Elle lui est nécessaire pour supporter les travaux pénibles auxquels la société l'assujettit et qui l'augmentent à leur tour; elle doit même faire son principal mérite: car on sent bien que, selon les rapports que la nature a mis entre lui et la femme, l'un ne peut pas plaire par les mêmes endroits que l'autre.

Le tempérament, dans la femme comme dans l'homme, peut changer de nature, et de sanguin devenir flegmatique, mélancolique ou bilieux [1]. Si des sucs mal digérés, ou un air souvent humide, donnent au sang une constitution aqueuse, le tempérament deviendra flegmatique. Un sang épaissi, qui ne pourra parvenir que difficilement aux extrémités des petits vaisseaux, ou à ces cellules dont le tissu muqueux est composé, peut faire que ces petits vaisseaux ou ces cellules s'oblitèrent, et que les gros vaisseaux s'agrandissent dans la même proportion; et si alors des agitations réitérées du système nerveux, tendant à redonner aux humeurs leur fluidité ou leur pureté primitive, achèvent de détruire la substance muqueuse qui modé-

---

[1] Le tempérament peut changer chez la femme comme chez l'homme; mais les hypothèses que Roussel imagine pour expliquer ce changement sont tout à fait arbitraires et insuffisantes.   L. C.

rait la sensibilité des organes, le tempérament prendra le caractère mélancolique. Enfin, d'autres causes capables de donner de l'activité et de la chaleur aux humeurs, et d'imprimer de la roideur aux fibres et à la matière spongieuse qui les entoure, peuvent rendre le tempérament bilieux.

Cependant les causes qui agissent sur le tempérament des femmes ne sont pas en aussi grand nombre que celles qui altèrent le tempérament des hommes. Les différents arts auxquels ces derniers s'appliquent modifient leur constitution de mille manières. L'existence civile des femmes est moins variée; les occupations de la plupart de celles qui ont le bonheur de travailler sont presque partout les mêmes, et se réduisent à des travaux qui, n'agitant pas excessivement le corps ni l'esprit, servent à faciliter les fonctions vitales et à maintenir également la santé et la beauté. Mais le travail, même le plus excessif, n'est pas aussi à craindre qu'une oisiveté absolue. Le besoin, qui force certaines femmes de la dernière classe du peuple à des travaux qui sembleraient être réservés pour les hommes, ne les prive que de quelques agréments. L'excessive indolence détruit à la fois la santé, et ce que les femmes aimeraient mieux que la santé, s'il pouvait subsister sans elle, je veux dire la beauté. La médecine a autant de peine à étayer les faibles fondements de l'une, que la coquetterie en a pour déguiser le délabrement de l'autre, dans les femmes que leur état, ou un goût pernicieux, condamne à une inaction perpétuelle; car un des maux les plus difficiles à guérir doit être, sans contredit, celui qui semble ôter à la nature les moyens dont elle se sert pour combattre tous les autres. Les médecins qu'une longue pratique a éclairés sur la marche ordinaire de la nature dans les maladies, savent que rien n'est plus opposé à cette marche que les symptômes nerveux qui peuvent survenir; et ils n'ont que trop souvent lieu dans les maladies des personnes en qui l'abus de l'opulence, l'oisiveté et les passions ont altéré la sensibilité primitive. Cette opposition, qui est entre les mouvements nerveux et les mouvements ordinaires que la nature affecte ou doit affecter dans les maladies, a porté M. de Bordeu [1] à donner le nom d'*irrégulières* à celles qui ont un caractère spasmodique. L'oisiveté, outre qu'elle empêche les organes d'acquérir cette fermeté qui rend leurs mouvements plus efficaces et plus assurés, fait que les humeurs n'éprouvent point cette transpression qui les épure, en les faisant passer fréquemment par les différentes filières et les différents vaisseaux : forcées de croupir, faute d'action de la part des solides, elles s'altèrent par le repos ; leur mixtion se dérange, les principes qui la formaient se séparent et produisent des combinaisons malfaisantes.

[1] *Traité de médecine théorique et pratique*, extraits des ouvrages de M. de Bordeu, par M. Minvielle. Voici comment ce dernier s'exprime : « L'anomalie qui paraît dans les symptômes des maladies nerveuses marque qu'il règne un tel désordre dans les forces organiques, qu'on a tout lieu de craindre qu'elles ne puissent amener une crise heureuse. Des remèdes un peu actifs, administrés tout de suite dans ces cas, ne font qu'augmenter ce désordre déjà existant ; et pour que ceux-ci agissent avec fruit, il faut que la nature les seconde, sans quoi ils ne produisent qu'un effet pernicieux : ce qui arrive dans ces maladies. »

L'exercice est donc nécessaire ; mais la constitution des femmes ne comporte qu'un exercice modéré. Leurs faibles bras ne sauraient supporter des travaux trop rudes et trop longtemps continués, et les grâces s'accommodent peu de la sueur et du hâle. Un travail excessif maigrit et déforme les organes, en détruisant, par des compressions réitérées, cette substance cellulaire qui contribue à la beauté de leurs contours et de leur coloris. L'exercice que les femmes d'une condition moyenne trouvent dans des occupations utiles et indispensables est le plus salutaire, parce qu'il joint aux effets naturels du travail la satisfaction intérieure que donne l'accomplissement d'un devoir : il est par là plus propre à remplir l'âme, et à l'empêcher de trop peser sur elle-même, comme elle fait dans les personnes dominées par la paresse.

La promenade, par laquelle les gens oisifs croient s'acquitter envers la loi générale qui nous condamne à nous occuper et à agir, n'est point un travail, mais un délassement du travail ; elle n'en a point les effets comme elle n'en remplit point les conditions. Ce genre d'exercice, au lieu d'imprimer un mouvement alternatif aux différents muscles, ne fait mouvoir que les parties inférieures du corps ; toutes les parties supérieures restent immobiles. Les humeurs, à qui les premières ont donné une impulsion vive, doivent éprouver, de la part des autres, une résistance considérable qui en rend le cours peu uniforme et la distribution inégale. Il y a encore cet inconvénient dans les promenades, surtout dans les promenades solitaires des personnes d'une santé faible ou d'une constitution mélancolique ; c'est qu'elles sont une occasion pour ces personnes de se livrer à tout le vide de leur âme, à cette intempérance d'idées qui les charment en fatiguant les ressorts de leur esprit, et aux extatiques visions dont elles se repaissent : de sorte que le fruit qu'on retire de cette espèce d'exercice est d'en revenir la tête et les jambes excédées pour retomber dans une inertie pire que celle dont on voulait par là se garantir. Si on se promène purement par régime, la promenade, ne nous intéressant pas assez pour nous enlever de nous-mêmes, nous permet trop de penser au motif qui nous fait promener et qui devient par conséquent un sujet de contention d'esprit, capable d'empêcher l'effet d'un tel remède. Baglivi dit qu'en pensant trop à la digestion on ne digère point : il en est de même des autres actions vitales ou animales ; on les trouble en s'en occupant. Il faut à l'homme un travail réel, et le plus avantageux serait celui qui exercerait également le corps et l'esprit, et qui maintiendrait un juste équilibre entre les forces morales et les forces physiques. C'est après un semblable travail que la promenade serait un délassement aussi salutaire qu'agréable [1], parce qu'au lieu d'y porter les idées tristes et noires d'un être oisif, on n'y porterait que des organes que l'impression du travail aurait rendus plus avides de nouvelles sensations : c'est alors qu'un air pur, un ombrage frais, et le parfum suave des fleurs, verseraient efficacement dans l'âme, avec l'oubli des occupations passées,

---

[1] *Théorie des Sentiments agréables.*

les forces nécessaires pour en supporter de nouvelles.

Il ne faut pas que l'exercice soit l'objet d'un calcul trop scrupuleux, ni s'occuper la montre à la main; il vaut mieux consulter son goût actuel, ou plutôt l'instinct, dont l'impulsion est toujours sûre, que les idées chimériques d'ordre et de régularité auxquelles certaines personnes se soumettent servilement. Un genre de vie trop compassé, en asservissant celui qui le prend à l'empire de l'habitude, l'expose davantage aux atteintes des maladies, au lieu de l'armer contre elles. Notre machine ne doit pas être plus réglée que l'élément qui l'environne : il faut se reposer, travailler, se fatiguer même, selon que le sentiment de nos forces actuelles le permet. Ce serait une prétention ridicule que de vouloir se réduire à une parfaite uniformité, et garder toujours la même assiette, quand tous les êtres avec lesquels nous avons les rapports les plus intimes, sont dans une vicissitude continuelle. Le changement est même nécessaire pour nous préparer aux secousses violentes qui quelquefois ébranlent les fondements de notre existence. Il en est de nos corps comme des plantes, dont la tige se fortifie au milieu des orages et par le choc des vents contraires.

L'équitation a paru une ressource suffisante contre les suites dangereuses de la mollesse; mais cette espèce d'exercice, que certains états de maladie rendent quelquefois nécessaire, ne peut guère devenir l'exercice ordinaire et journalier des femmes; elles ne sauraient en tirer le même fruit que les hommes. Elles sont obligées de le prendre ou avec trop de danger, ou avec des précautions qui le rendent inutile ; d'ailleurs, en montant à cheval, elles paraissent se dépouiller des grâces qui leur sont naturelles, sans prendre celles du sexe qu'elles veulent imiter.

Un exercice plus compatible avec les agréments propres aux femmes serait sans contredit la danse, si la manière la plus commune dont on s'y livre parmi nous n'était plus capable d'énerver que de fortifier les organes. Les anciens, qui avaient le secret de faire servir les plaisirs des sens au profit du corps, avaient fait de la danse une partie de leur gymnastique; il en était de même de la musique; ils l'employaient pour calmer les mouvements désordonnés de l'âme, et quelquefois pour guérir les maladies du corps; car, par les moyens qui affectent l'une, on a une prise naturelle sur l'autre. Dans la naissance des corps politiques, les amusements sont assortis à la sévérité des institutions dont ces corps tirent leur force; mais, lorsqu'on est parvenu à faire de ces amusements un pur objet de volupté, ils ne sont plus propres à remplir les vues du philosophe ni celles du médecin.

Les mêmes raisons qui éloignent les femmes d'un travail violent et soutenu, leur interdisent aussi les travaux plus dangereux encore d'une étude suivie. La science, que les hommes achètent presque toujours aux dépens de leur santé, ne saurait dédommager les femmes de la détérioration de leur tempérament et de leurs charmes. Qu'elles abandonnent aux hommes la vaine fumée qu'ils cherchent dans cette acquisition dangereuse: la nature a assez fait pour elles; ce serait un attentat contre elle, de flétrir les dons précieux qu'elles lui doivent. Une forte contention d'esprit, en dirigeant vers la tête la plus grande partie des forces vitales, fait de cet organe un centre d'activité qui ralentit d'autant l'action de tous les autres organes. Une personne profondément occupée n'existe que par la tête ; elle semble à peine respirer : toutes les autres fonctions se suspendent ou se troublent plus ou moins ; la digestion en souffre surtout : les sucs mal élaborés deviennent plus propres à former des embarras ou de mauvais levain qu'à réparer les déperditions qui sont une suite nécessaire du mouvement qui entretient la vie. Le corps, privé des sucs qui le renouvellent, ou souillé par des humeurs excrémentitielles qui y séjournent trop longtemps, languit, se fane et tombe comme un tendre arbrisseau planté dans un terrain aride, et dont l'ardeur du soleil a desséché les branches ; ou bien, le principe qui surveille les organes, trop longtemps fixé loin d'eux par la méditation ou par la lecture, lorsqu'il y est enfin rappelé, y rencontrant des matières étrangères ou dégénérées, se trouble, s'agite pour les chasser, et ouvre cette scène tumultueuse de mouvements irréguliers, qu'on appelle *vapeurs* ou hypocondriacisme.

Cette affection, familière aux gens de lettres, serait une suite plus naturelle et plus infaillible d'une étude sérieuse dans les femmes qui seraient assez dupes pour s'y livrer. Leurs organes délicats se ressentiraient davantage des inconvénients inévitables qu'elle entraîne. Aussi un instinct salutaire semble-t-il les en écarter comme d'un précipice qui, pour être couvert de fleurs, n'e nest pas moins affreux, et dirige leurs goûts vers les objets frivoles. Les hommes qui veulent flatter les femmes disent que ce goût est notre ouvrage, et que nous leur fermons la porte des sciences pour nous assurer exclusivement ce genre de supériorité. Ce qu'il y a de plus vrai, c'est qu'elles ne s'en soucient guère, et c'est avec raison. On veut les louer sur l'esprit qu'elles pourraient avoir, comme s'il n'y avait point d'éloges à donner à celui qu'elles ont.

La principale destination des femmes étant de plaire par les agréments du corps et par des grâces naturelles, elles s'en écarteraient en courant après la réputation que donne la science ou le bel esprit ; car il est certain que s'ils procurent des avantages précieux à la société, ceux qui résultent d'un corps sain ou d'un esprit libre et aisé, sont rarement le partage des personnes qui se livrent à un désir immodéré de s'instruire, ou qui se dévouent à la fonction pénible et ingrate d'éclairer leurs semblables. Celles-ci sont le plus souvent des hommes qui, travaillant sans cesse à enrichir le monde par des découvertes utiles et par de nouvelles vérités, ou à l'amuser par des écrits agréables, consentent à y être nuls par leur personne. Presque toujours déplacés, ou par leurs prétentions ou par cette indifférence apathique que donne la méditation, ils sont au milieu de leurs contemporains comme des hommes d'un autre siècle, ignorant les usages les plus communs et les plus indispensables, et toujours occupés d'autres objets que ceux qui conviennent à leur situation présente. « Cela, dit Montaigne, les rend ineptes à la conver-
« sation civile, et les détourne des meilleures occu-
« pations. Combien ai-je vu, de mon temps, d'hommes

« abestis par une téméraire avidité de science! » Le chancelier Bacon[1] avoue que c'est un inconvénient assez ordinaire aux lettres; mais cet inconvénient serait plus sensible et plus choquant dans les femmes, dont l'affabilité et le caractère conciliant qui leur ont été donnés pour tempérer la rudesse naturelle de l'homme, ne sauraient s'accorder avec la morgue du savoir. Enfin les idées des gens de lettres, même les plus exempts de ces défauts, ont toujours un air de contrainte qui leur ôte le naturel et la grâce; et, comme le plus souvent elles ne leur appartiennent pas, on pourrait les comparer à des dépouilles qu'on a été chercher dans des tombeaux; elles sont inanimées et froides comme les cendres des morts auxquels on les a dérobées, ou bien, si elles leur sont propres, comme elles sont le fruit du travail, elles ne ressemblent pas mal à ces fruits avortés, sans beauté comme sans saveur, que l'art arrache à la nature, pour flatter la vanité ou soulager l'impatience des riches[2].

Au contraire, l'esprit des femmes, inculte, pétillant, brille d'autant plus qu'il n'est point étouffé par un savoir indigeste. Son caractère original le rend piquant; sa liberté lui donne des grâces. Leurs idées

---

[1] *Aliud vitium litteratis familiare, quod faciliùs excusari potest quàm negari, illud nimirùm, quòd non facilè se applicent et accommodent ad personas quibuscum negotiantur aut vivunt.* Fr. Bacon, De augment. scientiar., lib. 1, p. 22.

[2] Nous ne disons point ceci pour détourner les femmes de donner à leur esprit une culture honnête, mais pour les éloigner d'un excès qui rend souvent ridicule, et qui nuit presque toujours à la santé. Au surplus, les études d'agrément sont les seules qui leur conviennent.

n'ont rien de gêné, rien de contraint ; leurs expressions sont la véritable image de leur âme, irrégulières, mais pleines de naturel et de vie : leur conversation, toujours vive et animée, peut se passer de la science, et a par elle-même un intérêt que toutes les ressources de l'érudition ne sauraient lui donner. Tout lui sert d'aliment : leur esprit sait tirer parti des moindres objets, et ressemble au feu qui convertit en sa substance tout ce qu'il touche, et communique son éclat aux matières les plus viles, et qui en paraissent le moins susceptibles. Enfin, comme les femmes sont un des plus grands mobiles et un des principaux liens de la société, la nécessité d'étudier continuellement quels sont les ressorts qui en font agir les membres, et d'y mettre leur faiblesse à l'abri des chocs que le jeu de ces ressorts nécessite, leur donne cette sagacité qui sait quand et comment on doit agir et parler ; l'art de mesurer ses démarches, de graduer ses actions et son langage selon les circonstances, une certaine habitude de saisir d'un coup d'œil toutes les convenances, en un mot, l'esprit de société, que bien des gens disent être le meilleur de tous.

D'ailleurs, une femme en sait toujours assez ; non point, comme disait un duc de Bretagne, parce qu'elle sait *mettre de la différence entre la chemise et le pourpoint de son mari*, mais parce qu'avec une mémoire facile et une tournure d'esprit légère et agréable, elle a l'art de multiplier les connaissances que le commerce des hommes ou quelques lectures furtives et passagères peuvent lui procurer. On ne sera point étonné de l'étalage scientifique que fera un homme qui vient de pâlir sur des livres ; mais un des charmes de la conversation des femmes, surtout quand la prétention en est bannie, c'est de paraître savoir tout, sans avoir jamais rien appris.

Pourraient-elles sacrifier tant d'avantages réels à un vain fantôme ; se livrer à des travaux où elles ont tout à perdre et rien à gagner, et se dessécher par des veilles multipliées, pour acquérir un titre qui ne peut jamais, chez elles, qu'être subordonné à un autre genre de mérite ? Leur intérêt est donc de tâcher de trouver des exercices qui soient propres à développer et à perfectionner leurs facultés naturelles, sans nuire à leur tempérament.

Parmi les moyens que les hommes ont inventés pour adoucir le poids d'une vie livrée à l'ennui et à l'inutilité, il en est un qui, comme un fléau contagieux, désole la société, et n'est pas moins funeste aux mœurs qu'à la santé, parce qu'il produit le double effet de la paresse et d'une passion vive. L'avarice, qui en est l'âme, pour mieux se déguiser, lui a donné le nom d'amusement et de jeu. Qu'on se représente un cercle de personnes clouées sur des chaises, autour d'une table, et dans une atmosphère usée et corrompue ; dont le corps est immobile, tandis que leur esprit est dans une agitation extrême ; alternativement ballottées par l'espoir et la crainte ; seulement occupées du soin de captiver les faveurs de l'aveugle dieu auquel elles sacrifient ; qui, se laissant entraîner au gré de la passion qui les anime, oublient et les devoirs qui les appellent et les heures qui s'écoulent, et ne sortent enfin de ce violent accès que pour se plonger dans des chagrins plus réfléchis, et on aura une idée de ce qu'on appelle jeu.

D'après cette idée, on conçoit que rien n'est plus capable de troubler l'ordre des fonctions animales et la régularité des mouvements vitaux, qu'un pareil défaut d'équilibre entre le physique et le moral; que les humeurs, dérangées par là dans leur cours, ne reçoivent point les préparations nécessaires aux sécrétions qu'elles doivent subir, et que, forcées de croupir dans quelque viscère, elles y forment des empâtements dangereux, ou que, rejetées comme nuisibles vers la peau, sous la forme de dartres ou d'autres espèces d'éruptions, elles en détruisent le poli, la souplesse et l'éclat. Il faut ajouter que cet état d'agitation souvent répété doit à la longue faire contracter un caractère irascible, et donner à la sensibilité une énergie vicieuse qui tourne toujours au détriment de la machine.

Ainsi, une femme qui aurait quelque chose de plus à risquer que sa santé, serait doublement intéressée à éviter le jeu : il entraîne ordinairement des veilles trop prolongées, qui échauffent et affaissent le corps. Il semble, à la vérité, que les femmes les supportent mieux que les hommes; ce qui vient sans doute de ce que les sensations dans ceux-ci sont plus profondes, et que l'attention superficielle avec laquelle les femmes effleurent les objets les sauve de la fatigue que leurs impressions produisent. Il se peut aussi que les travaux sérieux et contentifs des hommes leur rendent le calme bienfaisant du sommeil plus nécessaire. Il est néanmoins toujours vrai que la lumière artificielle, par laquelle on tâche de remplacer celle du soleil, nuit aux ressorts de la vue; et que plus on en multiplie les foyers, qui sont toujours trop près de cet organe, plus on en augmente les mauvais effets, sans en corriger l'uniformité fatigante : car la lumière des bougies, bien loin de laisser aux objets leurs couleurs naturelles, comme fait la lumière douce et variée de l'astre du jour, au contraire les confond toutes. La variété des couleurs qui forment le tableau de l'univers est peut-être une des causes qui nous le font contempler tous les jours avec plaisir, et sans produire en nous la lassitude. Enfin, par la clôture continuelle que le jeu exige, on se dérobe aux influences salutaires de l'air, qui est un des ingrédients les plus essentiels à notre existence, qui nous anime et donne à nos organes le ton et le ressort convenables. La fraîcheur d'un beau matin, les émanations restaurantes des végétaux, et le spectacle ravissant de la nature, sont perdus pour une personne qui passe la nuit à jouer et le jour à dormir.

Nous nous trouvons naturellement conduits à parler des effets des passions en parlant de l'amour du jeu, qui en est une. Les passions qui ont leur source dans ce principe qui met en mouvement tous les êtres animés, et qu'on appelle amour de nous-mêmes, sont une des causes les plus destructives de nos corps. Ce qui était fait pour mener au bien-être, devient l'instrument de notre ruine par l'abus que nous en faisons. Les passions, dans l'institution de la nature, ne doivent être que des mouvements brusques et passagers. L'animal en danger devait pourvoir à sa sûreté par des efforts et des moyens indépendants de la réflexion : une impulsion volontaire et irrésistible le devait porter à propager son espèce; mais ces moments, aussi rares qu'orageux, étant passés, il devait rentrer sous la direction d'un instinct paisible. Ainsi, les passions étaient nécessaires. Les hommes ont rendu cette arme dangereuse pour eux-mêmes, à force de l'aiguiser. Dans l'état actuel de certaines sociétés, les passions ne sont qu'un accès continuel qui en agite les membres ; au lieu d'être comme un souffle léger, propre à leur imprimer un mouvement modéré, elles ont acquis un tel degré d'activité en se choquant, qu'elles ne forment plus qu'une tempête affreuse, ou plutôt elles sont devenues un feu dévorant qui consume l'espèce humaine.

Ces expressions ne sont point outrées : elles sont les seules qui puissent désigner les effets réels qu'une passion vive ou lente produit sur l'économie animale. Quoique chaque passion ait un caractère particulier et se manifeste par des signes sensibles qui lui sont propres, elles ont toutes cela de commun, qu'elles pervertissent l'ordre et la succession naturelle des mouvements dont la vie dépend. Dans les passions tristes, l'âme semble abandonner le soin du corps pour ne s'occuper que de l'objet qui l'affecte. On éprouve[1] à la région épigastrique une constriction permanente, une sorte de resserrement, qui gêne la respiration, ôte l'appétit et s'oppose à la digestion. Tous les mouvements se ralentissent ; les humeurs soumises à leur influence vitale s'altèrent, et les parties qu'elles doivent nourrir dépérissent nécessairement.

[1] *Idée de l'Homme physique et moral.*

Quant aux passions fougueuses, outre les secousses irrégulières qu'elles produisent dans les différentes parties du corps, et les refoulements tumultueux des liquides qui en sont la suite inévitable, elles opèrent un autre effet qui, pour être plus lent et plus caché, n'en est pas moins funeste. Les mouvements de l'âme occupée d'une forte passion se communiquent à tous les organes; toutes les fibres en sont agitées; leur mouvement tonique en est accéléré, et l'intensité de ce mouvement, longtemps soutenue, nécessite entre elles des frottements réitérés qui détruisent cette substance muqueuse qui leur sert d'enveloppe, et à laquelle elles doivent leur liant, leur souplesse, leur force. Cette substance qui les défend contre les impressions trop fortes des corps étrangers, et en émousse la trop grande vivacité, dont les organes tirent leur volume et la beauté de leur forme, anéantie successivement, les abandonne à tous les désordres d'une sensibilité effrénée; avec elle disparaissent la fraîcheur du tempérament et les agréments du corps, qui font place à une maigreur et à une faiblesse souvent incurables. Il serait, sans contredit, plus aisé d'exposer tous les ravages des passions que d'indiquer les moyens de s'en garantir. Chacun doit consulter ses forces: il nous suffit de lui présenter quelques-uns des motifs puissants qui doivent l'exciter à en faire tout l'usage possible.

Parmi les sources fécondes des dérangements de l'économie animale, l'abus des aliments et des boissons doit tenir un des premiers rangs. Hippocrate a posé, relativement au choix et à la quantité des aliments qu'on doit prendre, une maxime qui, bien entendue, comprend toutes les règles de la diète. Il dit qu'on ne doit point donner au corps plus d'aliments qu'il n'en peut digérer et consommer [1]. Il s'ensuit que la quantité de nourriture nécessaire à chaque individu est déterminée par la constitution, le tempérament, la force et le genre de ce même individu [2]. La nature, dans les personnes du sexe, ne doit demander qu'une quantité proportionnée à la faiblesse de leurs organes et aux exercices peu fatigants dont elles s'occupent. Mais les femmes, ainsi que les hommes, en écoutant un appétit trompeur ou factice, transgressent des bornes si légitimes sans s'en apercevoir : et lorsqu'on est parvenu à confondre l'habitude ou le plaisir avec le besoin, ce n'est plus la nature qui décide de la fréquence et de la durée des repas ; on la sollicite avant qu'elle désire, on la surcharge après qu'elle est satisfaite. Opprimée sous un poids excessif d'aliments superflus ou nuisibles, elle en digère et en assimile ce qu'elle peut ; le reste, mis à l'écart, forme dans les viscères, et surtout dans les premières voies, des foyers de corruption qui préparent les maladies, ou du moins deviennent, dans l'endroit où ils se trouvent, un principe constant d'irritation, qui, occasionnant des tiraillements et opérant une tension inégale des divers organes, en dérange le jeu et les fonctions res-

---

[1] *Hæc est ciborum offerendorum occasio, ut eâ copiâ exhibeantur, quam corpus superare valeat.* De locis in homine.

[2] On trouvera des préceptes très-sages sur cette matière, dans le savant commentaire que M. Lorry a donné sur les livres diététiques d'Hippocrate.

pectives, et surtout en altère la forme et la couleur. Un visage défait et une certaine pâleur sont les symptômes inséparables du mauvais état des entrailles.

Il y a, à la vérité, des personnes en qui la nature, secondée d'un bon estomac et d'une disposition particulière à s'engraisser, vient à bout de convertir en substance animale tous les aliments qu'on lui présente; mais elles achètent cet avantage par une corpulence et un excès d'embonpoint qui ne sont pas moins contraires à la beauté [1], et peut-être à la santé, que la maigreur : car ils ôtent au corps ses proportions naturelles, sa souplesse et sa légèreté. On pourrait presque partager les personnes que leur fortune met en état de commettre de fréquents abus dans le manger, en deux classes : l'une formée de gens excessivement maigres, et l'autre de gens excessivement gras.

La règle d'Hippocrate ne se borne point à la surabondance des aliments; elle s'étend aussi à leur qualité, ainsi qu'à celle de la boisson. Un philosophe de ce siècle a dit qu'on pourrait juger du caractère

[1] Quand je dis que l'excès d'embonpoint est contraire à la beauté, j'entends aux idées conventionnelles de beauté reçues parmi nous; car il est des peuples, tels que les Égyptiens, chez lesquels l'embonpoint est un mérite, puisque leurs femmes font tout ce qu'elles peuvent pour se le procurer. Prosper Alpin (*Medic. Ægyptior.*) nous apprend les moyens dont elles se servent pour remplir cet objet : « Elles sont dans l'usage, « dit-il, lorsqu'elles sont au bain, de prendre un potage fait « avec une poule engraissée avec beaucoup de soin, et de « manger ensuite toute la poule dans le bain même. » L'auteur cité ne dit point si cette recette réussit : on conviendra du moins qu'elle n'est ni difficile ni rebutante.

des peuples par la nature des aliments dont ils se nourrissent. En effet, le caractère tient à la constitution physique, et celle-ci détermine le choix des aliments qui, à leur tour, renforcent le caractère. Il y a tel peuple auquel il faut des viandes et des boissons fortes, comme plus analogues à la constitution vigoureuse dont il est doué. Il en est d'autres où les individus, énervés par la chaleur du climat, se trouveraient accablés par ces mêmes viandes : des aliments aqueux et légers sont plus assortis à la faiblesse de leurs organes. La constitution des femmes se rapproche de celle des derniers. Aussi leur goût, en général, quand il n'est point dépravé, les porte-t-il à donner la préférence aux mets et aux boissons qui n'exigent pas une grande dépense des forces digestives, dont les principes constitutifs n'aient pas une action trop forte sur les fibres délicates de leurs solides : les végétaux, les fruits, le laitage, etc., sont, pour l'ordinaire, les mets qu'elles recherchent.

Cependant, il n'est pas rare de voir des femmes passionnées pour les viandes de haut goût et pour les liqueurs spiritueuses et aromatiques. Il est vrai que le plus grand nombre de ces femmes sont maigres et d'un tempérament bilieux, tant il est vrai que le goût n'est pas toujours un guide sûr pour décider le choix des aliments. La nature est tous les jours en défaut relativement aux sensations qui déterminent ses appétits. En général, elle est avide de celles qui nous remuent vivement. Comme l'agitation est un caractère inhérent à la vie, et que, par conséquent, nous n'avons jamais un sentiment plus intime de notre existence que lorsque nous sommes agités, nous courons après tout ce qui peut produire en nous cette agitation agréable. Elle est le principe de ce goût incorrigible qu'ont certaines personnes pour les aliments salés ou épicés, pour les liqueurs spiritueuses, pour le café, pour le tabac, etc. Mais toutes ces choses nous détruisent en nous flattant, car elles n'agissent qu'en augmentant le mouvement des fibres qu'elles agacent; et l'ébranlement qu'elles causent fait toujours place à un affaissement qui nous rend de plus en plus leur action nécessaire, au point de ne pouvoir plus exister sans elles. On sait que le café ôte le sommeil à beaucoup de personnes, et que même celles qui sont le plus habituées à son usage, éprouvent, après l'avoir pris, un léger mouvement de fièvre qui est précisément la cause de cette satisfaction, ou plutôt de cette ivresse momentanée que procure cette boisson séduisante. Comme un vent officieux, elle écarte tous les nuages qui offusquaient l'âme; elle ranime les ressorts assoupis de la pensée, et donne à nos idées un cours plus rapide et plus dégagé. Elle est la source où beaucoup de gens de lettres vont épurer leur verve, et puiser cette ardeur qui les dispose à produire : c'est l'Hippocrène de beaucoup de poëtes. Mais le but qu'on se propose dans son usage, et l'effet réel qu'elle opère, prouvent qu'elle convient peu au sexe et à l'âge destinés à briller par les avantages du corps plutôt que par les talents de l'esprit.

En exposant les effets de l'oisiveté, des passions et de l'intempérance, nous avons fait connaître les causes les plus actives et les plus universelles des altérations du tempérament. Il en est sans doute d'autres moins générales et plus accidentelles. Elles exigeraient un détail qui n'entre point dans notre plan. Nous nous contenterons de dire quelques mots de l'emploi trop fréquent que font les femmes de certains moyens qu'on appelle *cosmétiques* [1], parce qu'ils ont la beauté pour objet, et dont l'administration est souvent abusive ; car on ne doit pas s'attendre que, sur une chose qui touche de si près, elles soient plus modérées que dans tout le reste. Quand les moyens qu'elles mettent en usage n'ont pour but que la simple propreté, ils ne peuvent être qu'utiles. C'est assurément une pratique aussi saine que louable d'enlever de temps en temps le limon et la matière excrémentitielle que la transpiration laisse sur la peau, surtout si on n'emploie que de l'eau, tout au plus légèrement aiguisée avec quelque acide, qu'on peut encore affaiblir en l'enveloppant dans quelque substance mucilagineuse. Le plus sûr cependant est de n'ajouter aucun ingrédient à l'eau simple, parce que telle liqueur dont l'action se bornera à donner du ton et de l'élasticité à la peau dans certains sujets, fera sur d'autres, plus sensibles, l'effet d'une liqueur styptique, et les exposera aux suites presque toujours fâcheuses de ces tentatives imprudentes qu'on hasarde trop souvent pour se dé-

---

[1] Cosmétique vient du mot grec κόσμος, qui signifie *ornement*, ou de κοσμεῖν, *orner*. Les cosmétiques, ou remèdes destinés à perfectionner la beauté, sont une des branches les plus lucratives de la charlatanerie. Les femmes qui font dépendre leur existence de la beauté doivent être aussi crédules sur ce qui intéresse un point aussi essentiel pour elles, que les hommes le sont en général lorsqu'il s'agit de leur santé.

livrer de quelque difformité : telles sont celles où l'on se propose de faire disparaître de la peau des taches, des rousseurs, des croûtes dartreuses qui en ternissent l'éclat.

De ces diverses impressions, les unes sont ineffaçables, parce qu'elles tiennent à la constitution primitive de cet organe ; les autres sont nécessaires, parce qu'elles sont le résultat excrémentitiel des dernières digestions, ou le fruit de l'impulsion active du principe vital qui pousse au dehors, et vers un organe dont les affections intéressent peu la vie, une matière qui deviendrait une cause infaillible de corruption, si elle séjournait longtemps dans des organes plus essentiels. Cette matière éruptive qui, même en dégradant la peau, atteste la vigueur et l'activité vigilante de la nature, doit être nécessairement évacuée ; et les agréments qu'elle ôte, tout précieux qu'ils sont, ne doivent pas être mis en balance avec les inconvénients attachés à sa suppression. Les moyens ordinaires qu'on met en usage pour dissiper les taches qu'elle produit, ne peuvent être que des remèdes qui, par leur action astringente sur la peau, répercutent vers les parties internes la matière dangereuse que la nature, plus sage, tâchait d'en écarter. Ne pouvant la chasser par la voie la plus favorable, elle tente de s'en débarrasser par d'autres émonctoires où cette matière laisse presque toujours des traces funestes, et qu'elle altère ou dénature tôt ou tard ; et l'effet le moins à craindre, qui résulte de cette perversion des mouvements naturels, est un état de langueur pire cent fois que les défauts superficiels et tout au plus incommodes qu'on voulait éviter.

L'espoir trop crédule de redresser la nature a aussi fait inventer des moyens mécaniques pour prévenir ou corriger des défauts qu'on attribue pour l'ordinaire à ses erreurs, mais que bien souvent on pourrait, peut-être avec plus de raison, imputer à nos vices. La nature, simple et livrée à sa marche droite et uniforme, produit peu de bossus, de boiteux et de tous ces êtres informes dont fourmillent tous les lieux où elle est continuellement outragée par des mœurs qu'elle réprouve. C'est aussi dans ces lieux que l'usage des corps de baleine est le plus en vogue. On prétend, par ce secours artificiel, perfectionner la taille, qu'au contraire on dégrade ou qu'on empêche de se former. Les médecins et les philosophes se sont élevés, avec autant de force que de raison, contre l'abus qu'on fait de ces corps; ils l'ont représenté comme un obstacle qui, dans les enfants, s'oppose à leur développement, et peut, dans les personnes déjà formées, tellement gêner l'exercice des fonctions, qu'il en dérange l'ordre, et qu'il altère la forme naturelle des organes : enfin, comme une chose qui choque même les idées d'agrément qu'on se propose. Un grand préjugé contre les corps, c'est que, chez les peuples qui n'en font aucun usage, les femmes ont la taille plus avantageuse et sont mieux faites que chez ceux qui regardent ce supplément ou ce correctif comme nécessaire à l'ouvrage de la nature, et qui pensent que les hommes peuvent être façonnés comme les matières que l'art soumet au rabot et au ciseau. Le peu de succès de cette pratique devrait les éclairer sur la fausseté des idées sur lesquelles on la fonde, leur inspirer plus de confiance pour les opérations simples de la nature, et les convaincre qu'autant elles sont salutaires et heureuses lorsqu'elles ne sont point contrariées, autant elles sont imparfaites et irrégulières lorsque nous essayons d'y mêler nos procédés et nos caprices.

Voilà par quels moyens, en général, on se hâte de flétrir un tempérament qui ne doit briller que quelques instants, et comment on ruine ses facultés naturelles, en voulant trop en étendre l'usage, ou en voulant les élever à une perfection chimérique. On a beau faire, on ne reculera jamais les bornes que la nature a assignées aux choses. Le parti le plus convenable et le plus sûr est de se conformer à sa marche qui est toujours modérée ; au lieu qu'en se fatiguant et en usant son être à poursuivre quelques biens imaginaires, on se donne mille maux réels ; et le désir trop avide de multiplier les jouissances fait que bien souvent on ne jouit de rien.

FIN DE LA PREMIÈRE PARTIE.

DEUXIÈME PARTIE.

DES DIFFÉRENCES PARTICULIÈRES QUI DISTINGUENT LES DEUX SEXES.

CHAPITRE PREMIER.

Des organes et des moyens particuliers par lesquels la Femme concourt à la génération.

Il y a des auteurs [1] qui ont cru voir beaucoup de ressemblance entre les parties génitales de la femme et celles de l'homme. Ils disent que si, par la pensée, on plie vers l'intérieur des organes qui se présentent naturellement dans l'homme, et qu'on les place dans le siége qu'occupent les parties plus cachées de la femme, ou qu'on amène du dedans au dehors les organes que la femme emploie à la génération, pour leur donner une position aussi apparente que celle qu'ont les organes du premier, on trouvera entre eux de l'analogie, et une certaine conformité de structure. On peut être assuré que ces auteurs ont été séduits par des rapports faux ou peu approfondis. La seule différence des fonctions de l'homme et de la femme, dans l'œuvre importante de la génération,

---

[1] *Rodericus à Castro. Universa muliebr. morb. Medicina, lib.* 1, c. II.

suffit pour éloigner toute idée de similitude entre les organes par lesquels chacun d'eux y coopère, et on conçoit naturellement que des parties destinées à recevoir ne doivent pas être faites comme celles dont la fonction est de donner, indépendamment des effets qui, n'étant propres qu'à la femme, exigent d'elle ou des organes particuliers ou des organes différents. Ainsi, de quelque manière qu'on envisage, de quelque manière qu'on arrange celles de l'homme, on n'y trouvera jamais rien qui puisse admettre, conserver, et enfin produire au jour un nouvel être. Qu'on renverse aussi le siége et les fonctions des organes de la femme, il sera encore moins aisé d'y apercevoir quelque caractère qui indique en elle un sexe actif et puissant. L'homme et la femme sont donc deux individus qui, tenant à la même espèce par les traits généraux, diffèrent néanmoins par le sexe ; qui, destinés à remplir de concert un même objet, y portent des instruments différents, selon la différente manière dont chacun doit y concourir.

La matrice est dans la femme l'organe dont les affections et les usages sont les plus connus. Elle est placée dans le bassin, entre la vessie et le dernier intestin. Dans les filles qui ne sont point nubiles, elle est petite, dure, aplatie, et sa cavité contiendrait à peine une petite amande ; mais lorsque, aux approches de la puberté, la nature vient mettre cet organe en exercice, les humeurs qui y abordent et qui le pénètrent en changent la consistance, le volume et les dimensions ; il devient plus mou, plus arrondi et plus grand. Le commerce des deux sexes et ses suites rendent encore ces rapports plus sensibles ;

mais le plus grand degré d'expansion qu'il reçoive est celui qu'il a dans les derniers mois de la grossesse.

Cet organe ressemble assez à une poire creuse : la partie pointue qu'il présente, et qu'on appelle le museau de la matrice, est percée par une ouverture transversale, et s'avance dans le vagin ; et c'est par cette ouverture et par le vagin que l'enfant vient au monde, comme c'est par là que l'amour a été lui donner l'être. L'extrémité opposée ou supérieure s'appelle le fond de la matrice. C'est à ce fond que s'attache le *placenta*, ou cette espèce de gâteau formé d'un amas de vaisseaux unis par une substance muqueuse, par lequel les enveloppes du fœtus adhèrent à la matrice.

Des parties latérales de la matrice partent deux tuyaux appelés *trompes de Fallope*, longs de trois à quatre pouces, plus menus par le bout qui tient à la matrice, et plus évasés par l'extrémité qui touche aux ovaires, ce qui a fait donner à celle-ci le nom de *pavillon*. L'usage de ces parties est encore fort problématique, ainsi que celui des ovaires [1].

Les ovaires sont deux corps ovales et aplatis, placés à côté et près du fond de la matrice, à laquelle ils tiennent par le ligament large, et par un côté du pavillon des trompes, adhérence qui cependant n'est pas assez forte pour les empêcher de flotter dans le

---

[1] L'usage de ces parties est aujourd'hui parfaitement connu. C'est dans les ovaires que se produisent et se développent successivement les vésicules contenant les petits œufs destinés à être fécondés avant ou après leur arrivée dans la matrice par les pavillons et les trompes de Fallope. L. C.

bas-ventre. Ces corps sont alternativement appelés ovaires et testicules, selon le système qu'on adopte ; ovaires, lorsqu'on les regarde comme le réservoir des œufs, et qu'on croit que l'embryon se forme dans un œuf ; testicules, lorsque, regardant l'embryon comme le résultat du mélange de semences de l'homme et de la femme, on les prend pour le réservoir de la semence. Dans le premier cas, l'œuf, fécondé par la liqueur prolifique du mâle, se détache de l'ovaire et tombe dans le pavillon de la trompe de Fallope, qui, par le mouvement vermiculaire dont elle est douée, le conduit dans la cavité de la matrice : dans le second cas, cette même trompe sert de canal à la semence de la femme, pour la porter dans le même endroit, supposé que le fœtus ne se forme point dans les ovaires ou dans la trompe, comme cela est quelquefois arrivé. C'est par ce conduit aussi que la semence de l'homme, introduite dans la matrice, est supposée passer pour aller féconder l'œuf dans les ovaires, ou se combiner avec la semence de la femme[1].

Le vagin, la matrice, les trompes de Fallope et les ovaires tiennent aux parties voisines et adjacentes par la membrane commune qui tapisse tous les organes du bas-ventre, et leur assiette est encore affermie par leur union réciproque.

Ces différents organes, comme toutes les autres parties du corps, offrent des vaisseaux de différents genres, des artères, des veines, des vaisseaux lymphatiques. Les artères qui fournissent le sang à la

---

[1] Il sera souvent parlé dans le chapitre III de la semence de la femme. Il est peut-être inutile de le dire aujourd'hui, mais rien de semblable n'existe chez elle. L. C.

matrice viennent des artères spermatiques et des hypogastriques, dont les dernières ramifications se rendent aux ramifications correspondantes d'autant de veines qui portent les mêmes noms. Les vaisseaux lymphatiques, qui sont une production des vaisseaux sanguins, vont, à travers les détours du mésentère, se déboucher dans le réservoir de *Pecquet*.

Les ovaires reçoivent le sang des artères spermatiques, qui sont celles qui le portent aux organes où s'élabore la semence de l'homme ; et cela a paru à quelques auteurs un motif de plus pour donner aux premiers le nom de testicules ; mais ces artères ne sauraient être considérées sous un autre rapport que celui de vaisseaux destinés à apporter des matériaux, sans influer sur la manière dont la nature doit les mettre en œuvre. Le même sang dont la nature tire dans l'homme la liqueur séminale, pourrait bien, dans la femme, servir à des usages différents ; et l'identité de nom et de structure de ces vaisseaux est insuffisante pour prouver celle des fonctions des parties où ils se rendent dans les deux sexes.

Toutes ces parties sont, comme tous les organes destinés à exécuter de grands mouvements, composées de différents ordres de fibres. Elles en offrent de tendineuses, diversement disposées, pour que leur action puisse varier selon le besoin.

Des parties qui doivent, dans la machine humaine, acquérir un ascendant aussi singulier que celui qu'ont les organes de la génération, dont la sensibilité doit, pour ainsi dire, subjuguer celle de toutes les autres parties, et devenir un centre dominant de mouvement et d'action, doivent être pourvues d'une grande quantité de nerfs. C'est ce qui a lieu par rapport aux parties que nous venons d'exposer. Ces nerfs leur viennent des nerfs de la moelle épinière, qui sortent par les trous des vertèbres, des lombes et de l'os *sacrum* [1].

Si de l'examen des organes internes, on passe à celui des parties externes, on trouvera partout des différences qui sont une suite de l'organisation des premiers, et des usages auxquels la nature les a destinés : on verra que des parties qui se trouvent dans un sexe ne se trouvent point dans l'autre ; que les parties extérieures de l'homme portent un caractère d'utilité sensible, au lieu que celles de la femme semblent n'être que de simples organes du plaisir. Celles qui existent dans les deux sexes sont totalement différentes : telles sont les mamelles, qui, dans l'homme, sont à peine marquées ; il pourrait même se passer de cette esquisse, puisqu'il n'en tire aucun usage. Le volume et la forme que cet organe a dans la femme sont visiblement relatifs à l'obligation naturelle qui lui est imposée de nourrir les enfants.

C'est dans ces différences, dans lesquelles la raison froide ne trouve qu'un objet d'utilité et qu'une simple convenance d'instruments, que résident cependant le lien invincible dont la nature se sert pour rapprocher les deux sexes, et cet attrait puissant qui les porte à s'unir. Nous sommes excités à la conservation de notre espèce par un sentiment aussi vif, aussi involontaire que celui qui nous attache à la

---

[1] Il est d'autres nerfs qui jouent un grand rôle dans les fonctions et les maladies de ces parties, et qui appartiennent au système ganglionnaire ou système nerveux-viscéral. L. C.

conservation de notre individu. Des fonctions aussi intéressantes ne devaient point dépendre des incertitudes d'une volonté capricieuse ; nous devions y être poussés par un mouvement qui fît taire tous les autres intérêts devant celui-là. Chaque individu a bien en lui les moyens de se conserver, mais non celui de se reproduire ; il a besoin, pour remplir ce grand objet, du concours d'un autre individu qui lui ressemble par son espèce, et qui soit différent par son sexe. De ce besoin naît la dépendance réciproque des deux sexes. Aussitôt qu'ils viennent à connaître leurs véritables rapports, il ne leur est plus permis de se regarder de sang-froid : l'un ne voit dans l'autre qu'un moyen de félicité et que le complément de son être ; ils s'élancent l'un vers l'autre avec une vivacité proportionnée à la force avec laquelle la nature leur parle en faveur de l'espèce ; et pour s'enchaîner mutuellement, l'un emploie la prière et l'autre un tendre artifice. Tel est le charme inconcevable attaché à la différence des sexes, que si les désirs naturels la font rechercher comme le terme où ils doivent cesser, elle ranime à son tour ces mêmes désirs lorsqu'ils sont éteints ; elle leur sert d'aliment ; elle est encore un plaisir, lorsque le premier de tous est évanoui. Le malheureux à qui un couteau fatal semble avoir rendu l'autre sexe inutile, voit encore en lui sinon le bonheur, du moins une image du bonheur [1] ; il tourne en frémissant autour

---

[1] C'est surtout lorsque l'opération a lieu pendant ou après l'époque de la puberté que ces phénomènes s'observent chez les eunuques. Il y a alors le souvenir des émotions éprouvées,

de ce fantôme, il ne peut s'en séparer, et jouit au moins de ses tentatives, au défaut de la véritable jouissance [1].

Quelque porté qu'on soit à se faire illusion sur le principe de ces traits aigus qu'un sexe éprouve à la vue de l'autre, on ne peut s'empêcher de reconnaître que ce principe n'est et ne peut être que la perception d'une certaine conformité de moyens avec un besoin pressant à se satisfaire. L'homme voit dans la femme, comme la femme dans l'homme, la seule chose au monde qui puisse changer ses inquiétudes en plaisirs. Il n'est pas surprenant qu'un intérêt aussi vif que tendre les porte d'abord l'un vers l'autre, et que la passion les amenant par de-

---

en même temps que l'effet, lent à s'épuiser, d'une action générale de l'organisme.   L. C.

[1] On pourrait nous dire que, dans ce cas, le rapport instrumental n'existant plus, son effet devrait aussi cesser, et que les eunuques qui survivent à leur nullité déposent contre notre principe. On répond à cela que l'impulsion primitive que nous recevons de la nature ne s'anéantit jamais, et subsiste indépendamment des accidents que notre corps peut éprouver. Un homme qui a perdu une partie d'un bras ne cesse de rapporter à la partie dont il est privé les sensations que reçoit celle qui lui reste. On peut nous priver de l'usage de nos membres, mais non détruire la pente naturelle du principe qui les fait agir. Ainsi, Origène, qui se trompa comme moraliste, parce qu'en voulant détruire la source de ses passions, il s'ôtait le mérite de les vaincre, ne se trompa pas moins comme physicien, en employant un moyen insuffisant. On voit par là combien pèche aussi l'hypothèse qui fait dériver le penchant à l'acte vénérien, des diverses impressions de la liqueur séminale, de sa quantité, de son âcreté. Ces causes, qui ne peuvent être qu'accessoires, sont précisément celles que les mécaniciens choisissent toujours pour en faire la base de leurs explications. Quel discernement!

grés à se prêter mutuellement une importance exclusive, ils en viennent enfin à ne voir qu'eux seuls dans toute la nature. Dans cet état, qui est le dernier période de l'amour, l'homme n'est plus un mortel, c'est un dieu : la femme est une divinité. L'imagination impétueuse du premier accumule surtout en faveur de l'autre toutes les perfections possibles ; il s'égare délicieusement dans les idées chimériques et mystérieuses du beau, pour élever l'objet de son délire. Mais, lorsqu'après avoir fait un chemin immense dans le pays des abstractions, il arrive enfin à la réalité, il est peut-être étonné de se trouver à côté du sauvage stupide, ou de l'animal livré aux pures sensations.

La beauté, ce mobile puissant dont jamais mortel sensible ne prononça le nom sans émotion, n'est donc, aux yeux du philosophe qui peut un moment échapper à ses prestiges [1], et contempler d'un œil calme les bouleversements et les tempêtes qu'elle excite dans l'univers, qu'un simple rapport de moyens appropriés à un effet naturel ; mais un rapport qui, ayant pour objet une nécessité impérieuse, doit à la passion sa principale force, et à l'imagination humaine les traits séduisants qui l'embellissent. Ce qui prouve que la beauté n'est point un être absolu, mais une relation, c'est que, si l'un des termes qui la com-

---

[1] On sait trop que la philosophie ne met pas toujours à couvert de ses traits. On dit que Démocrite, tyrannisé par la vue du sexe, et ne pouvant plus supporter la forte impression qu'elle lui faisait, prit le parti de se rendre aveugle. Je souhaiterais, pour l'honneur des dames, et pour d'autres causes, que le fait fût vrai. Cette victime ne déparerait pas leur martyrologe.

posent vient à changer, la beauté ne subsiste plus. Qu'un homme épris de l'amour le plus vif tombe malade : à mesure qu'il s'éloigne de son état naturel, il voit le charme qui le captivait se dissiper, les attraits enchanteurs qui l'avaient séduit perdre leur pouvoir, et la femme qui les possédait descendre au niveau de toutes les autres. S'il tient alors à elle, c'est par un autre genre de liens, tels que ceux de l'habitude ou de l'amitié. Cependant il ne s'est fait aucun changement en elle ; lui seul a changé ; le seul rapport qui résultait de leur première situation est altéré ; enfin elle n'est plus belle à ses yeux, parce qu'il n'a plus de désirs. Mais la beauté reprendra ses droits, lorsque ces mêmes désirs, renaissant avec la santé, feront éprouver derechef à l'homme l'illusion flatteuse que la maladie avait suspendue [1].

Il n'y a pas de beauté sans fraîcheur : lorsque cette qualité manque, tous les autres agréments ne frappent que faiblement, parce qu'un jugement prompt et rapide, que l'instinct nous suggère, nous avertit qu'une femme dont l'individu ne présente point tous les caractères d'une parfaite santé est dans une disposition peu favorable au plan de la nature, relativement au maintien de l'espèce.

Comme on n'est jamais plus avantageusement disposé pour cet objet que dans les premières années de la jeunesse et dans le temps de la puberté, il n'y

---

[1] Ceci est évidemment exagéré. On pourrait citer un grand nombre de faits qui prouvent le contraire. Tant que le souvenir des émotions passées n'est pas perdu, tant que le retour de ces émotions est amené par l'habitude, l'illusion, plante vivace, tend toujours à se reproduire et à persister.   L. C.

a pas de femme qui ne plaise à cette époque, et La Chaussée a dit avec raison :

..... A quinze ans on est du moins jolie.

Sa beauté alors est d'être femme : toute notre prévention, toutes nos idées conventionnelles sur le beau, ne sauraient empêcher la femme qui n'en a point d'autre de briller alors un moment; et si son règne est court, c'est parce que des objets de comparaison, qui tirent tout leur prix du préjugé établi, viennent l'éclipser lorsqu'elle n'a plus l'avantage naturel et passager qui la soutenait contre eux.

Les qualités qui font la beauté d'un sexe défigureraient l'autre. Cet air mâle et ces traits bien prononcés dont l'homme tire son lustre feraient dans la femme une impression désagréable, parce qu'ils rendraient équivoque le vrai rapport dans lequel elle doit être avec lui. Une molle délicatesse et des traits fins déplairaient dans l'homme, parce qu'ils choqueraient le rôle auquel on s'attend de sa part. Tout ce qui a un air de force séduit naturellement les femmes: il est aisé de s'en apercevoir par les qualités et l'état des personnes qui déterminent ordinairement leur choix. Il n'est pas étonnant que la faiblesse cherche un appui contre les besoins qui l'accompagnent, ou contre les dangers que la crainte lui fait imaginer.

La beauté ne varie pas seulement par rapport aux sexes; elle est encore différente selon les individus du même sexe. Les mêmes choses qui sont capables d'enflammer l'un refroidissent l'autre : on trouve des hommes qui, en avouant que telle femme est belle, parce qu'elle réunit en elle tout ce qui forme le genre de beauté le plus généralement recherché, se décident cependant en faveur d'une autre femme dont les traits sont moins réguliers.

Cette différence de goût vient de ce que chacun a en soi-même un modèle avec lequel il compare les objets qui le frappent ; et ce modèle varie selon qu'on est disposé à mêler plus ou moins de moral au physique de l'amour, ou selon les images sous lesquelles la volupté s'est offerte à nous pour la première fois. L'impulsion physique peut être si forte qu'elle nous dérobe toutes les convenances morales, pour ne nous offrir que les objets matériels. Alors il peut arriver que dans ceux-ci mêmes on sacrifie l'élégance à d'autres rapports plus intimement liés avec la vivacité des désirs, ou avec le sentiment que l'on a de sa puissance. Au contraire, ceux en qui l'action de ces dernières causes est plus modérée chercheront dans le moral un supplément aux plaisirs de la nature : les qualités de l'âme, annoncées presque toujours par les traits extérieurs de la figure, par la démarche, par le geste, par le son de la voix, feront sur eux une impression d'autant plus vive qu'elles auront plus d'analogie avec leur caractère.

Il en est de même des personnes dont le hasard ou des circonstances particulières ont fixé le goût. Descartes disait que toutes les femmes louches lui plaisaient, parce que la première femme qu'il avait aimée était louche [1]. La plupart de nos penchants n'ont

[1] Dans les salons de Paris, en 1842, lorsque l'opération dite du strabisme faisait grand bruit, on racontait souvent l'anecdote suivante. Une jeune personne, d'un naturel vif et d'une

pas d'autre principe que les premières impressions agréables que les objets nous ont fait éprouver ; elles deviennent la règle à laquelle nous rapportons toutes celles que nous recevons dans la suite ; de sorte qu'aussitôt que quelque nouvel objet vient réveiller ces impressions assoupies, l'âme se porte vers lui avec impétuosité comme vers le seul bien qui lui convienne. C'est sans doute sur de pareils rapports que sont fondées ces passions subites et violentes que fait quelquefois naître le premier aspect d'une femme. Beaucoup de gens affectent d'y chercher du mystère ; mais nous n'y trouvons rien qui ne soit facile à concevoir. On voit tous les jours des exemples de personnes dont l'âme se frappe fortement par rapport à quelque objet, soit en fait d'amour, soit en fait de répugnance. Dans le premier cas, elle se pénètre profondément de l'idée de certaines convenances qui l'ont émue ; l'imagination ébranlée s'exerce ensuite sur elles, les agrandit, les exagère, et parvient enfin à faire regarder le sujet dans lequel elles résident

---

imagination ardente, était sur le point d'épouser un jeune homme qui l'aimait et dont elle était éprise. Or le jeune homme louchait. Ne se doutant pas que son image pût être gravée avec cette imperfection dans le cœur de sa fiancée, l'infortuné eut un jour la malencontreuse idée de lui ménager une surprise en se faisant opérer. L'opération réussit, mais ce qui ne réussit point, ce fut l'effet qu'il en attendait : aussitôt qu'elle le vit, elle poussa un cri d'alarme, et malgré les explications qui s'échangèrent, elle refusa de reconnaître sous cette forme nouvelle l'époux qu'elle avait choisi et aimé sous une autre. Voulant rester fidèle à l'image chérie, elle sacrifia celui qui cessait d'y ressembler. Inconstante par excès de fidélité, elle fit et parla si bien, que le mariage fut rompu. Rien ne put changer sa détermination. L. C.

comme unique dans toute la nature. La passion le représente à celui qu'elle enflamme comme la seule source de bonheur, et tous les hommes comme autant de concurrents qui peuvent l'en écarter; une seule main peut le rendre heureux, et mille autres comme lui peuvent la captiver : le désir donc croissant avec l'incertitude d'obtenir, et la crainte jointe à l'orgueil attisant le feu de l'amour, donnent à ce dernier sentiment cette énergie extraordinaire qu'il manifeste quelquefois. C'est ainsi que, dans quelques espèces d'animaux, la fureur avec laquelle les mâles se portent à l'acte par lequel ces espèces se multiplient, est d'autant plus grande que le nombre relatif des femelles est plus petit, et que l'intervalle de temps pendant lequel elles reçoivent les mâles est plus court.

Mais quelque forme que prenne la passion, et quelque activité que lui donnent des circonstances qui ne sont point générales, elle a toujours pour objet un rapport dont l'utilité fait la base. Si on examine la plupart des attributs qui constituent la beauté ; si la raison analyse ce que l'instinct juge d'un coup d'œil, on trouvera que ces attributs tiennent à des avantages réels pour l'espèce. Une taille légère, des mouvements souples d'où naissent toujours la grâce, la fraîcheur et l'éclat, sont des qualités qui plaisent, parce qu'elles annoncent le bon état de l'individu qui les possède, et le plus grand degré d'aptitude aux fonctions qu'il doit remplir. Rien ne peut remplacer ces qualités ; elles donnent du prix à celles qui n'ont d'autres fondements que l'imagination et le caprice; enfin, elles seules sont la beauté, tout le reste est vraisemblablement arbitraire.

Quant aux divers genres de beauté, qui sont l'objet du goût des différents peuples, il n'est pas douteux qu'ils ne soient fondés sur le même principe. Si la nature, en donnant à chaque nation une forme, une couleur et des traits particuliers, lui a assigné un caractère de beauté qui lui est propre, il faut nécessairement qu'une peau noire et un nez épaté concourent autant à la beauté d'un nègre, qu'une peau blanche et un nez droit et bien tiré contribuent à la beauté d'un blanc. Toutes les fois donc que la conformation de l'un ou de l'autre choquera les rapports naturels qui caractérisent son espèce, elle ne manquera pas de faire naître l'idée de quelque défaut dans l'esprit de ceux qui sont compétents pour en juger. Peut-être que les choses mêmes qui, dans la beauté, paraissent le plus dépendre de la fantaisie, tiennent à cette cause, et que les impressions qu'elles font sur nous n'ont, dans le fond, pour règle que le sentiment de l'utilité physique.

Qu'on soumette à un examen approfondi tous les autres objets propres à nous retracer l'idée du beau, on verra que celle de l'utilité y rentre toujours; elle s'y mêle toujours par une de ces opérations rapides de notre esprit, qui de plusieurs idées semblent n'en faire qu'une [1]. Tout le monde convient que les ob-

---

[1] Roussel s'efforce en vain de ramener à une idée réfléchie d'utilité toutes les émotions vives et soudaines que fait naître en nous l'aspect du beau dans la nature et dans l'art. C'était une erreur assez commune parmi les moralistes de la fin du XVIIIe siècle, pour ceux surtout qui marchaient dans les voies tracées par Condillac. Ce philosophe célèbre avait subordonné toutes les émotions les plus naïves et tous les sentiments les

jets, pour être beaux, doivent être grands, c'est-à-dire avoir toute la grandeur relative que comporte leur espèce ; car le plus petit objet peut être beau comparé à ses semblables. Une rose est belle lorsqu'elle a toute la grandeur et tout l'éclat qu'une rose puisse avoir : alors l'impression qu'elle fait sur nos sens est plus vive et plus agréable. Un cheval n'est beau qu'autant que sa taille, la souplesse de ses jarrets, une peau luisante, une encolure noble et élevée, et le feu qui sort de ses yeux et de ses naseaux attestent sa vigueur et sa légèreté. L'auteur de l'article *Beau* de *l'Encyclopédie*, se sert de l'exemple d'un cheval pour combattre l'auteur de *l'Essai sur le Mérite et la Vertu*, qui rapporte le principe du beau à l'utilité. Un beau cheval, dit-il, qui passe dans la rue, paraît beau à tous ceux qui le voient, quoiqu'ils n'aient aucune espérance de le posséder jamais. Cette objection est peu réfléchie : lorsque nous admirons la beauté d'un objet qui semble n'avoir aucun rapport avec nous, une illusion momentanée nous met à la place de celui qui est à portée d'en jouir. Ce retour de notre entendement, ou plutôt de notre sensibilité, se répète à chaque instant de la vie ; et c'est même vraisemblablement par ce fil que la nature nous a attachées aux êtres qui nous environnent : sans cela nous serions indifférents pour tous. Ainsi, lorsqu'un champ nous paraît beau par son étendue, nous nous identifions pour un moment avec celui qui en recueille les fruits. La beauté de l'univers naît de l'or-

plus spontanés à des raisonnements plus ou moins rapides. A cette doctrine se rattache l'opinion paradoxale émise par Roussel, et que nous croyons inutile de réfuter. L. C.

dre que nous y apercevons, et surtout des avantages qui en résultent pour les êtres sensibles qu'il renferme, et au nombre desquels nous nous plaçons.

Dans les productions de l'art comme dans celles de la nature, la beauté consiste dans les idées de la grandeur et du rapport exact de l'exécution avec un dessein utile, qu'elles font toujours naître dans notre esprit. L'idée de la grandeur excite ordinairement celle de la puissance : eh ! qui ne sait pourquoi la dernière a tant d'attraits pour les hommes ? voudrait-on être puissant, sans le profit qui en revient ? La grandeur et la petitesse seraient des manières d'être tout à fait indifférentes, sans les avantages qui sont attachés à l'une, et les inconvénients qui accompagnent toujours l'autre.

Les proportions d'un bel édifice nous flattent, parce qu'elles remplissent le but qu'on s'est proposé, et qu'elles concourent encore plus à la grandeur et à la solidité de l'ouvrage qu'à son agrément. Les chapiteaux corinthiens les plus déliés et les plus finis nous frapperaient peu, s'ils portaient sur des colonnes dont les dimensions ne nous rassurassent pas sur la pesanteur des masses qu'elles ont à soutenir. Les ornements ne produisent un bon effet que lorsqu'ils se trouvent réunis à ces qualités plus essentielles ; on dédaigne les jouissances frivoles lorsqu'on n'a pas celles qui sont indispensables : un plafond peint par la main de Michel-Ange ne ferait pas les délices d'un homme qui craindrait à chaque instant de le voir tomber sur sa tête. C'est par de pareilles impressions, mais moins développées, que nous jugeons ordinairement des objets, sans même que notre esprit paraisse s'en apercevoir. L'architecture gothique nous choque[1] parce que les ornements dont elle est surchargée, joints à un défaut sensible de proportion dans les moyens qu'elle emploie, prouvent encore moins le mauvais goût de l'artiste qu'ils n'annoncent la fragilité de l'édifice, parce que le caprice, y tenant lieu de règle, offre à l'œil une infinité d'objets sans dessein, et que les figures multipliées qu'on y rencontre, au lieu de nous rappeler la nature, ne nous paraissent propres qu'à la déparer, et font par conséquent souffrir notre imagination.

Mais on nous dira que, si tout gît dans la grandeur et dans la solidité, rien n'est plus aisé que de se procurer ces avantages : ce serait une fausse idée. Ces avantages dépendent d'une certaine proportion dans les moyens employés pour les obtenir : si on prodigue ces moyens, ils nuisent à l'objet qu'on se propose et gênent l'usage qu'on en veut faire. C'est donc ce rapport précis des moyens avec un but utile et grand qui rend une chose belle, et c'est ce que nos

---

[1] Elle ne nous choque plus aujourd'hui. Il semble même que l'architecture grecque subit à son tour les dédains dont Roussel et ses contemporains accablaient sa puissante rivale. Au moins on en respecte de nos jours, sans les mutiler, les monuments anciens et modernes, ce que l'on n'a pas fait pour celle-ci. Nous sommes, il faut le dire, plus tolérants dans nos appréciations esthétiques. Si nous admirons la grandeur de l'ensemble et la gracieuse variété des détails qui distinguent l'architecture catholique, nous ne dédaignons point les proportions simples et l'élégante uniformité de l'architecture grecque. A l'une le sacré, à l'autre le profane. Il a suffi, pour amener ce changement dans nos goûts, que les préjugés d'un philosophisme étroit et exclusif disparussent pour laisser à l'esprit toute son indépendance. L. C.

sens aperçoivent tout d'un coup, lorsqu'ils viennent à être frappés par quelque objet en qui cet heureux rapport se trouve.

Pour ce qui regarde les autres arts d'imitation et les ouvrages d'esprit auxquels on accorde le titre de beaux, leur objet est de nous procurer de nouvelles sensations, d'ajouter des êtres possibles aux êtres existants, et de créer, pour ainsi dire, pour nous un nouveau monde, ou bien de flatter des passions qui nous sont chères, en leur prêtant des couleurs capables de les rendre encore plus séduisantes qu'elles ne sont. Qu'est-ce qui pourrait donc nous intéresser plus vivement que ces arts ou leurs productions? Au surplus, rien n'est plus facile dans le jugement que nous en portons, que de confondre notre admiration pour l'artiste avec le plaisir réel que nous fait son ouvrage, et de donner le nom de beau à ce qui, bien souvent, n'a d'autre mérite que celui de la difficulté vaincue. La mode, l'affectation et la recherche contribuent autant à rendre incertaine et arbitraire l'idée du beau, qu'à obscurcir les règles qui nous enseignent à le découvrir. Ce qui augmente encore la difficulté de ramener à un principe général tout ce qui a du rapport au beau, ce sont les fausses applications qu'on fait tous les jours de ce terme : chacun donne indistinctement cette qualification aux objets les plus simples et les plus communs, selon l'importance qu'il y attache. Un botaniste s'extasie de la meilleure foi devant une chétive plante que les personnes qui n'y entendent pas finesse foulent aux pieds. Un artisan donne le nom de beau aux productions qui sortent de ses mains, quelque grossières et quelque viles qu'elles soient. Mais de ces différentes manières même d'appliquer ce mot, il résulte que la beauté n'est fondée que sur des idées relatives, parmi lesquelles celle de l'utilité occupe la principale place; de sorte que rien n'est beau s'il n'est bon, sinon pour nous, du moins pour les autres, avec lesquels nous nous identifions par la pensée.

Mais tout ce qui est bon n'est pas beau : il semble qu'on ne donne ce nom qu'aux objets dont on aperçoit aisément les rapports. C'est sans doute pour cette raison que ceux qui sont du ressort du goût et de l'odorat n'ont jamais été appelés beaux ; les qualités qui les rendent agréables à ces deux sens sont fondées sur des proportions qui nous échappent. Ainsi l'idée de proportions entre nécessairement dans celle du beau. Toute proportion suppose plusieurs termes corrélatifs, de la disposition desquels elle est le résultat. Cette disposition peut varier à l'infini : les parties qui constituent chaque être diffèrent dans chaque espèce par leur arrangement, leur masse, leur structure, leurs liaisons; et ces différents rapports ne sont par conséquent en eux-mêmes ni beaux ni laids, puisqu'ils ne sauraient avoir de modèle commun ; ils ne deviennent tels qu'aux yeux de celui qui est en état de juger s'ils remplissent le but pour lequel ils semblent établis, ou s'ils conviennent aux usages qu'il peut en tirer. La beauté des objets est donc une manière d'être qui se rapporte à nos plaisirs, à notre organisation, ou à l'intérêt illusoire et momentané qui nous attache à ces objets.

Enfin le beau moral nous offre la vertu dans tout son éclat, à côté des avantages qui en résultent pour la société qu'elle honore : le sacrifice continuel de l'intérêt particulier au bien général est la source de ces transports sublimes qu'elle excite toujours dans les âmes honnêtes, et dans lesquels l'admiration se confond avec la reconnaissance.

On a vu, dans la courte digression que nous venons de faire sur les différents genres de beau, qu'il n'y a point de beau absolu, essentiel ; que c'est tout au plus une abstraction de notre esprit, et que la beauté de chaque objet dépend de certaines convenances que nous y apercevons. Celles qui caractérisent la beauté du sexe ne sont point équivoques, après ce que nous avons dit. Mais il faut observer que les convenances générales ne nous frappent dans la femme que parce qu'elles nous font bien augurer des convenances particulières : celles-ci sont le centre auquel toutes les autres aboutissent ; et le grand objet de la génération, auquel la nature a si étroitement lié notre existence, fait que tout ce qui y a quelque rapport doit nous émouvoir puissamment.

De quelque manière que la nature eût pourvu à a conservation de l'espèce, il n'est pas douteux qu'elle n'eût toujours trouvé le secret de nous y intéresser ; mais il semble que l'attrait qui naît de la variété des moyens que les sexes y emploient prête beaucoup de force à celui qui dérive de leur convenance. Un homme aurait peut-être moins de penchant pour une femme qui lui ressemblerait davantage ; de sorte que la curiosité paraît entrer pour quelque chose dans le goût naturel qu'ils ont l'un pour l'autre. Cependant la différence qui l'a fait naître doit avoir des bornes ; si elle était extrême, et qu'elle allât jusqu'à effacer le caractère commun qui les rend semblables à certains égards, elle nuirait à l'objet même pour lequel elle est établie, parce qu'elle détruirait cet intérêt qui unit les individus d'une même espèce. C'est ce qui fait sans doute que les différentes espèces, irrévocablement renfermées dans leur sphère, n'entreprennent point les unes sur les autres ; elles diffèrent trop pour se rechercher. Si le charme de la variété est un des moyens destinés à cimenter l'union des deux sexes, l'abus des plaisirs attachés à cette union, détruisant l'effet de cette vérité, ramène quelquefois l'homme et la femme à une uniformité criminelle, à ce goût honteux qui les dégrade en trompant la nature, qui fait que chacun d'eux cherche dans son propre sexe des plaisirs sans but, et qui, pour être légitimes, doivent être partagés par tous les deux.

Aux convenances physiques que la nature a mises dans la femme pour exciter l'homme à se rapprocher d'elle, elle a joint deux qualités morales qui, quoique opposées par leurs effets, contribuent également à faire valoir les premières ; ces qualités sont la pudeur et la coquetterie : elles sont comme deux ressorts qui agissent en sens contraires. L'une tâche de faire naître les désirs que l'autre repousse pour en augmenter l'activité, comme quelques gouttes d'eau redoublent celle de la flamme : l'une, par des amorces artificieuses, engage le combat que l'autre tâche de faire durer pour rendre la victoire plus douce et la défaite plus honorable. La coquetterie fait rechercher ce que la pudeur refuse; et l'infaillible effet de ces deux moyens ainsi combinés est d'augmenter, d'un côté, le prix de l'objet qu'on défend, et de l'autre, l'ardeur de celui qui le poursuit. Il est vraisemblable aussi que les désirs, contenus quelque temps par les obstacles que la pudeur leur oppose, n'en sont que plus propres à produire leur effet, et qu'un certain délai contribue à donner le degré convenable de préparation et de maturité aux matériaux que la nature doit employer dans la production d'un nouvel être. C'est pourquoi M. de Montesquieu a dit [1], avec raison, que se livrer à la débauche, qui a toujours été funeste à la population, n'est point suivre les lois de la nature, mais les violer; et l'on sait pourquoi Lycurgue voulait que les hommes ne vissent leurs femmes qu'à la dérobée.

La pudeur, dans un être intelligent comme l'homme, ne produit pas seulement l'effet d'une résistance physique; elle fait encore naître en lui l'idée d'une vertu, et l'estime qui l'accompagne est alors un nouveau lien qui vient renforcer tous les autres. La dissimulation, il est vrai, se trouve dans les femmes à côté de cette vertu; mais ceux qui déclament contre le caractère dissimulé des femmes ne savent ce qu'ils veulent; car vouloir que les femmes ne soient pas dissimulées, c'est demander une chose impossible et même dangereuse, tant il est vrai que nos vices ne sont souvent que des vertus outrées! Cette honte aimable tire peut-être sa source, dans la femme, d'une certaine défiance de son propre mérite, et de la crainte de se trouver au-dessous

---

[1] *Esprit des Lois*, liv. XVI, ch. xii.

de ces mêmes désirs dont elle est l'objet, et qu'elle tend à exciter [1]. Quelle que soit la nature de ce sentiment, il ressemble à la modestie lorsqu'il résiste, et à la complaisance lorsqu'il cède.

La coquetterie est un autre sentiment naturel, mais opposé à la pudeur ; c'est un désir vague de plaire, et de captiver l'attention de tous les hommes, sans se fixer à aucun. Ce sentiment est si inhérent au sexe, que rien ne peut l'effacer : ce qui a fait dire à M. le duc de la Rochefoucauld que *les femmes peuvent moins surmonter leur coquetterie que leur passion.*

[1] Il n'est personne qui ne sache que ce sentiment est plus difficile à vaincre dans les femmes, lorsqu'elles ont quelque imperfection à cacher. Le fameux Raymond Lulle, de l'illustre famille des Lulle de Barcelone, qui fut philosophe, théologien, médecin, alchimiste et moine, aimait, dit-on, éperdument une Espagnole nommée Éléonore, qui joignait tous les charmes d'un esprit délicat et vif à tous les agréments d'une figure intéressante et noble. Il en était aimé et il le savait : un si tendre retour semblait lui promettre un bonheur prochain. Mais, quoiqu'il y touchât sans cesse, il en était sans cesse repoussé. Il prodigua toutes les ressources d'un amant au désespoir pour fléchir Éléonore : tout fut inutile. Voyant que le combat entre son amour et la pudeur de sa maîtresse durait plus qu'il ne doit naturellement durer, il entreprit d'approfondir un mystère où tout lui paraissait singulier. Après bien des recherches, des tentatives et des ruses amoureuses, il apprit que la charmante Éléonore avait un cancer au sein. Alors, en amant généreux, oubliant son bonheur pour ne s'occuper que de la santé de son amante, il cherche partout le remède qui lui convient ; il entend dire qu'en Afrique un Arabe possède des secrets admirables, et il y vole. L'histoire nous dit qu'il y apprit beaucoup de choses, qu'il trouva même la pierre philosophale ; mais c'était le spécifique du cancer qu'il lui fallait, et c'est ce qu'il ne trouva point et qu'on n'a pas encore trouvé.

Il paraît tenir à ce caractère mobile qui naît de l'extrême sensibilité des organes de la femme, comme la pudeur tient sans doute à la timidité qui dérive de leur faiblesse. La perfection de la femme exige qu'elle soit précisément telle que Virgile dépeint Galatée, coquette et timide [1], et que ces deux sentiments se contre-balancent et soient retenus l'un par l'autre dans de certaines bornes : lorsque l'un acquiert trop de force, l'autre se relâche dans la même proportion. La coquetterie, continuellement irritée par les suggestions dangereuses de la vanité dont elle prend tôt ou tard le caractère, tandis que la pudeur ne se nourrit que de privations pénibles, doit à la longue l'emporter sur celle-ci, et finir par envahir ses droits. Cette dépravation est et doit être plus commune dans tous les lieux où les occasions multipliées, la rivalité, l'exemple, les tentations de l'amour-propre, réveillent continuellement la coquetterie, et l'excitent à se délivrer d'une contrainte importune par le sacrifice de la pudeur. Dans ces lieux où l'amour ne sert guère que de voile à l'intérêt et à l'orgueil, la coquetterie sera extrême et la pudeur nulle.

Mais en supposant que tout reste dans l'ordre, et que la coquetterie, bien loin de s'écarter de l'institution de la nature, se borne au contraire à en remplir les vues, elle contribuera beaucoup aux douceurs et aux agréments de la vie, surtout dans les pays où les femmes vivent avec les hommes, et n'en sont point séparées par les barrières que la jalousie

---

[1] *Malo me Galatea petit, lasciva puella,*
Et fugit ad salices, et se cupit antè videri.

orientale met entre eux. Libres d'y donner l'essor à leur goût naturel pour tout ce qui peut augmenter leurs attraits, elles cultiveront avec fruit les arts agréables sans être tentées d'en abuser, s'exerceront à tirer de la parure des ressources qui sont peut-être encore plus nécessaires que frivoles [1]; s'attacheront à acquérir des grâces qui, pour se trouver quelquefois alliées avec le vice, n'en sont pas plus incompatibles avec la sagesse, et répandront une émulation générale de plaire qui donnera nécessairement à la société un aspect plus riant et plus animé. Si les agréments du corps attirent, ceux de l'esprit fixent et enchaînent : les femmes y auront donc aussi l'esprit plus exercé; la nécessité de provoquer et de repousser les attaques continuelles des hommes, et de prendre, par conséquent, toutes les formes et tous les tons, selon les circonstances, le rendra en elles plus subtil, plus pénétrant, plus étendu, et par

---

[1] Il n'est pas douteux que le goût modéré de la parure n'ajoute aux autres moyens de plaire. La beauté résidant dans des objets matériels et dans une forme déterminée, il doit y avoir un art indépendant de l'opinion et de la mode, de les présenter avec avantage, en employant des accompagnements étrangers qui les fassent ressortir, comme dans un tableau certaines figures servent à donner du relief aux autres. Il y a surtout un principe physique d'agrément dans la distribution des couleurs : outre qu'elles relèvent l'éclat du teint par des oppositions bien ménagées, elles produisent sur l'organe de la vue un ébranlement agréable qui nous dispose favorablement pour la personne qu'elles parent. Voilà pourquoi il y a des gens exclusivement attachés à certaines couleurs plus analogues que d'autres à leur organisation. L'or, l'argent, les diamants, ne produisent pas si bien cet heureux effet, et semblent plus propres à annoncer l'opulence qu'à rehausser les charmes de la femme qui les étale.

la même raison, plus agréable. Comme, parmi des êtres sociables, le bonheur qu'un sexe attend de l'autre dépend de certaines qualités morales qui en assurent la durée, les femmes feront leurs efforts pour les acquérir, et imposeront aux hommes, par leur exemple, l'obligation de les avoir ; de sorte qu'en travaillant les uns et les autres à se rendre heureux, ils se trouveront nécessités à devenir meilleurs. Enfin, comme la vertu, qui honore le plus les femmes, parce qu'elle est la plus propre à calmer les inquiétudes des hommes, est un moyen des plus puissants pour plaire, il pourra bien arriver qu'elles soient quelquefois vertueuses par coquetterie.

Tels sont les moyens sur lesquels la nature a établi son plan ; telles sont les mesures qu'elle a jugé à propos de prendre pour parvenir à ses fins. Ce système n'est réduit en acte que lorsque la femme touche à l'âge de puberté. Alors il s'ouvre en elle une nouvelle fonction qui n'augmente pas ses agréments, mais qui les soutient, et ne les éclipse un moment que pour les faire ensuite mieux briller, comme un orage rend souvent l'air plus pur et plus serein.

CHAPITRE II.

Du flux périodique et menstruel auquel le sexe est assujetti.

Dans la constitution actuelle de l'espèce humaine, la femme est sujette à un écoulement de sang qui revient exactement tous les mois [1], et dont les retours

[1] Excepté pendant la grossesse.

DE LA MENSTRUATION. 121

périodiques sont, depuis la puberté, c'est-à-dire l'âge de quatorze à quinze ans, jusqu'à celui de quarante-cinq à cinquante [1], une fonction caractéristique et nécessaire au sexe, à laquelle toutes les autres fonctions semblent subordonnées. Pendant cet intervalle de la vie, cet écoulement est dans la femme le signe et pour ainsi dire la mesure de la santé. Sans lui, la beauté ne naît point ou s'efface, l'ordre des mouvements vitaux s'altère, l'âme tombe dans la langueur, et le corps dans le dépérissement.

Quoique cette évacuation revienne assez régulièrement tous les mois, puisque c'est de cette régularité qu'elle a pris le nom de règles, elle présente néanmoins des cas, assez rares cependant, qui dérogent à cet ordre.

Il y a des femmes qui sont réglées deux fois par mois, et d'autres en qui cet écoulement suit dans ses retours une période différente de la période menstruelle, sans qu'il en résulte pour elles aucune incommodité.

Il y en a chez qui les règles coïncident avec les phases de la lune ; et ce fait est sans doute ce qui a servi de fondement à l'opinion populaire qui admet l'influence de cet astre sur le flux périodique des femmes. Il se peut que la superstition ait profité du merveilleux que cette idée présentait, sans exami-

---

[1] L'époque de l'apparition et celle de la cessation des règles varient avec les climats, les races, le milieu social, les mœurs et les tempéraments, etc. Voyez les notes B et C, à la fin du volume. Quant aux rapports de la menstruation avec la fécondité, ils seront l'objet d'une appréciation particulière dans la note A, où nous reviendrons sur la plupart des questions soulevées dans ce chapitre et dans le chapitre suivant. L. C.

ner, selon sa coutume, ce qu'elle pouvait renfermer de vrai. Mais des auteurs qui se croyaient bien philosophes, en rejetant tout à fait cette idée, étaient-ils aussi sages qu'ils auraient voulu le faire croire par cette décision tranchante [1] ? Il est certain que la difficulté de concevoir les rapports qui lient les révolutions de la lune avec celles de l'économie animale ne les justifie point. Outre qu'en général ce ne peut jamais être une raison valable de nier un fait, que de ne pouvoir l'expliquer, il ne serait point impossible, dans le cas particulier dont il s'agit, de démontrer, par des inductions tirées de la physique, que la lune peut étendre sur le corps humain l'action qu'elle a sur beaucoup de corps sublunaires. Tout le monde connaît l'ouvrage de Mead, dans lequel cet auteur anglais prouve assez bien cette vérité. On n'a qu'à consulter les personnes affectées de maladies chroniques, on en trouvera beaucoup qui avouent éprouver des changements considérables sous certains aspects de la lune. Floyer, à qui nous devons un traité de l'asthme, qui n'est que l'expression de ce qu'il a senti lui-même (car il était atteint de cette maladie), dit que ses accès étaient aussi assujettis

[1] Cette prétendue influence de la lune est aujourd'hui complètement niée par les médecins. Un grand nombre d'observations recueillies par nous, dans le but de résoudre cette question, nous ont convaincu que cette influence est nulle. Le résumé général des observations de 334 femmes dont M. Brierre de Boismont a constaté la période menstruelle, établit de la manière la plus positive qu'il n'est point de jour du mois où l'on n'observe le retour des règles. *De la menstruation dans ses rapports physiologiques et pathologiques*, par M. le Dr Brierre de Boismont, p. 126. L. C.

aux mouvements de cet astre que les flots de l'Océan.

En défendant cette opinion, nous sommes bien éloigné de regarder la lune comme le principe efficient du flux menstruel; nous ne l'envisageons, dans les femmes qui sont soumises au cours de cet astre, que comme une cause occasionnelle qui, par les modifications qu'elle produit régulièrement et périodiquement dans l'atmosphère, et qui de là sont transmises à leurs organes, réveille en elles la nature, lui rappelle une époque où elle a été soulagée et la détermine à faire de semblables efforts pour satisfaire le même besoin, comme d'autres causes la déterminent dans les femmes qui sont réglées différemment. Dans celles-ci, ces causes, pour être insensibles, n'en sont pas moins réelles. Il y a une infinité d'objets qui échappent à notre entendement et qui frappent fortement l'instinct. Combien d'impressions sourdes, combien de réminiscences confuses modifient et changent à notre insu l'état naturel de notre machine! Elles sont le principe de ces retours fixes et de ces accès périodiques qu'offre un grand nombre de maladies, et que les médecins qui n'admettent que des explications physiques ont vainement tenté de plier à leurs systèmes. Ce phénomène est un de ceux qui servent de base à la théorie simple et lumineuse de Stahl, la seule qui puisse expliquer d'une manière satisfaisante cette foule de faits relatifs à l'économie animale, qui, sans cela, eussent été à jamais incompréhensibles pour tout esprit dégagé du joug de la prévention. D'ailleurs, le flux menstruel est une espèce de crise, et les crises suivent une marche septénaire. Le mois lunaire est composé de quatre septénaires : il n'est donc pas surprenant que, dans quelques femmes, les règles répondent aux révolutions de la lune.

L'évacuation menstruelle dure ordinairement depuis trois jusqu'à six et sept jours, et la quantité de sang qui s'évacue s'étend depuis huit jusqu'à seize et dix-huit onces. Cette évacuation approche plus ou moins de l'état de maladie, selon qu'elle s'éloigne plus ou moins de ces limites naturelles, à moins que les écarts qu'elle peut souffrir n'aient leur raison dans la constitution particulière du sujet, ou dans quelque autre circonstance qui les excuse.

Le sang des règles est-il de la même nature que celle de la masse générale dont il dérive? ou faut-il croire ce qu'Aristote, Graaf, Verheyen, et une infinité d'auteurs, ont dit des qualités malfaisantes du sang menstruel [1] ? Comme les hommes ne sauraient être indifférents sur ce qui peut intéresser les femmes, les opinions relatives à la constitution de ce sexe ont aussi dû être extrêmes. Nous avons dit qu'on les a quelquefois regardées comme le plus digne organe de la Divinité ; et, par une de ces contradictions qui sont assez compatibles avec le caractère de l'esprit humain, on les a d'autres fois représentées comme des animaux dangereux et perfides.

[1] Les dernières recherches faites sur ce sujet semblent démontrer que le sang normal des règles est de la même nature que celui qui circule dans les artères. Seulement il s'y trouve toujours mêlé une certaine quantité de mucus vaginal ou utérin, et c'est à ce mucus qu'il faut rapporter l'acidité du fluide menstruel, et une bonne part des conditions morbides qu'on a pu remarquer dans ce fluide. C'est ce qu'ont démontré les analyses de MM. les docteurs Denis, Bouchardat et Donné. L. C.

Pline [1] dit qu'il y a dans la Scythie des femmes dont le seul regard est capable de tuer des hommes lorsqu'elles sont en colère. Le même esprit qui avait donné cours à de semblables opinions, produisit sans doute celle qui a fait croire que le sang menstruel des femmes était vénéneux. Il semble que les hommes, plus libres dans cette crise passagère, où les charmes de la femme sont obscurcis d'un léger nuage, aient voulu profiter de l'interrègne qu'elle leur laissait, pour se révolter et outrager ce qu'ils sont forcés d'adorer dans d'autres temps.

Pour ne donner dans aucun excès, nous sommes porté à croire que le sang menstruel peut recevoir de nouvelles combinaisons dans l'organe qui le verse, comme il en reçoit dans tous les autres organes [2], et que les qualités qu'il y acquiert peuvent quelquefois avoir été exaltées par des circonstances particulières, ou dans des sujets d'une constitution extraordinaire, au point de le rendre capable des effets surprenants qu'on lui attribue, mais qui n'ont pas lieu dans l'état naturel des choses.

[1] Liv. VII, c. II.
[2] L'idée des ferments, introduite par Paracelse, n'est point aussi ridicule et aussi absurde que quelques médecins modernes voudraient le persuader. Elle a peut-être un fondement plus réel que celle du prétendu mécanisme qu'on voudrait lui substituer. Un fait qu'on ne saurait révoquer en doute, et qui est du plus grand poids en faveur de la première opinion, c'est que chaque organe du corps a une mixtion et des qualités particulières, aussi sensibles au goût et à l'odorat qu'à la vue. Qu'y aurait-il donc d'étonnant qu'en vertu de cette mixtion et de ces qualités, chaque organe altérât ou changeât celles des humeurs qui y abondent, comme un levain communique les siennes aux matières qu'on lui associe ?

Les vaisseaux de la matrice, et quelquefois ceux du vagin, paraissent être les sources immédiates du sang menstruel. Les qualités sensibles de ce sang font présumer que ce sont les veines qui le fournissent; mais les raisonnements mêmes des auteurs sur cette matière font assez voir qu'on n'en a aucune preuve démonstrative. Il n'est pas plus aisé de démontrer que le sang des règles est versé par les *appendices cœcales*, sur lesquelles M. Astruc a établi son hypothèse. Des médecins, entre lesquels se trouve M. Van-Swieten, lui ont contesté l'existence de ces appendices; et en effet on n'en trouve aucun vestige dans les femmes qui ne sont point actuellement grosses[1]. Il y a apparence que, dans celles qui venaient d'accoucher, les prétendus appendices qu'on y a aperçues n'étaient que les débris des cotylédons qui attachent le placenta à la matrice. D'ailleurs, quand même ces appendices seraient aussi réelles que le prétend M. Astruc, comme elles n'ont été aperçues que dans des femmes grosses ou qui venaient d'accoucher, on n'en pourrait rien conclure pour l'état de la matrice dans les femmes qui ne sont point dans

---

[1] Ces appendices n'existent point. Les règles consistent-elles dans une déchirure des vaisseaux utérins, dans une sécrétion particulière des cryptes de la muqueuse utéro-vaginale, ou bien dans la perspiration d'un ordre particulier de vaisseaux exhalants?... Elles consistent très-probablement dans une transsudation active des vaisseaux capillaires de la cavité utéro-vaginale. Telle est l'opinion de notre savant et respectable ami M. le Dr Mojon. Cette transsudation n'est ni exclusivement artérielle, comme on l'a prétendu, ni exclusivement veineuse; elle est capillaire, c'est-à-dire à la fois veineuse et artérielle. Voyez la fin de la note A.   L. C.

ce cas, parce que, pendant la grossesse, la nature opère dans cet organe une végétation rapide qui en change tous les rapports.

M. Astruc croit ces appendices si nécessaires pour la menstruation, qu'il ne pense pas qu'elle puisse avoir lieu sans elles, parce que, dit-il, si elle se faisait autrement, ce ne pourrait être que par la rupture des petits vaisseaux de la matrice : rupture, selon lui, toujours à craindre et toujours sujette aux suites les plus funestes. Cet auteur paraît n'avoir pas fait attention qu'il y a d'autres organes sujets à des hémorrhagies, même périodiques, qui ne sont suivies d'aucun accident fâcheux. Selon son principe, il faudrait aussi supposer dans ces organes le même appareil de vaisseaux qu'il a établi dans la matrice : supposition qu'aucune observation anatomique ne paraît jusqu'ici autoriser. Cet auteur fait comme beaucoup de philosophes, qui réduisent la nature à cette alternative, ou de faire mal ce qu'elle fait, ou de suivre les idées dont ils sont préoccupés. Mais nous n'éprouvons que trop tous les jours que, dans la plupart de ses opérations, elle emploie des moyens auxquels nous n'avons jamais pensé ; tous les jours elle nous offre des faits qui dérogent aux arrangements frivoles auxquels nous croyons qu'elle doit se prêter.

Si j'avais à choisir parmi les systèmes où l'on se propose de développer le mécanisme des excrétions en général, et celui de la menstruation en particulier, je me fixerais à celui qui suppose entre les extrémités artérielles et les dernières ramifications des veines un espace où le sang, affranchi de la contrainte des vaisseaux qui l'ont porté, n'a pour toutes barrières que l'action tonique du tissu cellulaire, de manière que la nature puisse, selon ses vues et ses besoins, laisser échapper au travers des cellules de ce tissu le sang dont elle se trouve surchargée. M. de Bordeu[1] a fait voir que cet organe est, de tous ceux qui composent la machine humaine, celui qui est susceptible du plus grand nombre de modifications. On peut donc croire que, dans le temps des règles, la nature dispose de la portion de ce tissu, qui entre dans la structure de la matrice, de la manière la plus convenable à l'excrétion qu'elle prépare, et qu'elle en fait de même à l'égard de toutes les autres excrétions.

Quant à la rupture des petits vaisseaux, qu'on croit être à craindre, l'expérience nous fait voir tous les jours combien cette crainte est mal fondée; qu'il n'y a que les grandes lésions et la rupture des grands vaisseaux dont les suites étaient à redouter. Il n'en est pas de même des premiers; l'action du cœur, presque éteinte lorsqu'elle parvient aux dernières ramifications des artères, est assez contre-balancée par le ressort et la résistance active de ces petits vaisseaux, pour nous rassurer sur les suites de leur rupture.

M. Astruc, ainsi que beaucoup d'autres médecins, pense que le flux menstruel n'est que le superflu de la lymphe destinée à l'accroissement avant l'âge de puberté, et à la nutrition après la puberté. La lymphe ou les molécules organiques s'accumulent, disent-ils, pendant l'espace d'un mois dans les vais-

---

[1] *Recherches sur le tissu muqueux.*

seaux vermiculaires de la matrice[1]; lorsque ces vaisseaux sont tout à fait remplis, ils compriment nécessairement les veines de cet organe. Le sang, arrêté dans son cours par cette compression, est forcé, selon M. Astruc, de se jeter sur des productions qui sortent latéralement des troncs veineux, et qui s'ouvrent dans la cavité de la matrice. Ces productions sont les appendices dont on a déjà parlé, et dont l'existence est encore problématique.

Ceux qui font dépendre un effet aussi constant que la menstruation d'une cause aussi précaire et aussi peu certaine que cette pléthore locale et graduelle, paraissent n'avoir pas examiné tous les rapports qui dépendent de cette fonction : toutes les circonstances qui l'accompagnent démentent évidemment le principe mécanique auquel on veut l'assujettir. Tout annonce, dans les organes qui l'exécutent, une action momentanée bien différente des phénomènes qui suivraient l'entassement successif de la lymphe laiteuse. Cet entassement de suc nourricier dans la matrice suppose que toutes les autres parties en regorgent; mais on voit tous les jours des femmes exténuées qui ne laissent pas d'être réglées, et même de l'être trop. Nous avons déjà dit que, dans bien des filles, l'évacuation menstruelle devance l'entier accroissement du corps. Quant à la tension, la douleur et le gonflement subit qui précèdent quelquefois la menstruation, rien ne cadre moins que ces symptômes avec une cause aussi lente que la réplétion graduée de la matrice. Ces symptômes,

---

[1] M. Astruc, *Maladies des Femmes*, t. 1, ch. II.

ainsi que les maux de tête et l'engorgement de la poitrine qui ont quelquefois lieu, n'indiquent point une pléthore ou une surabondance universelle d'humeurs dans les sujets qui les éprouvent, puisque des personnes qu'on ne saurait soupçonner d'être pléthoriques n'en sont point exemptes; mais ils sont l'effet des divers mouvements spasmodiques qui concourent à la détermination des règles.

D'ailleurs, la quantité du sang qui s'écoule dans le flux menstruel excède de beaucoup celle que la matrice peut contenir. Il faut nécessairement joindre à la cause mécanique à laquelle on a recours, une autre cause auxiliaire qui détermine un torrent de sang vers les parties par lesquelles s'opère l'évacuation. Or, si on a besoin de recourir à une cause active dont les effets soient plus rapides et plus constants, la cause mécanique, dont les effets sont si lents et si incertains, est au moins inutile; et si à cette qualité elle joint le défaut de ne s'accorder en rien avec les symptômes qui caractérisent la menstruation, elle doit être rejetée comme fausse.

Le sentiment le plus vraisemblable sur cette fonction, est qu'elle dépend d'une action particulière de l'organe destiné à l'exercer, secondée quelquefois par l'effort sympathique des autres organes : effort qui produit la gêne de la respiration, les maux de tête, et divers autres symptômes, selon la diverse direction des mouvements spasmodiques. C'est l'idée de M. de Bordeu; elle se trouve développée dans un de ses ouvrages[1], qui est, sans contredit, de tous les

Recherches sur les glandes.

livres de physiologie que nous connaissions, celui qui nous paraît offrir les notions les plus exactes sur quelques-uns des points les plus intéressants du système animal, tels que les sécrétions et les excrétions.

On croit communément que la nature, dans le flux menstruel, n'a pour objet que la fécondité [1]. Comme ce flux n'arrive en effet que lorsque la femme est en état d'enfanter ; qu'elle est stérile pour l'ordinaire lorsque cette évacuation manque, on a dû naturellement penser que le sang menstruel fournissait la nourriture du fœtus, et par conséquent regarder les règles comme une des conditions essentielles qui rendent une femme féconde. On aurait cependant dû faire attention que la loi qui soumet le sexe à cette évacuation, n'est point générale, selon le rapport des voyageurs [2] ; elle est inconnue chez plusieurs nations sauvages. Les femelles des animaux qui se multiplient par la même voie que l'homme, en sont exemptes ; à moins qu'on appelle du nom de règles (ce qui serait étrangement abuser des termes) cette humeur limpide et quelquefois rougeâtre qui distille des parties irritées chez les femelles de ces animaux, pendant le court intervalle de leur effervescence. L'évacuation menstruelle est plus tardive et moins

---

[1] Il n'y a point entre les règles et la fécondité une relation de cause et d'effet, c'est une simple relation de coïncidence fonctionnelle. Voyez à cet égard la note A.

[2] Au Brésil, les femmes ne sont point sujettes à l'évacuation périodique du sexe *.

* Cette dernière assertion est inexacte. Dans aucune contrée du globe la femme n'échappe sous ce rapport à la loi commune.   L. C.

abondante dans les femmes de la campagne, sans doute parce qu'elles participent moins aux vices des grandes sociétés. Enfin on trouve des femmes fécondes, sans avoir jamais été réglées [1].

Tous ces faits nous induisent fortement à conjecturer qu'il a dû exister un temps où les femmes n'étaient point assujetties à ce tribut incommode; que le flux menstruel, bien loin d'être une institution naturelle, est au contraire un besoin factice contracté dans l'état social [2]. Les hommes rassemblés ont toujours cherché à resserrer les liens de la cordialité dans les festins. La joie est plus vive, et les épanchements plus tendres dans ces moments où la machine se remonte par une nouvelle nourriture : on est alors plus content des autres, parce qu'on est plus content de soi-même : l'absence des soucis laisse alors à la nature la liberté de jouir de tous ses droits,

---

[1] Dans des cas exceptionnels, si le flux ne se montre point, il y a au moins un ensemble de symptômes qui révèle le travail congestif.   L. C.

[2] C'est une singulière prétention que celle d'expliquer la menstruation par l'influence des relations sociales et des erreurs de régime qui en sont regardées comme la conséquence. On le voit, c'est toujours le même préjugé qui prévaut. La menstruation étant une incommodité, il faut en accuser l'état de société, c'est être conséquent. L'état de nature, que personne n'a connu, devait être un état si parfait ! Comment concilier cette donnée sur l'origine de la menstruation avec l'assertion, écrite plus haut, page 121, dans laquelle l'auteur regarde la menstruation comme une *fonction caractéristique et nécessaire au sexe, à laquelle toutes les autres fonctions semblent subordonnées*. Une fonction si importante serait donc un produit artificiel de la *cordialité établie dans les festins !*

    L. C.

et même d'en abuser ; car il arrive souvent que, ne démêlant plus la sensation des mets d'avec l'impression de la gaieté, elle prend le change, et se surcharge d'aliments qu'elle croit encore nécessaires, longtemps après que le besoin est satisfait. Ces repas, dont l'amitié et le besoin de se voir et d'être ensemble avaient d'abord donné l'idée, l'intempérance les fit ensuite réitérer pour satisfaire la sensualité. Les saveurs simples et naturelles des aliments qui suffisent à ceux qui n'ont que l'appétit à contenter, ne convinrent pas toujours à des gens qui voulaient manger sans appétit. Il fallut nécessairement recourir aux perfides raffinements de l'art, pour réveiller un palais difficile et dédaigneux, et rendre agréable à la bouche ce que l'estomac eût refusé sans cet appât trompeur. Il se forma peu à peu une habitude générale qui porta les hommes à prendre beaucoup plus d'aliments qu'il ne leur en faut pour réparer les déperditions journalières du corps. Celui-ci dut se trouver gêné par une surabondance excessive de sucs nourriciers dont l'oisiveté et le défaut d'exercice durent augmenter encore les inconvénients. La nature, attentive à maintenir cette juste compensation de perte et de réparation qui entretient la vie, tâcha de se débarrasser d'un superflu dangereux par des évacuations convenables. Les effets de cette disposition furent communs aux deux sexes ; les hommes comme les femmes se trouvèrent en général dans un état de pléthore habituelle qui nécessita, dans les uns et dans les autres, des écoulements, à la vérité différents par leur forme, mais qui furent les mêmes par leur principe.

Dans les hommes, la nature suppléa aux règles par des hémorrhagies qui se font par des organes différents, selon les divers âges [1]. Quand ces hémorrhagies, dans les sujets auxquels elles sont nécessaires, n'ont pas lieu, il en résulte une longue suite d'affections, ou une disposition plus ou moins prochaine à de certaines maladies, telles que les diverses affections de poitrine, le rhumatisme, l'hypochondriacisme, le calcul, la goutte, l'asthme, l'apoplexie, etc. Il n'est guère possible d'éluder cette alternative dangereuse, que par un régime de vie propre à prévenir ou à détruire la cause dont elle dépend.

Les femmes, par leur manière de vivre sédentaire et inactive, sont moins capables de s'en affranchir; la nature de leurs occupations favorise la surabondance d'humeurs qui leur est commune avec les hommes, au lieu de la diminuer ; mais aussi elles ont un couloir plus commode pour se délivrer des humeurs surabondantes, et par là même nuisibles. Les animaux qui ne se sont point soustraits à l'empire de la nature, et qui suivent encore l'instinct pour guide, n'ont pas besoin de cette ressource [2] ; ils ne sont point sujets, comme l'homme, aux hémorrhagies, ni par conséquent aux affections morbifiques auxquelles elles servent de fondement. Ces hémorrhagies sont devenues une fonction nécessaire qui s'est intimement liée avec la constitution de l'espèce humaine ; de sorte que, dans l'état actuel des choses, une femme naît avec la disposition à avoir des règles

[1] Stahl, *Dissert. de morbis œtatum.*
[2] Stahl, *Dissert. de frequentiâ morborum in homine præ brutis.*

à un certain âge, comme elle naît avec la disposition à avoir la petite vérole ; car on peut contracter un nouveau besoin, comme on contracte une nouvelle maladie. Si on pouvait voir toutes les altérations par lesquelles l'espèce humaine a passé depuis son origine jusqu'à nous, on verrait peut-être qu'elle n'a pas toujours été sujette aux mêmes besoins, aux mêmes fonctions, aux mêmes maladies. Lorsqu'elle a une fois contracté quelque vice ou de nouvelles affections, et cela sans doute a lieu dans toutes les espèces d'animaux, ce vice ou ces affections se transmettent de génération en génération, et se perpétuent jusqu'à ce que quelque cause contraire vienne les détruire : voilà pourquoi les races dégénèrent, et pourquoi elles se trouvent altérées après plusieurs siècles. Ainsi l'évacuation menstruelle, une fois introduite dans l'espèce, se sera communiquée par une filiation non interrompue ; de sorte qu'on peut dire qu'une femme a maintenant des règles, par la seule raison que sa mère les a eues, comme elle aurait été phthisique peut-être, si sa mère l'eût été : il y a plus, elle peut être sujette au flux menstruel, même quoique la cause primitive qui introduisit ce besoin ne subsiste plus en elle. Et, en effet, bien des femmes sont réglées sans être pléthoriques ou surchargées d'humeurs. Le flux menstruel, dans ces femmes, dépend de la seule direction habituelle des mouvements de la nature, comme les hémorrhagies périodiques qu'éprouvent des hommes épuisés.

L'hémorrhagie particulière au sexe se faisant par l'organe destiné à perpétuer l'espèce, elle ne peut commencer qu'à l'âge où la nature commence à s'occuper de ce grand objet. En développant et en préparant les instruments qui doivent servir à cette fonction, elle dirige aussi vers le lieu où elle doit exercer les humeurs dont elle veut se débarrasser. L'évacuation qu'elle établit est moins la cause qu'un signe de la fécondité. Une femme n'est point stérile parce qu'elle n'est point réglée, mais parce que la nature n'exerce point sur la matrice le degré d'action qui la dispose à concevoir ; c'est parce que ses mouvements, au lieu de se porter vers cette partie, se trouvent dirigés vers quelque autre organe où le sang, qui suit la même direction, s'accumule et se manifeste par des résultats qui sont les mêmes dans les deux sexes. Les hommes sujets à des hémorrhagies habituelles qui ont cessé, éprouvent, ainsi que les femmes en qui les règles sont suspendues, des regorgements et des congestions d'humeurs dans des organes différents, selon le progrès de l'âge, et des affections, telles que maux de tête opiniâtres, la phthisie, l'affection hystérique ou hypochondriaque, la colique, le calcul, la goutte, et une infinité d'autres maladies dont le flux menstruel, bien établi et bien ordonné, exempte les femmes [1]. Cet écoulement doit être doublement nécessaire, lorsque la cause primitive qui l'a fait naître concourt avec l'ha-

---

[1] Ce tableau est très-consolant : mais malheureusement il n'est pas exact. Si l'on tenait compte des maladies auxquelles les femmes sont disposées par les troubles si nombreux de la menstruation, on aurait la certitude que cette prétendue compensation n'existe point. Tout ce qu'on a dit de l'analogie du flux hémorrhoïdal avec les règles est loin de mériter l'assentiment des médecins éclairés et expérimentés.   L. C.

bitude héréditaire qui la progage : ainsi les règles seront plus abondantes dans les personnes qui prennent une plus grande quantité d'aliments et qui font moins d'exercice : aussi les femmes qui habitent les villes où l'intempérance et l'oisiveté réunissent ces deux conditions, sont-elles plus souvent dans ce cas que les femmes de la campagne, accoutumées à un régime plus simple et plus conforme à la nature.

Le flux menstruel ne peut donc commencer qu'à l'âge de puberté, si l'ordre des fonctions n'est point interverti. La nature, une fois soulagée par cette excrétion, la répéterait à la même époque, d'abord par un souvenir confus du bien-être qu'elle en aurait reçu, et ensuite par une espèce d'habitude, si la femme n'apportait déjà cette dernière disposition en naissant. Le flux menstruel n'est pas la seule fonction sur laquelle l'habitude ait une influence incontestable. Notre machine a un penchant singulier à produire certains actes à des heures marquées. Qui ne sait que l'appétit et le sommeil devancent ordinairement le besoin, et ne sont provoqués le plus souvent que par l'habitude ? Si on y faisait attention, on verrait que beaucoup de nos mouvements intérieurs sont réglés par ce principe ; et il n'y a peut-être personne qui ne se soit aperçu que nos fonctions les plus grossières et les plus sensibles suivent des périodes plus ou moins remarquables. Cette disposition à répéter les mêmes mouvements à des temps fixes et déterminés, fait, comme nous l'avons déjà dit, que des femmes en qui il n'existe aucune pléthore, sont réglées comme si elles étaient pléthoriques. Il en est alors de ces femmes comme de ces malades en qui la fièvre se soutient par une espèce d'impulsion, même après que le principe matériel qui la fomentait ne subsiste plus. Ce cas revient souvent dans les fièvres intermittentes : les accès continuent quelquefois de se suivre sans interruption, comme si la cause matérielle dont elle dépendait existait encore : ce qui donne souvent le change aux médecins qui ne font pas cette considération.

Quoi qu'il en soit des causes et de l'effet du flux menstruel, il n'est pas douteux qu'il ne soit une incommodité dans toutes les femmes, et dans un grand nombre d'elles un travail qui approche plus ou moins de l'état de maladie. Cependant ce travail, en prévenant des affections plus graves, est devenu le fondement de la santé dans le sexe, comme les hémorrhoïdes ou d'autres écoulements habituels le sont dans beaucoup d'hommes [1]. Et tel est actuellement le malheur de l'espèce humaine, que les in-

---

[1] Si les hommes sont moins généralement sujets à des écoulements sanguins que les femmes, c'est vraisemblablement parce qu'un genre de vie plus exercé et plus actif les rend pour eux moins nécessaires que pour elles. Peut-être aussi que les premiers n'ont point d'organes aussi appropriés à cette sorte d'excrétion, que celui qu'ont les femmes ; de sorte que la matière de cette excrétion, ne pouvant point être chassée, devient dans les hommes un germe de maladies chroniques qui n'existe pas dans les femmes dont les règles n'ont point souffert de dérangement considérable. C'est ce qui fait sans doute que l'asthme, le calcul, la néphrétique, la goutte, la paralysie, l'apoplexie et d'autres maladies, sont plus fréquentes chez les hommes que chez les femmes [*].

[*] Il est certain pourtant que les femmes sont sujettes comme les hommes à ces diverses maladies ainsi qu'au flux hémorrhoïdal. Ce fait étant établi, l'explication donnée dans cette note tombe d'elle-même. L. C.

firmités mêmes sont pour elle des secours nécessaires, et qu'il ne lui reste plus que le choix des maux.

CHAPITRE III.

De l'influence de la Femme dans l'œuvre de la génération.

Le flux menstruel est un signe d'autant moins équivoque de la fécondité, qu'il marche toujours avec les désirs qui doivent la réaliser. Les changements qui s'opèrent alors dans le caractère de la femme ne sont peut-être pas moins sensibles que les altérations physiques qui se manifestent dans son corps. Les auteurs accoutumés à rapporter tout à des explications mécaniques [1] croient que la source du penchant à l'amour dépend, dans les hommes, de l'abondance de la liqueur séminale, et, dans les femmes, de la grosseur des ovaires. Ils se fondent sur ce qu'on a trouvé cette dernière partie très-gonflée dans des sujets qui avaient été atteints de ce qu'on appelle *fureur utérine*, et sur ce que des animaux en qui cette partie avait été retranchée ne ressentaient plus l'aiguillon qui les sollicite à se multiplier.

Ces faits ne sont point aussi concluants qu'on pourrait l'imaginer. Une partie grossit en proportion de la quantité d'humeurs que la nature y envoie. Dans les personnes souvent tourmentées de désirs,

---

[1] Haller, *Elementa physiol.*, tom. VIII, liv. xxix, sect. 1, pag. 8.

les organes destinés à les satisfaire se trouvent naturellement plus remplis et plus gonflés que les autres, parce que les liqueurs qui contribuent à leur donner la disposition convenable à leurs fonctions, y séjournent plus longtemps, les nourrissent davantage, et en augmentent par conséquent le volume. Ainsi la grosseur des ovaires pourrait, avec plus de raison, être regardée comme la suite que comme la cause des désirs relatifs à l'acte vénérien. Quant à l'extirpation de cette partie, elle peut bien quelquefois en tarir la source ; mais ce moyen ne réussit pas toujours. Il est certain que, dans la plupart des animaux qu'on mutile, la nature devient tout à fait indifférente pour une fonction qu'elle sent ne pouvoir plus remplir, faute d'instruments : cependant, comme nous l'avons déjà dit en parlant des eunuques, il en est qui paraissent braver leur dégradation même ; la nature chez eux est si portée à ce qui conserve leur espèce, que, par une erreur qui lui cache son impuissance, elle s'obstine toujours à un combat où elle ne saurait apporter que des armes inutiles.

Le système animal consiste dans une suite d'opérations successives. Chaque âge [1] est caractérisé par des fonctions qui lui sont propres. A l'âge de la puberté se développe celle qui a la conservation de l'espèce pour dernière fin. La nature prépare alors tous les matériaux nécessaires, et il y a apparence que ceux-ci sont devancés par les désirs, bien loin de les faire naître. Il est un temps où ces désirs ne sont encore que des élancements sans but, des mou-

[1] Stahl, *De morbis ætatum Dissert.*

vements vagues d'un instinct qui cherche un objet sans le connaître. Si ce besoin naissant fait quelquefois éprouver les impressions d'une mélancolie attendrissante [1], il semble d'autres fois s'irriter contre tout ce qui lui est étranger, et se soulager par les brusques écarts d'une humeur farouche. Mais ce dernier sentiment s'adoucit lorsque son objet vient à être plus connu et plus déterminé; on devient alors plus traitable; on voudrait associer tous les êtres à sa passion, pour la mieux faire accueillir. On remarque que les amants sont, pour l'ordinaire, généreux, humains et bienfaisants, soit que, n'attachant du prix qu'à l'objet dont ils sont occupés, ils estiment peu le bien qu'ils font aux autres, soit que le besoin qu'ils éprouvent les dispose à mieux sentir ceux d'autrui.

On a trop insisté sur les causes matérielles, et qui tiennent à la conformation des parties, pour expliquer les actes d'un amour désordonné [2]. On a paru se dissimuler le pouvoir qu'a sur notre âme une infinité de causes morales, telles que la lecture répétée des livres érotiques; l'imagination trop longtemps fixée sur des images voluptueuses; le souvenir cuisant d'un bonheur perdu sans retour, ou d'un plaisir seulement entrevu et échappé; une douce

---

[1] Un des symptômes ordinaires qui caractérisent cette disposition, est un certain goût pour la solitude et la retraite, qui ne manque guère de venir aux jeunes gens, et que M. de Segrais appelle *la petite vérole de l'esprit*.

[2] Dans le temps où Roussel écrivait ces lignes, il n'était point encore question d'attribuer à la prédominance du cervelet l'énergie des désirs vénériens. La phrénologie n'avait pas encore été inventée. L. C.

habitude frustrée par le veuvage ou par une séparation cruelle. Les sens, une fois embrasés par quelqu'une de ces causes ou par toutes en même temps, ne nous présentent plus les objets tels qu'ils sont, mais tels qu'ils conviennent au sentiment qui nous anime : l'âme, absorbée dans une seule idée, semble y apporter toutes les sensations que nous recevons : toutes ses facultés attaquées à la fois changent la nature des impressions qu'elle éprouve : le moindre chant qu'on eût autrefois écouté sans attention ou avec indifférence, y porte alors une douce langueur ou y réveille l'activité du désir. Si le coloris des fleurs ne nous offre que des contrastes agréables, ou des comparaisons à faire qui ne sont jamais à leur avantage, leur odeur cause à notre imagination un ébranlement qui se communique à tout le corps, et y répand une impression de volupté. Que de piéges se trouvent pour un amant dans l'ombre et le silence d'un bois! Le sens du toucher est encore dans ce cas plus vivement et plus singulièrement affecté. Une main par hasard en rencontre une autre : quel est le magique effet de ce contact? L'individu passionné qui l'a ressenti ne respire plus ; son cœur palpite ; un torrent de feu circule rapidement dans ses veines : il ne se connaît plus. Enfin, tout prend la teinte de la passion dont on est agité, et paraît l'augmenter : on ne voit qu'elle, on n'écoute que sa voix. Faut-il être étonné si, dans cette crise, celle de la raison est souvent à peine entendue? Il n'est pas nécessaire, pour trouver la cause de ce phénomène, de supposer un vice organique dans les parties qui servent immédiatement à la génération.

La nature nous porte à cette fonction par l'attrait du plaisir. Comme on a disputé sur tout, on a aussi voulu savoir si celui que les femmes ressentent est aussi vif que celui qu'éprouvent les hommes. Question oiseuse, digne de l'école, et qui est aussi inutile qu'impossible à résoudre. Il est essentiel, sans doute, et même du devoir d'un être intelligent et sensible, de ne point consentir à être heureux tout seul, et sans être assuré que les autres le sont : mais c'est une vaine subtilité de vouloir déterminer au juste la dose de bonheur qui revient à chacun. Qu'importe le plus ou le moins? Il doit nous suffire de savoir que la nature n'a été marâtre pour personne.

L'ardeur impétueuse avec laquelle l'homme cherche à s'unir à la femme semblerait devoir exclure en lui un goût bizarre et contradictoire qui trouble quelquefois son repos. Lorsqu'il est parvenu à surmonter toutes les difficultés qui gênaient sa passion ; lorsqu'il a écarté toutes les barrières, et qu'après avoir marché de victoire en victoire, il se trouve maître de tout, et qu'il ne lui reste plus qu'à jouir, il aime à rencontrer encore un obstacle qui l'arrête tout à coup ; il veut que le passage qu'il désire le plus de franchir, lui soit fermé. La réalité de cette clôture est un sujet de controverse parmi les anatomistes. Il y en a qui doutent que cette pellicule qu'on appelle *hymen*, et qu'on dit fermer l'entrée du vagin, ait lieu dans l'état naturel de la femme, et n'admettent qu'une duplicature de la membrane qui tapisse l'intérieur de ce conduit. Cette duplicature, selon eux, en rétrécit seulement le calibre, jusqu'à ce qu'elle soit effacée ou oblitérée par l'exercice réitéré de cette partie. D'autres, plus favorables aux préjugés courants, peut-être trompés par de fausses apparences ou par des productions contre nature, assurent que l'*hymen* se trouve dans toutes les femmes en qui quelque accident ou quelque imprudence ne l'a pas détruit.

L'importance de cette partie, vraie ou supposée, n'est pas la même dans tous les pays. Chez quelques peuples du Nord, dont l'imagination glacée ne sait ajouter rien à ce que les sens aperçoivent, et à qui elle ne montre les objets qu'avec leurs qualités réelles, l'*hymen* a dû être pris pour ce qu'il est en effet, quand on le considère physiquement, c'est-à-dire pour un embarras. Aussi chez quelques-uns de ces peuples, dit-on, la paresse voluptueuse des riches paye quelquefois la robuste indigence pour lui épargner un soin pénible, et lui préparer une route à des plaisirs faciles. Au contraire, chez les peuples du Midi, où le sentiment de l'amour a une énergie prodigieuse ; où les hommes, non contents du présent, voudraient encore jouir du passé, on a dû, dans les femmes, attacher le plus grand prix au signe qui constate leur intégrité. Ils le regardent comme un bien précieux ; il n'est rien qu'ils ne fassent pour s'en assurer. Leur jalousie, toujours prête à s'alarmer, ne saurait trouver sa sécurité que dans des précautions brutales, ou dans des recherches odieuses qui font gémir la pudeur. Enfin, leur extravagance semble leur faire croire que la nature, se prêtant à leurs caprices tyranniques, leur a elle-même donné le modèle de leurs verrous [1].

[1] On appelle une bande membraneuse qui s'étend quelque-

Les idées orientales, parvenues de proche en proche jusqu'à nous, avaient aussi réduit en art, dans nos climats, la manière de découvrir la virginité. Il y a eu pendant longtemps une jurisprudence fondée sur cet art, dont il nous reste encore des actes. On peut voir dans Joubert et dans Venette [1] des rapports juridiques conçus dans des termes techniques et selon le grimoire ridicule que les matrones employaient : elles comptaient quatorze signes auxquels on pouvait, disaient-elles, reconnaître si une fille avait été déflorée ; mais nous renvoyons le lecteur et les matrones au proverbe de Salomon [2].

Il est temps de terminer un préambule peut-être déjà trop long. Comment la femme concourt-elle à la production d'un nouvel être [3] ? Quelle est son influence dans une fonction qu'elle ne peut exercer qu'avec le secours de l'homme ? Ici s'ouvre un vaste champ aux opinions humaines qui, comme de vains songes qui se détruisent l'un l'autre, n'offrent d'abord à l'esprit quelques faibles lueurs, que pour le laisser ensuite dans une obscurité profonde ou

fois du haut du vagin en bas, et qui en ferme en partie l'entrée, *columnam virginitatis*, la colonne de la virginité.

[1] *Tableau de l'Amour conjugal.*

[2] Quel est ce proverbe ? nous l'ignorons. Citons toutefois celui-ci, auquel il est peut-être fait allusion : « Il y a trois choses qui sont trop merveilleuses pour moi, même quatre, lesquelles je ne connais point : la trace de l'aigle dans l'air, la trace du serpent sur un rocher, le chemin d'un navire au milieu de la mer, et la trace de l'homme dans la vierge. » *Proverbes.* Chapitre xxx, 18 et 19. L. C.

[3] Voyez sur cet important sujet la note A. Nous ne voulons point interrompre l'exposé de l'auteur par des notes isolées qui, d'ailleurs, occuperaient une trop grande place. L. C.

dans un vide humiliant. Il semble cependant que le premier regard que les hommes ont porté sur eux-mêmes a été en ceci, comme en bien d'autres choses, le plus assuré et le plus heureux. Le résultat de leurs premières observations est encore le monument le plus honorable pour la raison humaine. Le système d'Hippocrate sur la génération est encore aujourd'hui, malgré nos prétendus progrès, le plus vraisemblable [1]. De sorte qu'on peut dire que, pendant plus de deux mille ans, on n'a pas cessé de se tromper à pure perte ; on n'a épuisé toutes les erreurs, toutes les découvertes et toutes les rêveries, que pour répéter ce qu'Hippocrate avait dit ; on ne s'est si longtemps égaré que pour revenir sur la route que ce grand homme nous avait montrée.

Son sentiment sur la manière dont l'espèce humaine se conserve et se propage a été reproduit par un naturaliste célèbre [2] de ce siècle, qui l'a embelli des charmes de son éloquence, mais qui ne l'a pas rendu plus solide en y ajoutant des accessoires peu compatibles avec les idées des anciens. On pourrait même dire que le système d'Hippocrate a plus perdu que gagné en recevant le vernis de la physique moderne. Ce médecin regardait la semence dans l'homme et dans la femme comme un extrait de toutes les parties du corps. Il croyait que la liqueur séminale de l'homme, mêlée avec celle de la femme dans la

---

[1] Le système d'Hippocrate a subi le sort des autres. Dans un mystère aussi grand que celui de la génération, on s'égare nécessairement si on ne limite pas ses hypothèses dans le champ de la plus rigoureuse observation. L. C.

[2] M. de Buffon.

copulation, et arrangée par la nature ou par une *faculté génératrice* [1], formait un nouvel être. On dira peut-être que ce mot de *faculté génératrice* est un mot dépourvu de sens, qui ne nous donne aucune connaissance réelle ; une de ces expressions vagues que les anciens substituaient aux explications plus précises que la saine philosophie demande. Nous avouons que l'idée de cette faculté génératrice ne nous apprend rien sur la manière dont elle agit ; mais nous croyons que ce principe, dont l'existence, attestée par l'antiquité, est encore confirmée par beaucoup de modernes, une fois admise, nous épargne toutes les bévues que les raisonnements physiques, appliqués aux corps organisés, doivent entraîner nécessairement ; il fait disparaître toutes les lacunes, toutes les difficultés qui s'offrent à chaque pas dans les différents systèmes physiques sur la génération.

Si on n'admet point un principe actif qui s'ingère de nos fonctions corporelles, il faut supposer un enchaînement de causes dont les mouvements liés entre eux se terminent à deux résultats précis, exacts, toujours les mêmes, comme ceux que produisent les ressorts d'une montre. Or, non-seulement l'expérience est contraire à cette supposition, mais le plus simple examen suffit pour faire voir que cela

[1] Aucun médecin ne doute que les ouvrages d'Hippocrate ne soient quelquefois obscurcis par le mélange adultère des idées qui formaient la physique de son temps, et que les éditeurs mal avisés y ont glissées. On doit lire avec une certaine suspension d'esprit l'endroit où il dit que la chaleur de la femme épaissit les liqueurs séminales. Ce qu'il y a de plus constant et de plus sûr, c'est qu'Hippocrate admet pour l'ordinaire une nature qui dirige tout.

est impossible dans les corps organisés, continuellement en butte à une infinité d'agents qui les environnent, et qui devraient changer à chaque instant leur détermination. Ils ont donc besoin d'être régis par un principe indépendant jusqu'à un certain point des causes physiques, et qui aille à sa fin sans que rien l'en détourne ; et c'est ce que fait le principe qui anime les corps vivants. Les différentes périodes qui partagent la vie gardent toujours à peu près le même ordre ; l'époque de la dentition, celle de la puberté, celle où cesse la faculté d'engendrer, arrivent toujours à peu près vers le même temps, quel que soit l'état de l'individu, gras ou maigre, faible ou robuste [1].

Si la semence, comme on le prétend dans une hypothèse récente, n'était que l'excédant de la matière destinée à faire croître et à nourrir les différentes parties du corps, il arriverait souvent que des enfants seraient propres à la génération, parce qu'il n'est pas douteux que les sucs nourriciers ne soient quelquefois surabondants chez eux : d'autres sujets toujours maigres, dépourvus de matière organique superflue, n'atteindraient jamais la puberté : enfin, si le principe qui sert de fondement à cette hypothèse était vrai, il n'y aurait que confusion dans le monde organisé, et tout y serait subordonné au hasard.

Sans vouloir examiner jusqu'à quel point sont probables les rapports d'attraction d'après lesquels on suppose que les différentes parties qui doivent former

[1] C'est surtout dans l'ensemble de ces phénomènes de développement que se manifestent la force vitale et l'empire de cette force sur les forces physico-chimiques. L. C.

le corps du fœtus s'arrangent entre elles, nous nous contenterons de remarquer que cette supposition rend la conception bien précaire; car, pour que l'œuvre de la génération réussisse, il faudra toujours une quantité de semence déterminée. Si, de la quantité de liqueur séminale qui doit entrer dans la matrice, la partie qui doit former la tête, le bras ou tout autre organe, s'écarte des autres ou s'arrête en chemin, la conception sera manquée ; et, comme la quantité précise de semence nécessaire pour former un homme ou un animal et l'exacte réunion de toutes ses parties auront rarement lieu dans une matière liquide, et dont les parties doivent avoir peu d'adhérence entre elles, toute la vie se passera en essais imparfaits et inutiles.

On a pensé que la simple attraction des parties ne formerait point un tout varié dans sa forme, comme le corps humain, si ces parties étaient homogènes ; il a fallu supposer que les molécules organiques qui doivent entrer dans la structure de chaque membre du fœtus ont été déjà moulées dans celui du père et de la mère, et y ont reçu la configuration qui les distingue, ce qui revient un peu à l'idée d'Hippocrate, mais surtout à celle d'Anaxagore. M. Bonnet[1] remarque très-bien qu'il est impossible que ces molécules aient été moulées, puisque, étant le superflu de la nourriture qui a été reçue dans les moules, elles n'ont pu y entrer, et par conséquent y prendre la forme qu'elles doivent avoir.

La manière dont les corps se nourrissent et crois-

[1] *Corps organisés.*

sent est assez difficile à concevoir. Dans le système dont il s'agit, on dit que c'est par *intus-susception*. Les moules qui admettent la matière organique ont été supposés par conséquent être des moules *intérieurs*, c'est-à-dire qu'on a essayé d'expliquer une chose obscure par une chose qui répugne [1].

Rien n'est plus arbitraire que la manière dont on veut, dans cette hypothèse, que se forment le placenta et toutes les autres dépendances du fœtus. On a dû être en effet, fort embarrassé pour dire quelque chose de satisfaisant sur la formation de parties qui n'ont aucun modèle ou aucun moule ni dans l'homme ni dans la femme.

La faculté génératrice des anciens, ou l'âme architecte, qui n'est que les *formes plastiques* de Cudworth, admise par beaucoup de modernes, et surtout par Stahl, lève aisément toutes ces difficultés. Ainsi, le système d'Hippocrate nous paraît à tous égards plus lumineux et plus vrai que le système moderne qu'on a voulu calquer sur lui.

Les anciens, pour rendre raison de la différence du sexe, disaient que le mâle et la femelle avaient chacun une semence forte et une semence faible ; que si la semence du mâle, soit par sa quantité, soit par son activité, était supérieure à celle de la femelle, il naissait un mâle ; qu'au contraire, si la semence de la femelle l'emportait, il en résultait une femelle. Cette distinction de divers degrés d'activité dans les liqueurs séminales du mâle et de la femelle n'est pas hors de vraisemblance.

[1] Roussel aurait pu ajouter par une chose plus obscure encore.   L. C.

Ils expliquaient la ressemblance des enfants avec leur père ou leur mère, comme on le fait aujourd'hui dans le système des molécules organiques. Ils la tiraient de la nature et de la constitution des humeurs dont les parties sont supposées avoir la même forme et prendre le même arrangement qu'elles avaient dans le corps du père ou de la mère. C'était l'idée commune de tous les anciens médecins et physiciens [1].

Il n'est pas aisé de concevoir comment un homme du savoir de M. Astruc a pu dire [2] qu'en adoptant le système d'Hippocrate, on tomberait dans *la même absurdité qu'on reprochait aux Epicuriens, d'avoir cru que l'univers s'était formé par le concours fortuit des atomes agités dans le vide.* Premièrement, Hippocrate n'a pas prétendu que les liqueurs séminales dussent leur union à une rencontre fortuite. Secondement, il n'y a pas plus de hasard dans l'arrangement qu'ont pris les atomes, qu'il n'y en a dans les compositions chimiques qui résultent du mélange de plusieurs mixtes. Épicure supposait des atomes ronds, pointus, crochus, comme quelques physiciens ont supposé que les alcalis avaient la forme d'une gaîne, et les acides celle d'aiguilles pointues, en vertu desquelles ils opèrent les effets qu'on leur voit produire. D'ailleurs, le hasard n'est qu'un enchaînement de causes que nous ignorons ; et à ce titre, les causes mêmes que M. Astruc admet pour expliquer la génération, comme toutes celles que peuvent adopter les autres médecins et les autres

---

[1] Valère Maxime, lib. IX, c. 15.
[2] *Traité des maladies des femmes*, t. V, p. 51.

philosophes, ne méritent pas moins le nom de hasard.

Le système d'Hippocrate, ou plutôt des anciens médecins (car il est vraisemblable qu'il l'avait reçu de ses prédécesseurs), fut peu altéré par les philosophes et les médecins qui le suivirent. Aristote n'eut pas besoin de lui donner une forte entorse pour le faire cadrer avec son système général de physique. Il prétendit que la cause efficiente de la génération était dans la semence du mâle, qui vivifiait celle de la femelle, c'est-à-dire, selon sa manière de parler, que le mâle fournissait la *forme* et la femelle, la *matière*. Ce système, ainsi modifié, suivit le sort de toutes les autres opinions de ce philosophe, et fit la même fortune parmi les physiciens. Les médecins continuèrent de l'admettre tel qu'il était sorti des mains d'Hippocrate, jusqu'à ce que l'anatomie vînt changer les idées.

Cette science qui, en recherchant la structure des organes et la nature des ressorts qui font mouvoir les animaux, se propose, comme si cela était possible, de nous faire connaître toutes leurs propriétés; cette science qui, en agrandissant le domaine de la physique, a si peu étendu celui de la médecine, dont presque chaque découverte a été marquée par un nombre plus ou moins considérable d'erreurs, lorsqu'elle découvrit les ovaires, donna lieu de croire que les vésicules rondes qu'on y voit étaient des œufs. L'esprit humain aime naturellement à trouver des ressemblances, parce que cela soulage sa faiblesse: plusieurs faits réduits à un seul le gênent moins que s'ils étaient séparés. D'ailleurs, la ressemblance qu'on crut trouver dans les diverses manières dont les hommes et les oiseaux se multiplient, dut frapper par sa singularité. Nous ignorons si les femmes s'accommodèrent d'un système qui les assimilait aux poules : mais dans ce système elles avaient la plus grande part à l'œuvre de la génération ; elles se trouvaient par là les dépositaires de tout le genre humain; on prétendit que l'œuf contenait le fœtus tout formé, et que la semence de l'homme ne faisait que lui donner l'impulsion qui devait produire son développement.

Comme on avait de la peine à comprendre comment le fœtus s'était formé dans l'œuf, on prétendit résoudre la question en la reculant : on fit remonter la formation du fœtus au commencement du monde, où l'on supposa que Dieu avait emboîté les uns dans les autres tous les œufs et tous les fœtus desquels devait sortir toute l'espèce humaine. Les œufs femelles contenaient non-seulement une femelle, mais encore avec elle des œufs qui contenaient ou des mâles sans œufs, ou d'autres femelles avec des œufs qui diminuaient toujours de grandeur dans le rapport de la première femelle à son œuf. Ainsi les femmes avaient alors la plus grande influence dans la génération.

Une nouvelle découverte anatomique, et par conséquent un nouveau système, vint les dépouiller de cet avantage. M. Hartsoeker, ayant examiné au microscope la semence de différents animaux, y découvrit une multitude innombrable d'animalcules qui s'agitaient en divers sens, et y nageaient comme des poissons. Cette découverte étonna le monde savant; on ne douta plus que ces animalcules ne fussent les germes des hommes à venir : on crut avoir trouvé le secret qu'on cherchait depuis si longtemps.

Cependant, à mesure qu'on examinait la chose de plus près, et que la première agitation des esprits se calmait, les doutes naissaient en foule. Ces prétendus petits animaux n'avaient point la forme humaine ; leur prodigieuse quantité effrayait l'imagination. On ne pouvait se résoudre à croire que la nature établît l'existence d'un animal sur la destruction de plusieurs milliers d'autres animaux, et qu'un de ces animalcules ne pût vivre qu'en sacrifiant, comme un sultan cruel, tous ceux qui avaient les mêmes droits que lui. Cette considération donnait de l'humeur ; on était fâché d'avoir reçu la vie à ce prix ; on accusait la nature d'être trop prodigue. On voyait, il est vrai, dans la production des plantes, un exemple de cette fécondité ; on savait qu'un million de germes périt pour un qui réussit. Mais cette analogie, tirée des végétaux regardés communément comme insensibles, ne rassurait pas tout à fait.

Les physiciens et les médecins, sur lesquels la découverte des animalcules avait fait une forte impression, demeurèrent convaincus qu'ils étaient le fondement et la source de toutes les générations futures. Dans le système des œufs, on avait cru que tous les œufs et tous les hommes avaient été renfermés dans le premier œuf ; on crut, dans le nouveau système, que tous les animalcules avaient été enchâssés les uns dans les autres, avec cette différence qu'ici l'animalcule mâle contenait tous les mâles et toutes les femelles qui devaient naître de lui, tandis que l'animalcule femelle était borné à son propre individu ; de sorte que, dans cette nouvelle hypothèse, les hommes avaient la supériorité que les œufs avaient donnée aux femmes.

Quelques auteurs prévenus en faveur des œufs, et qui n'osaient point rejeter les animaux spermatiques, tâchèrent de concilier les deux hypothèses. Ils supposèrent que les animalcules introduits dans la matrice s'insinuaient en rampant dans les trompes de Fallope, qui les portaient jusqu'aux ovaires ; que là le plus heureux ou le plus adroit était reçu dans l'œuf le plus propre, par sa maturité, à lui servir d'asile ; que l'œuf détaché de l'ovaire tombait dans la trompe, d'où il descendait dans la matrice pour s'y attacher, y croître et s'y développer ; enfin, que la pluralité des fœtus dépendait de la pluralité des œufs prêts à recevoir autant d'animalcules.

Si tous les physiciens ne crurent pas que les parties actives de la semence fussent de vrais animaux, il y en eut aussi d'autres qui se défièrent si peu de leur imagination, qu'ils crurent non-seulement à l'existence de ces animalcules, mais bâtirent encore plusieurs fables ridicules sur leur prétendu sexe, sur leur accouplement et leurs autres fonctions. Ce que les uns assuraient de bonne foi, M. Plantade de Montpellier le certifiait, pour se jouer des savants, et publiait, sous le nom de Dalempatius, des observations supposées, dans lesquelles il enchérissait sur les contes qui couraient au sujet des animalcules spermatiques.

M. de Buffon pense que les parties qu'on a prises

pour des animalcules ne sont point des animaux, mais les matériaux actifs qui doivent former un animal. Il suppose que la liqueur séminale contient en petit toutes les parties nécessaires au fœtus, c'est-à-dire des yeux, des bras, un estomac, un poumon, un cœur, etc., et que ces parties ont été fournies par les organes semblables du père et de la mère ; que la femme n'a aucun avantage sur l'homme à cet égard, et que la semence de l'un et de l'autre contient également tout ce qu'il faut pour la formation du fœtus. On est d'abord tenté de demander pourquoi la réunion de la liqueur séminale du mâle et de la femelle est nécessaire, si chacune a toutes les parties qui doivent constituer l'embryon. On voit bien que le mâle manquant de lieu propre à son développement, c'est-à-dire de matrice, a besoin du secours de la femme; mais on ne voit pas pourquoi la femelle ne peut point engendrer sans le secours du mâle, ayant la matière et le lieu propre à la faire germer.

Dans ce système, on explique les ressemblances d'une manière assez spécieuse. On suppose, comme nous l'avons déjà dit en parlant des anciens qui avaient le même sentiment, que les parties analogues fournies par le père et la mère, gardent dans le fœtus la même forme, le même arrangement et la position respective qu'elles avaient dans les organes du père et de la mère. Pour rendre raison de la différence des sexes, on y dit que l'enfant prend celui de l'individu qui a fourni le plus de matière organique. Si cette idée flatte et satisfait l'imagination, il s'en faut de beaucoup que la raison y trouve également son compte, et qu'elle s'accorde avec tous les faits. Selon ce système, il faut non-seulement que la semence entre dans la matrice, mais qu'elle y entre encore en suffisante quantité. Il serait inutile de se prévaloir des exemples qu'on rapporte de certaines femmes qui ont, dit-on, conçu sans avoir souffert aucune intromission de la part de l'homme, parce que ces faits sont assez rares ou assez apocryphes pour qu'on ait le droit de les nier ; mais personne n'ignore que toutes les expériences d'Harvey, que toutes les ouvertures multipliées qu'il a faites des femelles de différentes espèces d'animaux, immédiatement après l'acte vénérien, n'ont jamais pu lui faire apercevoir la moindre goutte de liqueur séminale dans leurs matrices.

S'il nous était permis de mêler nos conjectures à celles de tant de savants sur un point d'histoire naturelle si intéressant et si obscur, nous avouerions que les œufs nous paraissent avoir été le fruit d'une similitude imparfaite fournie par les vésicules des ovaires, comme les animalcules l'ont été d'une induction trop précipitée qu'on a tirée d'un fait mal approfondi. Nous pensons, ainsi que M. de Buffon, que les molécules vivantes de la semence ne sont point des animaux, mais une matière propre à devenir un animal. Cependant est-il nécessaire qu'elle contienne en petit tous les organes qui doivent entrer dans la structure du fœtus ? Trop de difficultés s'opposent à une pareille supposition. Ne pourrait-on pas à celle-ci en substituer une autre qui, peut-être, n'aurait pas les mêmes inconvénients, et qui certainement s'accorderait mieux avec les expériences d'Harvey, les seules qui eussent pu nous éclairer sur le mystère qui en était l'objet, si cette découverte eût été réservée à l'esprit humain?

Serait-ce contre les règles d'une exacte analogie, de prêter à chaque partie de la semence du mâle les propriétés qu'ont ces espèces de vers aquatiques dont nous devons à M. Trembley la singulière histoire ? Il suffit peut-être à la plus petite partie de la semence de pénétrer dans la matrice pour déployer les facultés qu'elle a, et acquérir celles qui lui manquent, pourvu néanmoins que la matrice, de son côté, soit disposée à favoriser son développement ; car cette disposition respective est nécessaire dans toutes les espèces dans lesquelles la génération s'opère par le concours des deux sexes.

Les polypes séminaux, sans doute d'une nature plus composée que les polypes d'eau douce, ont besoin de se dépouiller dans la matrice de quelque entrave qui gênait leur activité, ou d'y recevoir dans leur structure quelque addition nécessaire au nouveau genre d'existence dont ils vont jouir. Si chaque particule sensible de la semence est un point vivant, comme il y a apparence, la plus légère émanation de la matière séminale du mâle suffira pour rendre la femelle féconde. Cela rendrait plus vraisemblable ce que les auteurs ont dit de l'esprit séminal, *aura seminalis*, lequel, à ce qu'on prétend, introduit à travers les pores dans les organes de la femme propres à la génération, peut seul la mettre en état de concevoir sans que la copulation soit parfaite. On conçoit aisément que l'énergie de la liqueur séminale peut être si forte dans certains hommes [1], et l'ardeur d'engendrer si vive dans certaines femmes, que le plus petit atome de cette liqueur qui trouvera une ouverture pour pénétrer dans la matrice ou dans tout autre lieu propre à remplir le même objet, s'y fixera pour y végéter, et parvenir enfin à l'état d'homme.

Il ne s'agira plus alors de la quantité de semence qui doit y entrer : il suffira qu'il y en entre. Les expériences d'Harvey, qui n'a jamais pu découvrir le moindre vestige de semence dans les matrices des biches et des lapines qu'il a ouvertes, n'auraient, dans ce cas, rien de surprenant, parce qu'un atome séminal logé dans les petites lacunes de la matrice peut s'y dérober à l'œil de l'observateur, jusqu'à ce qu'il ait attiré à lui et assimilé assez de substance de la mère pour devenir sensible. Harvey n'a en effet vu d'abord qu'un point animé, autour duquel se sont successivement arrangés les différents membres qui composent l'animal [2]. C'est ainsi qu'un polype mutilé recouvre toutes les parties qu'il a perdues. Il est vrai qu'on dit que les parties de l'embryon sont formées avant qu'on puisse les apercevoir, et qu'Harvey a cru mal à propos qu'elles se formaient dans l'instant où elles commençaient à devenir sensibles.

---

[1] On peut concevoir aussi qu'il y a des circonstances qui rendent la semence plus ou moins propre à la génération. On dit que le venin de la vipère est plus actif lorsque cet animal a été irrité. Pourquoi n'en serait-il pas de même de la liqueur séminale ? Voyez ce que nous avons dit des effets de la pudeur, et ce que nous disons de ceux de l'imagination.

[2] Harvey, *De cervorum et damarum coitu exerc.*

Mais comme cette objection n'est qu'une supposition, elle ne saurait avoir la moindre force contre une conséquence naturelle tirée d'un fait que les sens ont découvert à Harvey. Cet auteur qui, avec un bon microscope, a vu un point vivant prendre par degrés une forme, et se revêtir d'organes qu'il n'avait point, a été en droit d'affirmer que la chose se passait comme il l'avait vue, et ses adversaires n'ont point celui de supposer ce que personne n'a encore pu voir. D'ailleurs, cette formation du fœtus en détail n'a rien qui choque, et se trouve conforme à d'autres faits naturels. On sait que les jambes des écrevisses se régénèrent; le polype, à qui l'on a coupé la tête et la queue, et qui les recouvre, nous donne un exemple d'un animal qui peut acquérir de nouveaux organes.

D'un autre côté, on a de la peine à croire que toutes les parties d'un animal aussi composé que l'homme, puissent être toujours à portée de se joindre et de s'arranger dans un état de liquidité, comme cela doit être lorsqu'on suppose que toutes ses parties sont déjà formées dans la semence. La moindre secousse ne suffirait-elle pas pour en détruire l'assemblage? le moindre souffle ne les éloignerait-il pas de la sphère d'attraction qui les tient réunies, ce qui rendrait la conception trop incertaine et trop fortuite?

Dans notre supposition, la semence, au lieu d'être un amas d'organes ébauchés, ne sera qu'une matière animalisée, dont chaque partie sera capable de devenir un centre d'activité, comme chacun des morceaux d'un polype peut devenir un polype. Cette matière lancée dans la matrice s'y attachera en totalité ou en partie; cet organe, frappé par la sensation qu'il désirait, et que la présence de cette matière lui procure, s'en emparera aussitôt, y ajoutera ce qui lui manque pour former un fœtus, la couvrira des enveloppes qui doivent la mettre à l'abri des accidents, et concourir avec les autres moyens à lui donner le degré de perfection qu'elle y doit recevoir.

Personne ne doit douter que la matrice ne soit un organe actif, doué d'un instinct particulier, inexplicable, lequel non-seulement ajoute à la matière fournie par le mâle, mais encore la modifie, l'arrange d'une manière relative et convenable à chaque espèce. On trouvera peut-être surprenant qu'un instinct aveugle puisse former des organes réguliers : mais est-il moins merveilleux de voir des oiseaux bâtir des nids de la structure la plus délicate et la plus précise, sans avoir jamais appris à les faire? Pourquoi les opérations intérieures de l'instinct seraient-elles moins sûres que celles qu'il produit au dehors? Pourquoi la matrice ne peut-elle pas former les tissus qui enveloppent l'embryon, comme certains insectes filent eux-mêmes la toile dans laquelle ils doivent s'ensevelir, et dont ils fournissent aussi la matière?

Le lieu où l'embryon se fixe n'est pas déterminé. Les diverses oscillations de la matrice font que la matière séminale va frapper tantôt un endroit, tantôt un autre; tous sont également avides de concevoir, mais tous ne sont pas également propres à conduire à un terme heureux le fruit de la conception : les fœtus dont le siége est dans les trompes de Fallope ou les ovaires ne réussissent point. Outre que ces parties sont un champ trop resserré qui s'oppose à leur parfait développement, elles manquent d'issue favorable pour les produire au jour. On a vu aussi des embryons qui étaient tombés et qui avaient pris de l'accroissement dans la cavité du bas-ventre, et l'on sent qu'il y a encore moins de ressource pour ceux-là. Heureusement ces cas sont très-rares; ce sont des erreurs de la nature, dans lesquelles le trouble et l'agitation de l'âme peuvent quelquefois la jeter. On a observé que les filles et les veuves étaient plus sujettes que les femmes à ces conceptions irrégulières; et la raison n'en est pas difficile à deviner [1].

La matière séminale du mâle peut s'éparpiller dans la matrice, et chaque portion de cette matière devenir un noyau vivant, si la matrice a assez d'ardeur ou d'aptitude pour les adopter tous, et leur partager également son influence. Chaque point animé deviendra un fœtus. Dans l'espèce humaine, la matrice ne s'attache ordinairement qu'à une portion de cette matière vivante.

Dans l'un et l'autre sexe, les parties qui forment la semence, lorsqu'elles sont encore répandues dans

---

[1] Avant d'en deviner la raison, il faudrait savoir si ce fait a été réellement observé. Or, jusqu'ici rien ne le prouve. Quoi qu'il en soit, les exemples de grossesse extra-utérine sont assez nombreux dans les annales de la science. On en compte jusqu'à dix variétés, en raison des différentes parties où elle peut avoir lieu. Voyez l'excellent *Traité théorique et pratique des accouchements* de notre ami M. le Dr Cazeaux, pages 138 et suivantes.   L. C.

le corps et confondues avec les autres humeurs, n'ont que le caractère général et le degré de vitalité dont jouissent toutes les autres parties. L'activité particulière qu'elles acquièrent dans la suite est alors enchaînée. Elles deviennent plus libres et se revêtent d'attributs spécifiques, en passant par l'organe où l'on dit que se prépare la liqueur séminale.

Les hommes et les animaux en qui cet organe manque ne peuvent jamais déployer les qualités ni montrer l'empreinte qui doivent les distinguer et les caractériser ; ce sont des êtres imparfaits, dévoués à une éternelle impuissance, inutiles à leur espèce, étrangers à tous les sexes, et en horreur à la nature.

Les parties séminales ont donc besoin, pour avoir l'énergie qui les rend capables de concourir à la formation d'un nouvel animal, de passer par l'organe destiné à leur élaboration. Cet organe n'est pas encore bien déterminé dans la femme, non plus que la liqueur qu'il fournit [1]. On dit, et on ne sait pas trop sur quel fondement, qu'elle est plus fluide et plus limpide que la liqueur séminale de l'homme.

Quoiqu'on en ignore la nature, nous avons les plus fortes raisons pour croire qu'elle existe. On ne sait pas non plus pourquoi la liqueur séminale de la femme doit être unie à celle de l'homme, ou la liqueur séminale de l'homme à celle de la femme, pour consommer l'œuvre de la génération. La solution de cette difficulté tient à des circonstances qui sont encore voilées pour nous.

[1] Cette prétendue liqueur n'existant point chez la femme, il est aisé de concevoir qu'on n'ait pu en déterminer encore la nature ni l'organe sécréteur. L. C.

On peut néanmoins conjecturer que la matière séminale a une manière d'être et des qualités relatives au sexe de chaque individu, comme elle en a qui se rapportent à son espèce. La liqueur séminale de la femme a donc un caractère, une manière d'agir, enfin un génie qui lui est propre. Si, dans le mélange qu'elle doit subir avec celle de l'homme, elle prend le principal ascendant, le nouvel être qui en résultera sera régi par son action ; son organisation lui sera soumise ; enfin il prendra la constitution, les mœurs, les traits et le sexe de la femme ; il recevra le sexe de l'homme, si c'est la semence de celui-ci qui domine [1].

La ressemblance des enfants avec les parents est fondée sur le même principe [2]. Elle n'est point l'effet d'un arrangement mécanique de parties semblables, comme le supposaient les anciens ; elle dépend bien plutôt du caractère de la force active qui préside aux fonctions vitales de l'enfant. Si cette force, comme il est vraisemblable, est disposée à produire dans celui-ci les mêmes mouvements qui s'exercent dans le père ou dans la mère, elle assimilera la matière organique qui doit nourrir et faire croître les

---

[1] Nous ne prétendons pas que cet ascendant dérive simplement de la quantité plus grande de semence fournie des deux, mais de certaines qualités qui font que la semence de l'un prend le caractère et la manière d'être de l'autre, comme les miasmes contagieux nous font prendre la manière d'être de ceux qui en étaient infectés avant nous, et qui nous les ont communiqués.

[2] Il est inutile de dire que toutes les explications qu'on a données de cette ressemblance sont tout à fait hypothétiques et reposent d'ailleurs sur des données inexactes. L. C.

différents membres de l'enfant, de la même manière dont elle est assimilée dans les derniers ; ce qui doit produire une ressemblance de traits et de caractère plus ou moins parfaite entre eux et leur enfant.

Les petits ressembleront en partie au père, et en partie à la mère, selon les différentes traînées de matière séminale que l'un ou l'autre aura fournies, et qui seront entrées dans la formation du fœtus. Si la liqueur séminale de la femme en devient le principe dominant, les fonctions générales du nouvel individu seront déterminées par son impulsion, en laissant subsister jusqu'à un certain point l'action particulière des parties séminales du mâle dans les organes où elles sont entrées pour quelque chose. Au contraire, si la liqueur séminale du mâle a la principale influence, c'est elle qui donnera le caractère général aux organes du fœtus, sans effacer tout à fait les impressions particulières que quelques molécules séminales de la femme pourront leur avoir données.

Il y a des enfants qui ne ressemblent point à leur père, et qui ressemblent à leur grand-père : ce fait est embarrassant dans toutes les hypothèses, mais surtout dans celle des molécules organiques. Nous pourrions dire cependant que les parties séminales qui sont le fondement de cette ressemblance, et qui ont été transmises par l'aïeul, n'ayant pu exercer leur activité dans le père par lequel elles ont passé, parce que quelques circonstances difficiles à déterminer les y ont tenues captives, ont trouvé une occasion plus favorable de se développer dans le fils. Il en est de même de la ressemblance des neveux avec les oncles ou les tantes. Les frères et les sœurs reçoivent de leur père des parties séminales semblables, qui restent sans action dans l'un, et qui déploient leur énergie dans l'autre : le premier fera des enfants plus ressemblants au second qu'à lui-même, si les molécules qui étaient restées inactives en lui peuvent exercer dans ses enfants les propriétés dont elles sont douées, et qui s'étaient mieux manifestées dans l'oncle ou la tante.

Ces propriétés consistent principalement dans une certaine disposition à produire, dans le fils ou le neveu, la même série de mouvements vitaux qui a lieu dans le père, dans l'oncle ou tout autre parent. Ce qui prouve que les ressemblances sont fondées sur l'ordre de ces mouvements, c'est que les dispositions héréditaires suivent celui des maladies particulières à chaque âge. Un enfant qui naît phthisique ou goutteux n'éprouvera les impressions de ces maladies que dans l'âge auquel elles semblent appropriées. Si la ressemblance du fils venait d'un arrangement de molécules semblables, pareil à celui qu'elles ont dans le père, un père phthisique ferait un enfant qui aurait les poumons ulcérés en naissant, et un goutteux mettrait au jour un enfant qui aurait déjà ressenti les douleurs de la goutte dans le ventre de sa mère. Cela est démenti par l'expérience. Il y a plus : aucun enfant ne ressemble à ses parents en naissant ; la ressemblance des traits extérieurs et corporels que le fils doit avoir avec le père ou la mère, n'existe pas lorsqu'il vient au monde ; il ne l'acquiert que successivement. Aucun animal ne naît avec les attributs qu'il doit avoir à un certain âge. Le plumage des petits oiseaux et le poil des petits quadrupèdes ne sont jamais semblables à ceux de leurs pères. Cette ressemblance est une acquisition qu'ils font en grandissant; elle est le fruit de la même série et du même enchaînement de fonctions, sur lesquels l'existence de leurs pères est fondée.

Telles sont les conjectures que nous avons cru pouvoir présenter touchant une matière sur laquelle on ne saurait encore rien dire de positif. Nos observations se sont presque bornées dans ce chapitre à ce qui regarde les qualités de la semence; nous allons examiner dans le suivant si l'imagination de la mère peut étendre son action sur le fœtus.

CHAPITRE IV.

Des effets de l'imagination de la mère sur l'enfant.

Tout le monde paraît convenir que la conception est plus assurée lorsque les deux individus qui y coopèrent s'égarent en même temps dans les transports dont elle est le fruit. Cette courte aliénation dans laquelle leur âme semble pour un moment passer toute entière dans le nouvel être qui doit en résulter, et les circonstances physiques qui la précèdent, sont peut-être une condition nécessaire, un acte propre à imprimer le sceau de la vie à l'ouvrage de la génération : comme un corps qu'on électrise, les molécules de la semence reçoivent peut-être par là des propriétés qu'elles n'avaient pas encore.

On prétend que la disposition morale où peut se trouver alors la femme, a beaucoup de pouvoir dans la formation du fœtus, soit pour modifier de diverses manières sa constitution physique, soit pour déterminer le caractère et la trempe de son esprit. Nous avons dit ailleurs qu'il était vraisemblable que les divers états des humeurs, ou par l'impression locale qu'elles peuvent faire sur les parties sensibles, ou par la perception générale que l'âme en a, influent beaucoup sur la manière d'être actuelle de celle-ci. Comme il y a entre elle et le corps une correspondance intime et constante, il se peut aussi que les mouvements de l'âme, en refluant sur les humeurs, y causent des altérations momentanées, en augmentent ou en diminuent la vitalité. Si cela était, il aurait surtout lieu pour la semence dans un moment où toutes les facultés de l'âme semblent se réunir pour la vivifier, et toute la sensibilité se concentrer dans l'organe qui la fournit. Il est du moins vrai qu'il n'est point impossible que l'imagination de la mère, et peut-être aussi celle du père, aient quelque influence sur la conception.

Une tradition populaire veut que les enfants illégitimes aient plus d'esprit et de sagacité que les autres. M. le Camus sans doute[1] ajoutait foi à cette tradition, puisqu'il tâche d'expliquer le fait qui en est le sujet. Il fait entendre que les enfants illégitimes sont ordinairement le fruit d'un amour industrieux; que l'esprit de leurs parents, continuellement aiguisé par les ruses nécessaires à une tendresse traversée par des obstacles continuels, exercé par les

[1] Médec. de l'esprit, t. I, p. 310.

artifices propres à tromper la jalousie d'un mari ou la vigilance d'une mère, éclairé par le besoin de dérober à l'opinion publique des plaisirs qu'elle condamne, doit nécessairement transmettre aux enfants qui en proviennent, une grande partie des talents auxquels ils doivent le jour ; au lieu que les enfants nés dans l'indolente sécurité d'un amour permis, doivent se ressentir de cette espèce d'abandon, de cette inertie d'âme avec laquelle on leur a donné l'être. Enfin la plupart des gens (et les idées du vulgaire ne sont pas toujours à dédaigner) pensent que la manière dont l'âme de la femme est affectée dans l'acte de la génération n'est point une chose indifférente pour l'enfant.

Il ne doit pas moins participer aux affections de la mère après la conception ; il est devenu une partie de son individu ; elle l'a associé à son être ; elle lui fournit la matière propre à le nourrir et à le faire croître ; il est animé par sa chaleur ; il vit autant de la vie qu'elle lui communique que de la sienne propre. Il ne serait pas surprenant que les passions qui peuvent agiter la mère passassent jusqu'à lui. La communication qui rend cela possible existe : l'enfant tient intimement à la matrice par le placenta et par le cordon ombilical. On ne voit pas, à la vérité, des nerfs dans ces dernières parties[1] ; mais, pour que la vie circule et se porte d'un endroit à un autre, il n'est pas nécessaire que les parties soient unies par des trames nerveuses ; il suffit qu'il y ait

---

[1] Jusqu'ici, malgré les recherches les plus minutieuses des anatomistes contemporains, on n'a point découvert de nerfs dans le placenta ni dans le cordon ombilical. L. C.

entre elles une libre continuité. Les nerfs sont des cordages nécessaires dans les animaux destinés à produire de grands mouvements et à remuer de grandes masses, mais tous les corps organisés n'en ont pas besoin. Un des phénomènes qui peuvent servir à prouver ce commerce réciproque et cette communauté de mouvements vitaux qui sont entre la mère et le fœtus, ce sont les enfants acéphales, c'est-à-dire qui naissent sans crâne et sans cerveau; ils meurent dès leur naissance, parce que ces parties sont essentielles et nécessaires à l'homme qui vit de sa propre vie; le fœtus vit sans elles, parce qu'il doit à la mère une partie de la force qui l'anime, et qui supplée aux organes qui lui manquent [1].

Un des auteurs [2] les moins disposés à croire aux effets de l'imagination de la mère sur l'enfant, après avoir épuisé tout le jargon de l'anatomie pour prouver l'impossibilité d'une transmission des affections de la mère à l'enfant, est forcé d'avouer que des enfants ont été sujets, pendant leur vie, à des con-

---

[1] Personne ne conteste l'influence de la mère sur la vie et la santé du fœtus; ce n'est point de cette influence qu'il est ici question. On ne conteste pas davantage l'action des émotions de la mère sur les fonctions de l'enfant qu'elle porte dans son sein. Ce qui est en question, ce qui est contesté, c'est l'influence des idées ou des impressions de la mère sur la production, dans le fœtus, de conditions physiologiques ou pathologiques *relatives à ces idées ou à ces impressions*. C'est ce problème, souvent agité autrefois et justement dédaigné aujourd'hui, que Roussel s'était posé et qu'il aurait dû ne pas perdre de vue.

L. C.

[2] Haller, *Elem. physiol. corp. hum.*, t. VIII, li] XXVI, p. 430.

vulsions, parce que leur mère avait été, pendant sa grossesse, frappée d'une forte terreur ou de quelque autre passion vive. Cet auteur avait dit que, faute de nerfs qui établissent une communication entre la mère et le fœtus, et qui sont les seuls moyens par lesquels les mouvements de l'âme peuvent se transmettre au loin, la mère ne peut point faire éprouver à l'enfant les impressions qu'elle ressent. Mais si, de son propre aveu, une mère a communiqué à son enfant les convulsions dans lesquelles une forte terreur l'avait jetée, il est évident que la mère peut faire partager ses affections au fœtus sans le secours intermédiaire des nerfs.

Malebranche a donné, comme chacun sait, la plus grande extension au pouvoir de l'imagination de la mère sur l'enfant. Plusieurs auteurs ont entrepris de le réfuter; mais les moyens dont ils se sont servis sont très-vicieux; ils sont tirés de l'anatomie des parties et des rapports mécaniques qui sont entre les organes. Si on voulait expliquer les phénomènes de l'électricité par les lois générales du mouvement, on trouverait qu'ils ne cadrent point avec elles. Ils y tiennent peut-être; mais comme ils n'en sont point des effets immédiats, et qu'ils sont subordonnés à des causes intermédiaires, il faudrait connaître celles-ci pour voir la liaison qu'ils ont avec les premières. Il en est de même des phénomènes de la vie, de la végétation. Chaque ordre d'êtres a sa mécanique particulière ; et vouloir juger des effets relatifs à un ordre par les lois de la mécanique propre à l'autre, est une des plus grandes erreurs de logique qu'on puisse commettre. Ainsi, lorsqu'on dit que les impressions de la mère ne peuvent point se transmettre à l'enfant par le moyen des humeurs qu'elle lui envoie, et lesquelles, dit-on, ne sauraient communiquer rien de moral, il nous semble qu'on confond les objets, et qu'ayant alors en vue une simple machine hydraulique, tous les raisonnements qu'on en tire portent sur un principe faux.

M. de Maupertuis [1] nous a paru être plus près du vrai : « Qu'une femme troublée, dit-il, par quelque
« passion violente, qui se trouve dans un grand pé-
« ril, qui a été épouvantée par un animal affreux,
« accouche d'un enfant contrefait, il n'y a rien que
« de très-facile à comprendre. Il y a certainement
« entre le fœtus et la mère une communication assez
« intime pour qu'une agitation violente dans les es-
« prits ou dans le sang de la mère se transmette dans
« le fœtus, et y cause des désordres auxquels les parties
« de la mère pourraient résister, mais auxquelles les
« parties trop délicates du fœtus succombent. » Ce n'est point parce que M. de Maupertuis explique le fait, que nous en admettons la possibilité ; car il y aurait bien des choses à dire sur l'explication qu'on en donne; mais parce que c'est un accident trop commun pour qu'on en puisse douter. Le même auteur ajoute que, lorsque nous voyons souffrir quelqu'un, nous participons à ses douleurs, et que la nature n'a pas trouvé de moyen plus efficace de nous rendre compatissants pour les autres, que de nous faire éprouver à nous-mêmes une partie de leurs maux ; que, lorsqu'un homme reçoit devant nous quelque

[1] *Vénus physique*, première partie, ch. 15.

coup violent dans un membre, nous nous sentons tout à coup frappés dans le même endroit, et que, par conséquent, l'histoire de la femme accouchée d'un enfant dont les membres étaient rompus de la même manière dont elle les avait vu rompre dans un criminel, n'a rien qui ne soit facile à concevoir.

Il y a une autre classe de phénomènes rapportés à l'imagination des mères ; ce sont ceux qui consistent dans la figure de l'objet dont elles ont été épouvantées, ou du fruit, ou de tous autres mets qu'elles ont désirés pendant la grossesse, empreinte sur l'enfant. Cet ordre de faits est plus difficile à expliquer que le précédent, et cette raison a déterminé M. de Maupertuis [1] à ne point y ajouter foi. Nous pensons que, lorsqu'une chose n'est inexplicable que parce qu'elle est obscure, et que parce que nous ignorons des circonstances qui nous en donneraient la clef si nous les connaissions, le doute devrait être la ressource la plus digne du sage.

Ce qu'on ne saurait nier, c'est que l'esprit des femmes enceintes est singulièrement modifié. Leurs envies, leurs caprices, leurs dégoûts, prouvent qu'elles sont dominées par des sensations intérieures qui naissent du nouvel état où elles se trouvent ; les envies surtout, qui sont alors en elles une espèce de délire, pourraient bien venir du sentiment de quelque besoin qu'éprouve l'enfant. L'instinct alarmé s'attache à des objets bizarres qu'il croit propres à le rassurer ; mais ces erreurs mêmes font voir avec

---

[1] *Vénus physique*, première partie, p. 83.

quel intérêt il veille à la conservation du dépôt qui lui est confié.

Nous allons exposer, dans le chapitre suivant, dans quels rapports l'enfant se trouve avec la mère pendant l'espace de neuf mois, c'est-à-dire quels sont les phénomènes de la grossesse.

CHAPITRE V.

De la grossesse.

Comme l'instant où la femme conçoit ne se manifeste en elle par aucune expression bien caractérisée, et que les suites de cet acte restent quelque temps couvertes d'un voile épais, cet esprit d'inquiétude qui fait que l'homme, peu satisfait du présent dont il pourrait jouir, s'élance toujours vers l'avenir qu'il ne verra peut-être pas, le porte à rechercher avec empressement les signes encore cachés de la grossesse, et à interroger la nature longtemps avant qu'elle daigne parler. On pourrait à cet égard s'épargner les tourments d'une impatience inutile, puisqu'elle ne saurait en accélérer ni en retarder l'objet. Il serait d'autant plus dans l'ordre d'attendre tranquillement que les signes naturels annonçassent eux-mêmes la grossesse, que les tentatives par lesquelles on se flatte de les prévenir peuvent incommoder les femmes assez faciles pour s'y soumettre, sans les éclairer davantage sur le motif qui les y fait recourir.

Ces tentatives sont l'ouvrage d'un charlatanisme effronté qui les sollicite, et qui se joue de l'honnêteté et de la décence [1], pour établir son empire sur les débris d'une vertu à laquelle le sexe doit les plus solides fondements du sien. Nous nous croyons obligés de dire ici aux femmes, que ceux qu'elles emploient à cette sorte d'essais les trompent, en affectant des connaissances qu'ils ne sauraient avoir. Tous les éclaircissements tirés du *toucher* sont très-incertains. On ne peut compter que sur le concours des signes extérieurs et sensibles, tels que la grosseur du ventre, le gonflement du sein, précédés des envies de vomir, des dégoûts, et de la suppression des menstrues. Mais le plus décisif de tous, de l'aveu même de tous les accoucheurs, le seul démonstratif, consiste dans les mouvements de l'enfant, qui se font sentir vers le quatrième mois de la grossesse [2]. Ainsi les femmes peuvent elles-mêmes mieux

---

[1] On abuse souvent des moyens qui servent à diagnostiquer la grossesse. Dans les circonstances où il ne s'agit que de satisfaire un curieux empressement, il est plus sage de ne point y recourir, et nous partageons à cet égard l'honorable susceptibilité qu'exprime notre auteur. Mais il ne faut rien exagérer. Il est des cas où le diagnostic a une très-grande importance et où il faut le faire, alors même que les personnes qui y sont les plus intéressées n'en manifesteraient point le désir. Or, dans ces cas tout exceptionnels, le médecin seul est appelé à prononcer. C'est donc à lui qu'il appartient de solliciter ou de refuser l'examen. Il ne doit point l'accorder par pure complaisance, moins encore, cela va sans dire, par un misérable calcul. Voilà le sens qu'il convient d'attacher aux paroles sévères de Roussel. L. C.

[2] Les mouvements de l'enfant se font ordinairement sentir dans le cours du quatrième mois ou au commencement du cinquième. Ce signe est sans contredit le plus certain, car tous

que personne connaître si elles sont enceintes; et les accoucheurs, qui sont forcés d'en convenir eux-mêmes, devraient retrancher de leurs traités d'accouchements les impertinentes règles qu'ils donnent sur le *toucher*. Pour donner une idée de la solidité et de la sagesse de ces règles, je n'en citerai qu'une, prise dans un ouvrage d'un des plus célèbres accou-

les autres peuvent se produire sous l'influence d'une affection de l'utérus ou de ses annexes. A ce signe il faut ajouter les battements du cœur du fœtus et un certain bruit de souffle dit *placentaire*, que l'auscultation permet d'apprécier vers la même époque et qui indiquent jusqu'à un certain point la position du fœtus. Quant au toucher, ce qu'en dit Roussel est généralement vrai; ce moyen d'exploration donne un résultat fort incertain, surtout pendant les premiers mois de la grossesse. Or c'est pendant les trois ou quatre premiers mois que règne le plus souvent une incertitude pénible à laquelle on se résigne difficilement. Durant cette époque il est trois moyens de diagnostic auxquels il est permis de recourir sans inconvénient et même sans inconvenance. Ces trois moyens sont: l'examen de l'aréole du sein, celui de l'ombilic et celui de l'urine. Ce dernier seul peut, à la rigueur, être employé dans tous les cas. Depuis quelques années, l'attention a été appelée sur ce point par M. Nauche, suivi bientôt de plusieurs autres observateurs. On a donné le nom de *kyestéine* à une matière qui se manifeste, à de rares exceptions près, dans l'urine de toutes les femmes grosses. C'est ordinairement à la fin du premier mois ou dans le courant du deuxième que cette matière apparait.

Nous n'avons point à énumérer ici tous les signes de la grossesse ni les moyens d'exploration plus ou moins propres à la mettre en évidence. On trouve ce sujet amplement développé dans tous les traités d'accouchements. M. Cazeaux a donné, dans la seconde édition qu'il vient de publier de son ouvrage, un tableau de tous les signes rationnels et sensibles de la grossesse aux diverses époques. Ce tableau est un excellent résumé de tout ce que l'état de la science permet d'établir ou de proposer sur ce sujet important. L. C.

cheurs. « Lorsqu'il s'agit, dit-il, de *toucher* une fille « pour quelque *soupçon* de grossesse, on doit d'a- « bord porter le doigt avec circonspection, de crainte « de la déflorer, si elle ne l'était pas. » N'est-ce point le comble de l'absurdité de vouloir, sur le simple *soupçon* d'un mal qui peut-être est imaginaire, produire un mal réel ; de s'exposer, pour savoir si une fille a commis une faute, à lui rendre plus faciles toutes celles qu'elle peut commettre à l'avenir, en renversant la première digue qui s'oppose en elle au vice ; enfin, de déflorer une fille pour connaître si elle a été déflorée ? Et, par malheur encore pour la règle, le moyen qu'elle indique est insuffisant pour parvenir à la connaissance qu'on désire.

C'est du temps seul qu'on doit attendre cette connaissance. Trois ou quatre mois de patience vous éclairciront mieux que ne fera une pratique dangereuse, dont les essais flétrissants sont pires que les soupçons qu'on veut dissiper. Quoique les inconvénients de cette pratique ne soient pas aussi considérables pour les femmes que pour les filles, nous ne leur ferons point l'injure de penser qu'il ne soit pas pénible pour elles de consentir à un examen qui doit les humilier à leurs propres yeux, et qui quelquefois peut les avilir à ceux d'autrui : elles peuvent s'exempter de cette cérémonie gênante quand il n'y aurait d'autre raison que son inutilité pour l'objet qui les porte à s'y assujettir.

En attendant que la femme grosse s'éclaire sur son état et en sorte, examinons comment l'individu surajouté au sien s'y nourrit et y grossit. Ce phénomène de la nutrition du fœtus, si agité par les physiologistes, se trouvera expliqué de lui-même, lorsque nous aurons exposé les relations et les liens physiques et moraux par lesquels il tient à la mère[1].

Le fœtus est, dans la matrice, contenu dans une

---

[1] Roussel signale ici deux problèmes différents et qu'il semble confondre : celui de la nutrition du fœtus et celui du développement de l'œuf humain. Le premier de ces deux problèmes peut être posé en ces termes : Quels sont les éléments fournis par la mère et par quelle voie ces éléments sont-ils fournis? Le second peut être ainsi posé : Quel est l'ordre de formation organique suivi par le germe depuis sa fécondation jusqu'à son complet développement, c'est-à-dire jusqu'à la naissance? La solution de ces deux problèmes est hérissée de difficultés. C'est dans les recherches qui ont cette solution pour objet que consiste l'œuvre des embryogénistes.

Sans embryogénie comparée point d'embryogénie humaine. Or, l'embryogénie comparée, qui est une science moderne, était à peine ébauchée lorsque Roussel écrivait ces pages. Il en résulte que les détails dans lesquels il est entré dans ce chapitre sont en grande partie inexacts et incomplets. Pour relever ces inexactitudes et pour compléter ces détails, il faudrait faire l'histoire, au moins abrégée, du développement de l'œuf humain, et la description des parties qui le constituent; il faudrait mentionner non-seulement les découvertes successives des embryogénistes, mais encore les débats auxquels chacune de ces découvertes a donné lieu parmi les savants. Mais une pareille tâche nous éloignerait du sujet principal de ce livre. Nous renvoyons donc nos lecteurs, pour tout ce qui concerne le développement de l'œuf humain et la nutrition du fœtus, aux principaux traités d'accouchements publiés ces dernières années, et surtout au grand ouvrage que publie en ce moment notre ami M. Coste, professeur d'embryogénie humaine et comparée au collège de France.   L. C.

double poche qui ressemble assez à un œuf sans coque. Harvey a vu la poche extérieure, qu'on appelle le *chorion*, se former comme une toile d'araignée. Il en a aperçu les premiers filets tendus d'un coin de la matrice à l'autre, s'entrelacer, former d'abord un réseau clair, et, la trame se serrant peu à peu, former ensuite un tissu ferme et uni ; ce qui prouverait qu'elle est l'ouvrage d'un travail particulier de la matrice, comme nous l'avons fait entendre ailleurs. Cette poche est appliquée à une autre poche qui est intérieure et plus mince, qu'on appelle *amnios*, sans être unie avec elle.

Ces deux poches sont remplies d'une liqueur dans laquelle le fœtus nage. Cette liqueur est d'une nature lymphatique, douce dans le commencement de la grossesse, mais âcre et saline sur la fin. La quantité relative de cette liqueur est aussi plus grande dans les premiers temps de la grossesse que dans les derniers. L'origine de ces eaux est sans doute la même que celle des humeurs qui arrosent toutes les cavités du corps ; elles sont vraisemblablement le produit d'une exsudation de toutes les parties qui forment l'arrière-faix. Peut-être que l'urine du fœtus y est pour quelque chose, car dans l'espèce humaine il n'a pas la même ressource que dans les autres animaux. Dans ceux-ci le fœtus envoie son urine, par un canal nommé *ouraque*[1],

[1] L'ouraque n'est autre chose que le pédicule de la vésicule allantoïde ; lorsque celle-ci a disparu, ce pédicule persiste sous ce nom, dans l'intérieur du ventre de l'embyron, où il se renfle pour donner naissance à la vessie urinaire. Il est prouvé aujourd'hui que l'allantoïde existe chez l'homme comme chez

dans une espèce de vessie qu'on appelle *allantoïde*, située entre le *chorion* et l'*amnios*.

L'utilité des eaux de l'arrière-faix est trop évidente pour que nous perdions le temps à la démontrer. Le contact de tout autre corps qu'un fluide eût été sans doute dangereux pour un être aussi délicat que le fœtus, qui commence lui-même par être presque fluide. Il se balance librement dans cette liqueur, à l'abri des chocs et des accidents destructeurs.

Le chorion n'adhère pas immédiatement à la cavité de la matrice. Il y a entre lui et ce viscère un corps spongieux, vasculeux, épais dans son centre, et qui s'amincit vers sa circonférence. On l'appelle *placenta*, parce qu'il a la forme d'un gâteau. La matrice et le placenta sont unis par des cotylédons ou tubercules qu'ils s'envoient réciproquement l'un à l'autre[1]. Ces liens, d'abord suffisants pour le

---

les animaux et que l'ouraque n'y conduit dans aucune espèce l'urine du fœtus. Chez l'homme, l'allantoïde disparait plus promptement. Elle est exclusivement destinée à porter les vaisseaux de l'embryon en contact avec la membrane la plus extérieure de l'œuf d'où ils se mettent en rapport avec la face interne de la matrice. Nous le répétons : il nous est impossible de décrire dans ces notes les dispositions compliquées et les transformations importantes de toutes ces parties de l'œuf humain.   L. C.

[1] Le placenta n'existe pas dans le commencement de la grossesse. Il est précédé, dans l'intérêt de la nutrition de l'embryon, par la membrane caduque avec laquelle se met en rapport la surface externe du chorion. On n'observe les premiers rudiments du placenta que vers la fin du premier mois. Cet organe temporaire est formé par des vaisseaux appartenant à la mère et par des vaisseaux appartenant au fœtus. Ces vaisseaux

fœtus encore petit, deviennent plus solides à mesure qu'il grossit : on prétend[1] que, se bornant d'abord à transmettre au placenta une humeur laiteuse, pour l'entretien du fœtus, ils dégénèrent ensuite en veines, pour lui fournir du sang pur. Cette dernière opinion n'est pas unanimement admise; plusieurs croient qu'il ne passe jamais qu'une liqueur laiteuse de la matrice au placenta[2].

Le placenta l'envoie au fœtus par le cordon ombilical. Ce cordon, dont la grosseur, la longueur et la forme varient souvent, est attaché d'un côté au nombril du fœtus, et de l'autre au placenta. Il est formé de trois vaisseaux sanguins, de deux artères et d'une veine, souvent situés parallèlement, quelquefois entortillés ; ce qui, dans ce dernier cas, donne au cordon une forme noueuse. Ces vaisseaux

---

maternels et fœtaux ne s'abouchent point les uns aux autres, comme Roussel semble le croire. Comme dans le poumon l'air respiré n'agit sur le sang veineux qu'à travers les parois vésiculaires, de même le sang du fœtus et celui de la mère ne peuvent donc avoir d'action l'un sur l'autre qu'à travers la paroi des vaisseaux extrêmement divisés qui forment le placenta. Quant aux cotylédons, ils ne sont pas des organes de communication entre la matrice et le placenta, ils constituent le placenta lui-même comme les lobes du poumon constituent cet organe. Voyez, concernant la disposition des vaisseaux utéro-placentaires et la structure du placenta lui-même, les résultats obtenus par les habiles recherches de MM. les Drs Bonamy et Jacquemier, consignés dans leurs exposés anatomiques et reproduits par M. le docteur Cazeaux dans l'ouvrage cité plus haut.   L. C.

[1] *Hist. de l'Acad. des Sciences*, année 1748, p. 21.

[2] Cette prétendue humeur laiteuse est imaginée pour donner raison de l'alimentation du fœtus par la mère.   L. C.

sont renfermés dans une tunique commune qui semble être une continuation du chorion et de l'amnios. Dans les animaux, ce cordon contient aussi l'ouraque; dans le fœtus humain, l'ouraque ne va pas plus loin que le nombril, et on n'en découvre aucun vestige au delà.

Les deux artères ombilicales portent le sang qu'elles puisent dans les deux artères iliaques internes du fœtus, dans le placenta, où elles forment plusieurs branches qui se subdivisent en une infinité de petites artères. Celles-ci, répandues sur toutes les parties de l'arrière-faix, s'abouchent avec une infinité de veines capillaires qui, se réunissant successivement, forment enfin la veine ombilicale, laquelle rapporte le sang au fœtus; mais avec le sang elle y conduit les sucs laiteux fournis par la mère pour le soutien et l'accroissement du fœtus.

Le sang repris par la veine ombilicale, et l'humeur laiteuse qui s'y joint, parvenus au nombril de l'enfant, sont portés vers le foie, entrent dans le tronc de la veine-porte, et par le canal veineux passent dans la veine-cave ascendante. Celle-ci le transmet au ventricule droit du cœur, où, au lieu d'enfiler l'artère du poumon qui est sans action dans le fœtus, il coule par le trou ovale dans le ventricule gauche de ce viscère, et revient par l'aorte aux artères iliaques.

Cette espèce de circulation, hors des organes du fœtus, est un phénomène dont les usages ne nous sont pas bien connus. Il est certainement bien nécessaire que l'enfant reçoive à chaque instant une nouvelle nourriture par le cordon ombilical ; mais il ne semble pas essentiel que le sang du fœtus sorte de son corps pour se répandre dans le placenta. Il faut, ou que le sang artériel qui passe par le cordon ombilical soit destiné à nourrir et à faire croître l'arrière-faix, ce que la matrice pourrait exécuter, puisqu'elle en a fait les premiers frais ; ou que le but de son passage soit de préparer dans le placenta les humeurs maternelles qui y abordent, et de les y rendre plus analogues à celles de l'enfant dans lequel elles vont entrer. Il y aurait peut-être un saut trop brusque qui choquerait ces nuances douces par lesquelles la nature marche ordinairement, si les humeurs animalisées dans le corps de la mère passaient subitement dans le fœtus. Il fallait peut-être qu'elles fussent modifiées dans le placenta par le mélange du sang de l'enfant, pour paraître moins étrangères lorsqu'elles seraient reçues dans les faibles organes du dernier. Dans ce cas, le placenta servirait d'estomac [1] au fœtus, il digérerait les sucs laiteux que la mère lui envoie ; et le produit de cette digestion singulière serait porté par la veine ombilicale dans le foie, comme dans les autres individus le chyle y est en partie porté par les veines mésaraïques.

Après l'exposé que nous venons de faire, on ne doit plus demander comment le fœtus est nourri dans le ventre de la mère ; il est clair qu'il l'est par

---

[1] Il serait beaucoup plus exact d'en signaler l'analogie avec le poumon. Le placenta est plutôt un organe d'hématose qu'un organe de digestion.   L. C.

les humeurs que celle-ci lui fournit, digérées dans le placenta, et transmises à la veine porte par la veine ombilicale. Il est étonnant qu'on ait mis en question si le fœtus prenait sa nourriture par la bouche. Le fœtus a plusieurs organes dont il ne doit faire usage que lorsqu'il sera séparé de la mère, et qui sont inutiles à son existence actuelle. Sa bouche, son estomac, ses intestins, sont sans exercice comme ses poumons ; toutes ces cavités sont seulement, en attendant, arrosées par une humeur qui en empêche la coalition, et qui s'y épaissit jusqu'à un certain degré. Dans les intestins, elle se mêle avec la bile, et forme avec elle ce que l'on appelle le *méconium*. Ainsi, demander comment se nourrit le fœtus, c'est demander comment se nourrissent la matrice, le foie et la rate de la mère. Le fœtus est uni à ces parties par le placenta ; il est comme un organe ajouté aux organes de la mère ; il a le même aliment qu'eux, à la préparation près que cet aliment subit dans le placenta, avant de parvenir à l'enfant.

En effet, le placenta, la matrice, les enveloppes du fœtus, le cordon ombilical, le fœtus, tout cela se nourrit et croit en même temps. Les canaux qui portent la nourriture à ce dernier augmentent de calibre à mesure que son volume et ses besoins s'étendent.

Cependant on peut conjecturer que le fœtus, en qualité d'être individuel et en vertu de son *moi*[1],

---

[1] Pour maintenir au langage une rigueur philosophique, il faut s'abstenir de faire intervenir le *moi* dans les phénomènes

assimile et dispose lui-même les sucs déjà vivants et animalisés que la mère lui envoie : mais il serait trop difficile de déterminer jusqu'à quel point l'enfant croît par sa propre impulsion, sans que celle de la mère y contribue : et si l'activité du fœtus peut s'étendre jusqu'aux enveloppes et au placenta, qui semblent plus appartenir à l'enfant qu'à la mère, ou si la végétation de ces parties est tout à fait l'ouvrage de celle-ci. Si ce dernier point est problématique, il est du moins vraisemblable que l'enfant n'a aucune action sur la matrice, qui grandit et suit les progrès du fœtus. Quant à celui-ci, il y a apparence que son accroissement est l'effet combiné de l'action vitale de la mère, et de sa propre activité. On est fondé à croire que la mère n'est point à son égard dans un état aussi passif que bien des gens le pensent; et si elle le porte, si elle le nourrit, c'est en elle l'effet d'un instinct vigilant. Bien souvent cet instinct semble si occupé du bien-être du fœtus, qu'il oublie pour lui le soin des organes de la mère, et ne travaille à l'embonpoint du premier qu'aux dépens de l'autre. Stahl croit avoir observé que les femmes qui maigrissent pendant la grossesse, font le plus souvent des enfants bien nourris; tandis qu'il est commun de voir des femmes qui gardent leur embonpoint, mettre au monde des enfants chétifs. Enfin, il est vraisemblable que le

auxquels la conscience reste étrangère. Or les phénomènes végétatifs de développement sont de ce nombre : ils sont communs à l'homme, aux animaux et aux plantes, et l'on ne dit point de celles-ci que, *en vertu de leur moi*, elles assimilent les sels de la terre ou les gaz de l'atmosphère. L. C.

fœtus et ses dépendances sont sous la tutelle et sous la sauvegarde du principe actif qui anime la mère, et que leur accroissement est le fruit d'un travail que ce principe dirige.

Cette direction, sans laquelle l'ouvrage de la génération s'écroulerait à chaque instant, peut être troublée par les fausses idées qu'on s'est faites de la grossesse. On croit communément que, parce que la femme nourrit un enfant dans son sein, elle a besoin de manger, comme on dit, pour deux; et que, pour ne point l'incommoder par ses mouvements, elle doit se condamner à ne remuer ni pieds ni tête.

Pour ce qui regarde la quantité d'aliments nécessaire à une femme grosse, on n'aurait peut-être jamais cru qu'il lui en fallût moins que quand elle est libre, si l'observation ne nous en avait point convaincus. Les envies de vomir, la gêne qu'une femme grosse éprouve pendant longtemps, la nécessité qui la force de recourir à de fréquentes saignées, annoncent en elle une surabondance d'humeurs qui en dérange le cours. Aussi l'instinct lui inspire-t-il pour l'ordinaire du dégoût pour les aliments trop succulents, tels que la viande. Nous avons vu des femmes qui n'avaient cessé de vomir pendant toute leur grossesse, et qui pouvaient à peine parvenir à faire arrêter quelque mets léger dans leur estomac, mettre ensuite au jour des enfants bien constitués. Nous en avons vu d'autres ne prendre pendant tout le temps de leur grossesse, que du café à l'eau, dans lequel elles trempaient quelquefois un morceau de pain, sans aucun inconviennent pour l'enfant dont elles ont accouché. Ces exemples ne sont point à suivre ; mais ils prouvent qu'une femme enceinte et son enfant peuvent vivre avec une nourriture très-bornée, et que l'excès opposé est beaucoup plus à craindre. Celui-ci est une des principales causes des accidents trop fréquents auxquels sont sujettes les femmes qui sont en état de se procurer une nourriture abondante et recherchée. Les femmes du peuple, qui vivent, quand elles sont grosses, comme elles avaient accoutumé de vivre avant de l'être, sont moins exposées aux catastrophes qui sont assez communes parmi les premières.

Les femmes du peuple tirent aussi un grand avantage du travail auquel leur condition les oblige ; elles y trouvent un exercice nécessaire et indispensable, dont un faux raisonnement porte les femmes riches à se priver ; car les égards qu'exige la grossesse ne leur interdisent que les efforts violents. Mais si un exercice modéré convient à la santé de la mère, pourquoi serait-il nuisible à celle de l'enfant ? Les humeurs qu'elle lui fournit n'en seront que plus saines, lorsqu'elles auront été épurées par une légère agitation du corps ; au lieu qu'en les laissant croupir par l'inaction, on leur permet de contracter des qualités vicieuses qui se communiquent nécessairement à celles de l'enfant. La grossesse et l'allaitement, fonctions incompatibles avec les travaux forcés, devant remplir le plus grand intervalle de la vie de la femme, déterminent le genre d'occupations le plus propre à chaque sexe, et de cette diverse destination naissent vraisemblablement en partie les inclinations, les goûts, et la plupart des autres différences morales qui distinguent l'homme de la femme.

Un des plus grands biens que produise le travail, c'est de nous soustraire à l'empire des passions : c'est dans le calme et la tranquillité du corps qu'elles fermentent et qu'elles exercent leur furie. Si elles troublent pour l'ordinaire les fonctions vitales, elles ne sont pas moins funestes à celle à qui la conservation de l'espèce est due. Elles sont la source de la plus grande partie des fausses couches qui arrivent : c'est pourquoi cet accident est plus commun parmi les femmes que les sociétés où elles vivent, ou que l'état où elles se trouvent placées exposent aux secousses violentes des passions. Les fausses couches que font les femmes de la campagne sont presque toutes causées par des efforts excessifs ou par des chutes ; elles sont rarement chez elles dues à des causes morales. Les animaux, qui sont encore plus à l'abri de ces dernières causes, ne sont sujets à l'avortement que lorsqu'il est sollicité par la violence des hommes.

Ce ne sont pas seulement ces accès des passions, qui sont d'autant plus terribles qu'ils sont plus courts, et qui bouleversent en un instant toute la machine, qu'on a à redouter : on doit aussi craindre les effets de cette morosité habituelle que certaines âmes nourrissent, qui fait qu'elles s'indignent de tout, et que le moindre objet les blesse. Ce caractère irritable, toujours prêt à repousser tout ce qui le touche, est très-capable de déranger les opérations de la nature, occupée du soin du fœtus. Il peut très-bien se faire que, dans certains moments d'inquiétude, où tout semble l'importuner, elle perde de vue l'objet le plus cher, et le rejette au loin comme un fardeau qui la gêne. On a remarqué que les femmes les plus sujettes à faire des fausses couches sont délicates, sensibles et faciles à irriter. Il y a cela de particulier, que l'empire de l'habitude, dont il a été question ailleurs, se manifeste encore ici ; les femmes qui éprouvent plusieurs fois ce funeste accident, le subissent presque toujours à la même époque de leur grossesse.

Ainsi la modération, la sobriété et l'exercice doivent régler la conduite des femmes grosses. Elles y sont encore peut-être plus astreintes que quand elles ne sont point dans cet état. Cette conduite est d'autant plus essentielle pour elles, qu'elle peut les dispenser de recourir aux remèdes assez souvent employés dans les grossesses, en prévenant les causes qui les rendent nécessaires. Les saignées et les purgations sont plutôt des secours contre les suites d'un mauvais régime, que contre la grossesse qui n'est point une maladie : elle est au contraire dans le système des fonctions de l'homme sain. Les femelles des animaux, et les femmes dont la constitution n'a point été dépravée par la mollesse, ne sont point malades pendant la gestation. La grossesse n'est une maladie que pour les femmes en qui des organes énervés rendent toutes les fonctions pénibles ; que pour ces machines frêles et délicates, en qui chaque digestion est une courte maladie. Les autres parviennent pour l'ordinaire au terme de leur grossesse sans autre infirmité que la gêne inséparable de cet état.

CHAPITRE VI.

Du terme naturel de l'accouchement.

La durée de la gestation varie dans les différentes espèces d'animaux. Dans l'une, elle est de onze mois; dans l'autre, de cinq; dans celle-ci, de six semaines; dans celle-là, d'un mois; dans l'espèce humaine, elle est communément de neuf mois. Ce serait outrager la raison que de recourir à l'autorité d'Hippocrate et d'Aristote pour établir un fait aussi généralement admis, et qui frappe aussi fréquemment les yeux de la multitude. Si le sentiment de ces auteurs est de quelque poids et mérite quelque considération, c'est lorsqu'il s'agit de constater la réalité de quelque exception survenue dans l'ordre que la nature semble s'être assujettie à suivre constamment. Ces hommes et leurs semblables, plus exercés à suivre les diverses inflexions de sa marche, sont plus à même d'y apercevoir les écarts qui échappent aux yeux distraits du vulgaire; l'on peut, dans ce cas, prêter à leurs décisions ce degré d'assentiment qu'on doit au rapport d'un homme clairvoyant et désintéressé, dans une matière qui n'admet que des probabilités, et pas une preuve physique. Lorsque Hippocrate, Aristote, M. Lieutaud, M. de Buffon, M. Petit et tant d'autres écrivains capables d'imposer par leur savoir et par la supériorité de leurs talents, nous disent que la durée de la grossesse quelquefois se prolonge jusqu'au dixième, au onzième et au douzième mois, on peut les en croire, non point parce qu'ils l'ont dit, mais parce qu'un fait qui ne répugne point à l'esprit et qui ne choque point la justesse et l'ordre naturel des idées, avancé par des hommes instruits, doit être cru, si on n'a pas une preuve complète et démonstrative du contraire.

Ceux qui soutiennent l'impossibilité des naissances tardives, ont tout le désavantage qu'on a lorsqu'on défend une proposition négative [1]. Aussi leurs raisonnements se ressentent-ils de la faiblesse

---

[1] Pour résoudre cette question médico-légale tant agitée des naissances tardives, des recherches ont été faites, et le résultat obtenu ne laisse plus aucun doute. L'examen a porté d'abord sur les animaux : cent soixante et onze vaches et deux cents juments, observées par M. Tessier, ont donné pour les naissances, les premières, une différence entre les extrêmes de soixante-sept jours, et les secondes, une différence de quatre-vingt-trois jours. Cinq vaches n'avaient mis bas que vingt-huit jours après le terme ordinaire, et une jument avait éprouvé un retard de quarante jours environ. (*Mémoire* lu à l'Académie des sciences de Paris, en 1819.) L'analogie devait faire croire qu'il en était de même dans l'espèce humaine, et que des variations nombreuses devaient s'y rencontrer ; mais il était nécessaire de recourir à l'observation directe. Cent cinquante femmes grosses ont été observées par Merriman : il avait noté avec soin le jour où chacune d'elles avait eu ses règles pour la dernière fois. Une différence de cinquante-six jours se montra entre les deux extrêmes. Il y en eut cinq qui accouchèrent du troisième au sixième jour du onzième mois. Mais ces données sont encore incertaines, car la conception a pu avoir lieu un mois ou trois semaines avant ou après la dernière apparition des règles. Voici un fait plus décisif rapporté par Désormeaux, et, en pareille matière, un seul fait bien observé et bien con-

et de l'incertitude des principes sur lesquels ils établissent leurs prétentions. Tantôt ils disent que les lois de la physique s'opposent aux accouchements tardifs ; que l'ordre de la nature, qui a fixé la durée de la grossesse à neuf mois dans l'espèce humaine, est invariable : tantôt, s'embarrassant peu si le fait existe ou non, et n'en envisageant que les conséquences, ils certifient que, si le terme de l'accouchement pouvait varier, le trouble et la confusion s'empareraient de la société. En changeant ainsi de question, en invoquant d'abord des lois de physique qu'on ne connaît point, et un ordre dont les ressorts nous sont cachés, et en voulant ensuite décider de la réalité d'un fait naturel par les suites morales qu'il pourrait avoir, ils ressemblent à des hommes qui, marchant sur un terrain infidèle et peu sûr, portent en tremblant leurs pas çà et là sans les fixer nulle part, ou à des ouvriers maladroits qui, choisissant parmi de mauvais instruments, rejettent successivement ceux qui se présentent, et finissent par prendre le pire de tous.

La plupart des médecins et des naturalistes anciens pensaient que le terme de l'accouchement

---

staté suffit. Une dame, mère de trois enfants, tombée en démence, avait épuisé vainement toutes les ressources de la thérapeutique ; un médecin pensa qu'une nouvelle grossesse rétablirait ses facultés intellectuelles. Le mari consentit à noter sur un registre le jour de chaque union sexuelle, qui n'eut lieu que tous les trois mois, afin de ne pas troubler une conception encore mal assurée. Or, cette dame, gardée par ses domestiques, douée en outre de principes de religion et de morale excessivement sévères, n'accoucha qu'à neuf mois et demi.   L. C.

n'est point aussi fixe dans l'espèce humaine que parmi les animaux[1], et en cela ils étaient vraisemblablement meilleurs observateurs et meilleurs philosophes que les modernes qui les contredisent, sous prétexte que les siècles où ils vivaient n'étaient point encore éclairés par le flambeau de la physique. La physique nous a, sans contredit, appris beaucoup de choses; mais il s'en faut beaucoup qu'elle nous ait dévoilé la raison de ces périodes que les corps affectent dans leurs opérations. Elle nous laisse encore ignorer pourquoi les accès des fièvres reviennent tous les jours, ou de deux jours l'un, à la même heure; pourquoi les crises des maladies se préparent et se mûrissent dans un temps déterminé; pourquoi les dents viennent à un certain âge; pourquoi la faculté d'engendrer commence et cesse à des époques marquées; enfin, la physique ne nous a pas plus instruits sur la cause qui fixe la durée de la grossesse à neuf mois, que sur celle qui assigne vingt et un jours à l'incubation du poulet.

Les médecins qui combattent l'opinion favorable aux naissances tardives ne sauraient indiquer une loi de physique, de laquelle il découle nécessairement que l'enfant doit venir au monde neuf mois après la conception. Si, de ce que cela arrive très-

---

[1] Les variations à cet égard sont aussi fréquentes chez les animaux que dans l'espèce humaine; c'est ce qui résulte des faits rappelés dans la note précédente. S'il s'agissait ici de l'avortement ou des accouchements prématurés et morbides, cette assertion serait erronée, mais il ne s'agit dans ce chapitre que des naissances hâtives ou tardives ayant lieu dans l'ordre physiologique.   L. C.

souvent, ils en concluent qu'il doit avoir toujours lieu, ils se trompent en tirant cette conséquence. La répétition fréquente d'un fait ne prouve point qu'il se répétera toujours ; il n'en saurait résulter que des probabilités et des inductions morales toujours insuffisantes pour une démonstration.

Les autorités dont ils tâchent de renforcer leur opinion ne sont pas un secours moins impuissant, et la qualité des personnages qu'ils citent est tout à fait indifférente pour le fait qu'on veut prouver. M. Astruc, qui rejetait les grossesses prolongées, n'a pas manqué de faire usage de son érudition dans une matière qui ne demandait que de la logique. Selon la coutume des savants, qui sont plus empressés à citer que délicats sur le choix de leurs citations, il produit sur la scène Ménandre, Plaute, Térence, Virgile, pour contrebalancer le sentiment des philosophes et des médecins anciens et modernes, qui soutiennent que l'accouchement peut quelquefois être retardé au delà du dixième mois. Vraisemblablement Virgile ne prétendait pas résoudre un problème d'histoire naturelle, lorsqu'il disait en termes poétiques et harmonieux à un enfant, qu'il avait coûté dix mois de dégoûts et de peines à sa mère [1] ; mais eût-il eu cette intention, son témoignage n'en aurait pas plus de force, il n'en serait pas plus compétent pour établir l'impossibilité des accouchements tardifs.

M. Astruc [2] regarde surtout comme un argument

---

[1] Matri longa decem tulerunt fastidia menses.
Eclog. iv.

[2] *Maladies des Femmes*, t. VIII, p. 292.

sans réplique, la disposition des lois romaines qui ferme la succession aux enfants nés plus de dix mois après la mort du mari de leur mère [1]. Mais on ne voit pas pourquoi des lois seraient plus décisives que le rapport des auteurs les plus graves : les lois étant l'ouvrage et l'expression de la volonté des hommes, elles ne sauraient avoir plus de valeur pour éclairer une question de philosophie, que n'en ont tous les autres témoignages humains.

Ce n'est pas ici le cas de regarder une loi comme un oracle qu'on doive recevoir avec une soumission respectueuse. Si elle a un caractère sacré, ce n'est que pour les lieux et pour les temps pour lesquels elle a été faite, et que relativement à l'objet sur lequel elle statue. D'ailleurs, les motifs qui font établir une loi sont souvent moins fondés sur la vérité physique des choses que sur le rapport qu'elles peuvent avoir avec l'intérêt de la société. On a voulu que les enfants qui naîtraient plus de dix mois après la mort de leur père n'eussent pas de droits à sa succession. Cette loi peut être très-sage, parce qu'il est assez rare qu'une femme accouche après le dixième mois de sa grossesse, pour qu'on n'ait point à craindre beaucoup les effets de cette disposition ; au lieu que les inconvénients qui résulteraient d'un terme indé-

---

[1] La loi française adopte le même principe, mais en d'autres termes. Elle déclare que tout enfant né avant le trois-centième jour est légitime, et elle ajoute que la légitimité de l'enfant né trois cents jours après la dissolution du mariage *pourra* être contestée. Nous croyons que ce maximum de deux cent quatre-vingt-dix-neuf jours suffit pour apaiser toutes les consciences impartiales ou désintéressées dans la question.   L. C.

fini pour l'accouchement se répéteraient peut-être à chaque instant : l'incertitude sur l'origine des citoyens en jetterait beaucoup sur leurs droits, sèmerait la défiance dans le sein des familles, relâcherait les liens du sang, et par conséquent ceux qui nous attachent à la patrie. Les législateurs ont mieux aimé s'exposer à commettre quelques injustices particulières, que de laisser une carrière ouverte à la corruption des mœurs, et sacrifier quelques membres, que de courir le risque de voir périr tout le corps. Ainsi, en décidant que le terme de l'accouchement serait fixé à dix mois, ils n'ont pas prétendu que naturellement il ne pût aller au delà, mais que le bien de la société exige qu'il n'y ait d'accouchements légitimes que ceux qui se font à ce terme.

Mais il s'est trouvé des gens, plus sévères que la loi, qui ont décidé, du haut de leur tribunal, que l'accouchement devait se faire au terme précis de neuf mois révolus ; d'autres ont eu l'indulgence d'accorder dix jours au delà. On sera toujours étonné que des hommes qui ignorent encore les causes physiques des fonctions les plus sensibles et les plus familières du corps humain, qui, peut-être, ne sauront jamais la véritable raison qui fait mouvoir leur pied, aient osé prendre le ton le plus décisif et le plus tranchant sur une matière qui laisse à peine quelque place aux plus modestes conjectures ; prononcer dogmatiquement sur ce qui est ou n'est pas possible, assigner des bornes à la nature, comme s'ils en connaissaient parfaitement les ressorts, et l'assujettir à une précision mathématique qu'elle ne connaît peut-être point.

Ils s'appuient sur l'ordre apparent que suivent les diverses productions végétales et animales, et sur l'égalité prétendue des intervalles qu'elles mettent entre les différents degrés ou les différentes époques de leur développement. Mais, outre qu'il leur est très-difficile de faire voir une exacte égalité dans le temps que les individus de chaque espèce mettent à se développer, ce n'est que par le plus vicieux raisonnement qu'ils se sont servis de l'exemple des végétaux et des animaux, pour décider une question relative à l'espèce humaine. Ils paraissent n'avoir pas mis assez de différence entre la vraisemblance qui résulte d'une simple analogie, et la force triomphante d'une preuve physique. Ils ont d'ailleurs manqué de faire une distinction essentielle qui a même échappé à leurs adversaires.

Tous les êtres qui composent l'univers sont liés entre eux par des rapports généraux et des propriétés communes en vertu desquelles ils suivent des lois qui sont les mêmes pour tous. Mais quelques-uns ont des propriétés particulières qui leur donnent une tendance spéciale et propre ; de sorte que, quoique emportés par l'impulsion générale, ils sont soumis à une impulsion particulière, de laquelle il résulte en eux une marche, des mouvements et des effets particuliers. Plus les corps ont de ces propriétés particulières qui les distinguent de la matière commune, plus ils paraissent indépendants des lois générales qui dirigent celle-ci. Les végétaux, par exemple, sont au-dessus d'elle par leur organisation, à laquelle ils doivent des qualités qui paraissent tenir peu aux attributs généraux de la matière brute et inerte ; cependant, comme ils ont plus de rapport avec elle que n'en ont les animaux, qui diffèrent des végétaux par le mouvement progressif et par les différents degrés de moralité qui les caractérisent, ils sont subordonnés plus sensiblement à sa marche uniforme et constante. Les plantes, pour germer, croître, se développer et se reproduire, ont besoin de l'impulsion périodique et régulière du soleil, qui, en passant sur notre hémisphère, vient les arracher au sommeil profond dans lequel elles resteraient peut-être ensevelies sans lui ; quoiqu'on puisse néanmoins observer que toutes leurs opérations et tous leurs mouvements ne sont pas tellement proportionnés et liés à l'action de ce mobile, qu'elles n'aient des mouvements propres, qui dépendent du degré de sensibilité dont elles sont douées. D'ailleurs, les plantes étant destinées à végéter toujours sur le même sol et dans le même climat, il s'ensuit que l'ordre de leur développement doit être assez régulier.

Les animaux semblent tout à fait indépendants du principe qui règle la marche des plantes ; ils vivent, croissent et se reproduisent dans tous les climats et dans toutes les saisons. Cependant, ils suivent des lois assez constantes ; leurs fonctions s'exécutent avec assez de régularité, parce que le principe vital qui les dirige ne s'occupe que de cet objet, et que chacune de ces fonctions demandant un espace de temps déterminé, il mesure ses mouvements en conséquence. Dans l'espèce humaine, le moral a quelquefois tant d'activité et tant d'empire sur les mouvements physiques du corps, qu'il en arrête, accélère ou pervertit le cours; ce qui doit changer beaucoup l'ordre et la quantité de temps que les diverses fonctions vitales et animales exigent. La pensée et la volonté semblent détacher l'homme de la grande chaîne qui lie tous les autres êtres; et les fils imperceptibles par lesquels il y tient sont assez lâches pour lui permettre quelquefois de s'éloigner un peu de la marche exacte et droite qu'ils sont obligés de suivre. Aussi a-t-on observé [1] que dans les hommes simples et dont les passions sont calmes, tels que les habitants de la campagne, les crises, qui sont une des grandes fonctions vitales de l'état de maladie, se font d'une manière exacte et conforme à ce que les anciens nous en ont dit. Dans les hommes occupés longtemps de fortes passions, le trouble et le déréglement de l'âme se communiquent au corps, en altèrent les fonctions, et le disposent à cette foule de maladies qui distinguent si cruellement l'espèce humaine de toutes les autres espèces [2]. Les mouvements vitaux doivent y être tantôt précipités et tantôt ralentis, selon la différente assiette où se trouve l'âme, et le différent caractère de la passion qui la domine.

La gestation est une fonction animale sujette aux mêmes accidents que toutes les autres fonctions; elle peut être avancée ou retardée. En effet, l'avortement est plus commun dans l'espèce humaine que parmi les animaux, et il doit fournir une induc-

---

[1] Baglivi, *Praxeos medicæ*, lib. II, c. xii.
[2] Stahl, *De frequentiâ morborum in homine præ brutis.*

tion raisonnable pour les naissances tardives. Lorsqu'elles ont lieu, on pourrait, avec bien plus de fondement, les attribuer à l'irrégularité des mouvements de la nature, ou assoupie, ou troublée par quelque affection désordonnée, qu'à des raisons tirées du volume ou de l'imperfection de l'enfant; car il semble que, dire que l'enfant naît à dix ou onze mois, parce qu'à neuf il n'avait pas encore acquis tout l'accroissement et le volume qui le mettent en état de solliciter la matrice à se débarrasser de lui, c'est se servir de la raison qu'allègue Rabelais pour la naissance de Gargantua, qu'il fait naître à onze mois.

Cette raison ne saurait être proposée sérieusement, d'autant plus que l'état des enfants qui naissent dans les différents temps de la grossesse ne la justifie point. Les accouchements prématurés qui se font avant le septième mois ne présentent pour l'ordinaire que des résultats imparfaits, que des êtres dont les organes ne sont pas encore assez formés ou assez forts pour conserver la vie qu'ils ont reçue : on ne peut point par conséquent dire d'eux que le volume de leur corps a excité la matrice à se contracter et à précipiter l'accouchement. Les enfants qui naissent à neuf mois ne sont pas toujours bien conformés, bien sains et bien volumineux ; il y en a parmi eux de si chétifs, qu'ils n'auraient dû voir le jour qu'au onzième ou douzième mois, si la nature réglait sa marche sur la perfection que doivent recevoir ses ouvrages.

Le caractère de ses opérations est d'être exécutées à peu près dans les intervalles de temps déterminés, soit qu'elles réussissent, soit qu'elles se terminent mal; ce n'est pas leur succès qui décide de leur durée. Dans les crises des maladies, la nature combat les principes de mort qui menacent la machine, et ce combat finit toujours à des jours marqués, soit qu'il tourne à son avantage, soit qu'elle y succombe. Il en est de même de l'accouchement, qui est une espèce de crise. Dans le cours ordinaire des choses, il se fait à la fin du neuvième mois de la grossesse, indépendamment de l'état où peut se trouver l'enfant à cette époque; mais comme les crises peuvent être troublées par l'effet d'un mauvais traitement, par l'inconduite, et surtout par les mouvements déréglés de l'esprit des malades, le terme de la grossesse peut aussi quelquefois être changé par des causes semblables. On conçoit qu'une sensibilité inquiète de la matrice et des mouvements irréguliers de cet organe, excités par quelque passion vive, peuvent avancer l'accouchement, comme un défaut d'énergie de la part de ce même organe, produit par des causes morales ou autres, peut le retarder.

Nous sommes entrés dans une discussion qui n'intéresse la femme qui vit selon la nature, qu'autant qu'elle peut l'encourager à ne point s'en écarter; et comme la nature fait tout à temps, et tout bien lorsqu'elle n'est point interrompue, on doit s'attendre que la femme qui suit exactement ses lois accouchera au terme qu'elle a marqué pour cette opération, c'est-à-dire à la fin du neuvième mois.

CHAPITRE VII.

De l'accouchement naturel.

Nous avons dit que si des causes accidentelles et rares font quelquefois varier le terme de l'accouchement, on devait plutôt les tirer, dans la femme, des déterminations propres du principe vital distrait ou troublé dans ses mouvements ordinaires, que de la disposition actuelle de l'enfant, dont la vigueur ou la faiblesse, la grosseur ou la petitesse, n'ont, ainsi que toutes les autres circonstances extérieures trop souvent et trop gratuitement alléguées, qu'une très-légère influence sur l'acte qui produit l'accouchement.

L'erreur qui a fait chercher ailleurs les causes déterminantes de l'accouchement naturel, a donné naissance à une infinité d'hypothèses, la plupart ridicules, mais toutes fausses. Les uns ont cru que la faim excitait le fœtus à se débattre et à s'échapper de la matrice; les autres ont attribué sa sortie au besoin de respirer, quelques-uns au besoin d'uriner, quelques autres à la colique occasionnée par le *méconium*; enfin, chacun s'est mis à la place de l'enfant, et lui a prêté les affections qu'il a le plus redoutées dans une prison pareille à celle où le fœtus est enfermé. On sent le vide de toutes ces explications, pour peu qu'on fasse attention que l'enfant est mort dans le sein de la mère sans que l'accouchement se fasse avec plus de difficulté, et ce fait seul démontre que le fœtus est ou peut être absolument passif dans cette opération naturelle.

Elle dépend donc directement de l'organe dans lequel le fœtus est contenu [1]. En effet, cet organe, au terme marqué par la nature, combine ses mouvements de manière que l'enfant qu'il tient en dépôt, pressé de tous côtés, est nécessairement forcé d'en sortir par l'issue qui lui est offerte, comme ferait le noyau d'un fruit dont l'écorce aurait la faculté de se contracter dans tous les points de son

[1] Toutes les explications de ce fait merveilleux sont nécessairement insuffisantes. Incontestablement c'est à la matrice qu'est confiée l'action première de l'expulsion du fœtus ; et, pour remplir cette fonction, la matrice survit quelquefois à la femme à laquelle elle a appartenu. Les exemples d'enfants nés spontanément après la mort de leurs mères sont assez nombreux ; or, comme ces enfants étaient morts avant que leurs mères eussent succombé, on ne saurait expliquer ces faits par l'intervention active du fœtus. Voici un fait rapporté dans le n° VI de la nouvelle série du *Medical and surgical Journal* d'Édimbourg, page 431. Le troisième jour après la mort d'une jeune femme enceinte de dix mois, la garde entendit un grand bruit se faire dans le cadavre. Un médecin, appelé tout de suite, trouva que la morte venait d'accoucher de deux jumeaux, encore renfermés dans les membranes. Les fœtus n'offraient aucune trace de putréfaction, le placenta seul présentait un commencement d'altération.

Le premier rôle appartient évidemment à la matrice, le second aux contractions des muscles abdominaux dirigées ou concentrées par la volonté. Par quelle stimulation, par quelle force, la matrice se contracte-t-elle ainsi à une époque déterminée? En présence de cette question, si souvent posée et si diversement résolue, contentons-nous de dire avec Avicenne : *Au temps fixé, l'accouchement se fait par la grâce de Dieu.* L. C.

étendue. La matrice, comme une écorce active et sensible, en s'agitant et en se contractant, rompt les faibles adhérences par lesquelles les membranes qui enveloppent le fœtus tiennent à sa partie concave, et répète ses secousses non-seulement jusqu'à ce que les membranes, l'enfant et les eaux dans lesquelles il nage soient sortis, mais encore jusqu'à ce qu'elle soit débarrassée des humeurs désormais superflues dont elle se trouve encore engorgée après l'accouchement.

On veut savoir tout, et on demande quel est le principe qui détermine la matrice à se contracter de cette manière. Un auteur célèbre [1] prétend que ce viscère successivement distendu pendant tout le temps de la grossesse, à mesure que le fœtus augmente de volume, et parvenu, vers la fin du neuvième mois, au dernier degré d'extension dont il est susceptible, réagit contre l'objet qui le distend et l'irrite, et que l'accouchement est le fruit de cette réaction. Quoique les décisions de ce médecin méritent beaucoup d'égards, il nous semble que si jamais la matrice doit être irritée par la présence du fœtus, ce doit être dans le commencement de la grossesse, lorsqu'elle est forcée, pour la première fois, de s'étendre, et que le corps étranger qui la presse commence à altérer ses dimensions naturelles ; elle doit être alors d'autant plus sensible à la violence qu'elle souffre qu'elle n'y est point encore accoutumée ; c'est alors qu'elle doit réagir avec force et avec tout l'avantage que lui assure l'ouvrage encore mal

---

[1] M. Petit, médecin de la Faculté de Paris.

affermi de la génération. Mais, au lieu de réagir, elle se distend et s'épanouit. Les corps organisés ne se dilatent que pour le plaisir; ils vont au-devant des causes qui le produisent; ils étendent leur surface pour multiplier la sensation qui les flatte : au contraire, ils se contractent et se resserrent pour se soustraire à la douleur; ils voudraient s'anéantir sous l'objet qui les blesse. La matrice se contracterait donc dans les premiers temps de la grossesse, et les fruits qu'elle doit porter ne parviendraient jamais à leur maturité.

Quelques-uns disent que l'enfant, après avoir fait la *culbute*, tombe sur le col de la matrice, et y produit par son poids une irritation qui excite cet organe à s'ouvrir, et à lui offrir un passage. Par la raison que nous venons d'exposer, l'impression que fait l'enfant s'opérant immédiatement sur l'orifice interne de la matrice, cet orifice devrait plutôt se fermer davantage que s'ouvrir; et rien ne formerait un plus grand obstacle à l'accouchement, que cette circonstance qu'on fait tant valoir pour expliquer le mécanisme de cette opération.

Nous nous bornons à ces réflexions que nous pourrions pousser plus loin, pour faire voir combien les explications mécaniques sont hasardées, lorsqu'il s'agit d'exposer l'enchaînement de fonctions qui constitue le système animal. Cet enchaînement offre sans contredit beaucoup d'effets secondaires et passifs qui sont une suite nécessaire de la disposition mécanique des organes. Dans la grossesse, par exemple, la compression qu'exerce l'enfant sur les différentes parties qui sont contenues dans le bassin, en gêne pendant quelque temps les fonctions; les sécrétions et les excrétions y sont plus ou moins troublées; le cours des humeurs s'y trouve plus ou moins dérangé; mais, dans tout ce que les grandes opérations des corps vivants ont d'actif et de spontané, les idées de mécanisme sont plus propres à nous faire prendre le change, qu'à nous éclairer sur leur véritable nature; et on ne parviendra jamais à la connaître, sans recourir à un être indépendant des lois que suivent les corps animés, agissant avec choix et mesure, et de la manière la plus favorable à un but déterminé [1].

Les causes finales que quelques philosophes voudraient bannir comme un principe stérile (ce qui est peut-être vrai en physique), sont, en médecine, le fondement des plus solides vérités que les anciens, et surtout Hippocrate, nous aient transmises. On a peut-être cru qu'il était trop trivial et trop vulgaire de penser que l'agent qui préside à la formation de nos corps nous ait fait la bouche pour manger, les yeux pour voir, et les oreilles pour entendre. Nous ignorons s'il faut beaucoup d'efforts et de subtilité pour se dérober aux premières notions du sens commun; mais il nous semble que ceux qui

---

[1] Cette explication ontologique n'est pas très-satisfaisante. Qu'est-ce qu'*un être indépendant des lois suivies par les corps animés* et qui se manifeste par les contractions utérines dans l'accouchement? Il y a une inconnue, cette inconnue est une force, et cette force qui dirige les phénomènes de l'organisme ne saurait être considérée comme un *être indépendant des corps animés ou vivants, et des lois qui les régissent.* L. C.

rejettent tout à fait les causes finales s'écartent peut-être autant du vrai que ceux qui en ont le plus abusé ; car il faut avouer que certains écrivains en ont fait un étrange usage. Pour ne pas sortir du sujet qui nous occupe, nous pourrions citer M. Astruc[1], qui dit que les enveloppes du fœtus, en s'engageant en même temps que lui dans l'orifice de la matrice, servent à tapisser ce passage, et à le défendre contre les froissements du fœtus *et les doigts de la sage-femme*. Croire que la nature, en disposant les objets qui doivent seconder l'accouchement, ait pensé à la maladresse des accoucheurs et des sages-femmes, c'est lui supposer une prévoyance qui malheureusement ne serait que trop nécessaire, mais qu'elle n'a guère pour les fautes que nous pouvons commettre : elle a tout fait pour le mieux en notre faveur, tant pis pour nous si nous gâtons son ouvrage. *Il fallait*, dit le même auteur, *que son visage* (du fœtus) *fût tourné du côté de l'os sacrum, pour empêcher que son nez ne fût écrasé par les os du pubis, et qu'il ne fût étouffé par les eaux de l'amnios*[2]. Un enfant, qui vient de vivre neuf mois dans l'eau, être étouffé, lorsqu'il en sort, par quelques gouttes d'eau ! O Astruc ! y avez-vous bien pensé ?

Sans prêter donc à la nature des craintes frivoles, ou l'astreindre à des détails qu'elle dédaigne, on peut raisonnablement croire qu'après avoir fait prendre aux différents organes destinés à concourir à la génération, les modifications les plus con-

---

[1] *Maladies des femmes*, t. V, p. 375.
[2] *Ibid.*, p. 361.

venables à la conception de l'enfant, et à sa conservation pendant la grossesse, elle leur donne aussi celles qui peuvent le faire sortir avec le moins d'inconvénient du sein de la mère. Aux approches du temps où doit se faire l'accouchement, il s'opère une révolution sensible dans l'état physique et moral de la femme ; son ventre s'affaisse et présente moins de saillie. On prétend que ce changement est l'effet de la culbute de l'enfant qui, après avoir été, tout le temps de la grossesse, situé la tête en haut, le visage tourné vers le ventre de la mère, et les membres ramassés en forme de peloton, tombe, à la fin du neuvième mois, la tête en bas, et la face dirigée vers le dos de la mère, sur la partie de la matrice qui doit s'ouvrir pour le laisser passer. Il y a apparence que cette espèce de chute de l'enfant est plutôt le produit des premières oscillations de cet organe qui commence à s'ébranler, et qui, semblable à un vase agité, change nécessairement la situation des objets qu'il contient, qu'une suite des lois de l'hydrostatique dont il serait aussi difficile de trouver ici l'application que de toutes les autres lois de mécanique qu'on invoque souvent si mal à propos. Soit que de cette chute il résulte une secousse qui, de la matrice, se communique à toute la machine ; soit que les premiers mouvements de cet organe aillent de proche en proche réveiller la sensibilité de tous les autres, la femme alors souffre moins de gêne et de malaise qu'auparavant ; elle éprouve au contraire ce sentiment de légèreté, de courage et de force qu'on montre pour les commencements d'une grande entreprise.

Mais cette heureuse disposition s'évanouit aux premières atteintes[1] de la douleur. Elles sont la suite des premiers efforts un peu considérables de la matrice et des autres parties auxiliaires qui influent sur l'accouchement. A mesure que ces efforts augmentent, les tiraillements et les contorsions qu'ils nécessitent, faisant aux fibres une violence proportionnée à leur délicatesse, la douleur, qui n'est peut-être de la part de l'âme qu'une crainte extrême de les voir détruire, redouble, devient plus vive et plus continue : elle devient quelquefois si forte, que la femme succomberait à l'épuisement qui l'accompagne, si la nature ne prenait le parti de la faire cesser de temps en temps, en suspendant les efforts qui la produisent ; elle leur fait même quelquefois succéder les douceurs du sommeil, pour réparer plus efficacement les forces perdues. Ce sommeil néanmoins est bientôt interrompu par de nouvelles douleurs qui annoncent que la nature reprend son ouvrage.

Pendant ces alternatives de travail et de repos plus ou moins répétées, le sac membraneux où le fœtus est enfermé, et dont la nature sollicite l'expulsion, s'engage dans l'orifice de la matrice : se trouvant de plus en plus comprimé par les secousses combinées du fond et des parois de cet organe, il se rompt ; les eaux qu'il contient s'échap-

---

[1] Les accoucheurs appellent *mouches* les premières douleurs, parce qu'elles sont assez passagères et peu vives. On donne le nom de *fausses* à celles qui, bornées à la région des reins, ne s'étendent point encore jusqu'à la partie inférieure de l'hypogastre.

pent, du moins en partie, et sont bientôt suivies de l'enfant. O Rubens! je laisse à ton pinceau le soin de rendre cet état touchant, où les dernières impressions d'une douleur qui s'éteint, se mêlent encore dans la femme à la sérénité de la joie la plus pure ; où l'abattement, produit par des souffrances qui viennent de cesser, n'est point encore effacé par les plus doux sentiments qui puissent remplir l'âme ; où la crainte, assez naturelle quand on souffre, de perdre le jour, vient faire place au plaisir délicieux de l'avoir donné à un nouvel être.

Mais pourquoi faut-il que cet état soit le prix d'une suite d'incommodités, et d'une gradation de douleurs souvent insupportables? et pourquoi sommes-nous encore ici réduits à envier le sort des animaux chez lesquels la grossesse est sans embarras, et l'accouchement presque sans souffrance, ou du moins exempt des suites fâcheuses ou funestes qu'il a si souvent dans l'espèce humaine? On aurait tort cependant de taxer la nature d'injustice. On trouve encore des peuples en qui son empreinte primitive n'a point été détruite par les abus d'une société raffinée, et chez lesquels les femmes jouissent presque des mêmes priviléges que les femelles des animaux. « Les femmes des Ostiaks, est-il dit dans l'*Histoire* « *générale des Voyages*[1], n'ont aucune inquiétude « sur le temps de leur accouchement, et ne prennent « aucune de ces précautions que la délicatesse des « Européennes leur rend presque indispensables. « Elles accouchent partout où elles se trouvent,

---

[1] T. XVIII, p. 527.

« sans être embarrassées ; elles, ou les personnes
« qui les aident, plongent le nouveau né dans l'eau
« ou dans la neige, et les mères reprennent aussitôt
« leurs occupations ordinaires, ou continuent leur
« marche, si elles sont en voyage. » Comme ce peuple est voisin des Samoïèdes, et se trouve situé entre le cinquante-neuvième et le soixantième degré de latitude septentrionale, on ne manque pas d'attribuer cette constitution vigoureuse à la rudesse du climat.

Cependant, dans la même histoire [1], on lit que les femmes des habitants de l'île d'Amboine, vers le troisième degré de latitude méridionale, sont dans le même cas ; et l'auteur ou le compilateur de cette histoire, en rapportant ce fait, en trouve la cause dans la chaleur du climat, qui rend les membres des femmes souples et capables de se prêter sans peine aux efforts de l'accouchement. On peut voir par là combien sont versatiles les explications qu'on tire du *froid* et du *chaud ;* et comment, dans le jargon des mécaniciens, des causes tout à fait opposées peuvent servir avec plus de vraisemblance que de vérité à rendre raison du même effet. Nous le répétons encore ; on ne considère pas assez souvent ce que peuvent les mœurs et l'habitude. Dans tous les climats, la nature a donné aux hommes et aux animaux les facultés nécessaires pour remplir les fonctions de la vie avec aisance. Les premiers bien souvent en pervertissent l'usage, en croyant que la mollesse, les soins et l'abondance de toutes choses, puissent les suppléer.

[1] T. XVII, p. 90.

Sans aller chercher des exemples aussi éloignés que ceux que nous venons de rapporter, on se désabuserait peut-être d'une erreur si dangereuse, si on comparait sans prévention, même dans nos climats, les femmes de la campagne avec celles des villes. Les premières, continuellement distraites par des occupations nécessaires, se trouvent souvent au milieu de leur grossesse sans presque s'en être aperçues; et c'est déjà beaucoup de gagné. Ce nouvel état, sans rien changer dans le cours de leur santé ni dans leur manière de vivre, ne les oblige qu'à quelques ménagements plus nécessaires pour l'enfant que pour elles. Parvenues à la fin du neuvième mois, comme elles ne sont point pressées d'accoucher, elles n'aggravent point les peines qui accompagnent cette fonction, par les inquiétudes d'une attente chagrinante. La nature les surprend quelquefois au milieu des travaux rustiques qui les ont occupées pendant leur grossesse, et qui n'ont fait que les disposer à mieux supporter celui de l'accouchement. Trouvant en elles des organes robustes et une âme calme, elle opère sans contradiction, et les délivre par conséquent avec moins de souffrance et plus de célérité. Les suites de l'accouchement, qui sont en partie une maladie réelle pour le plus grand nombre des femmes de la ville, et en partie une espèce d'étiquette et de convention, qui les assujettit pendant un temps déterminé, au régime des malades, lorsqu'elles ne le sont plus, ne sont presque rien pour les femmes de la campagne. La nature n'ayant ni caprice ni excès à combattre en elles, ne s'occupe que de leur rétablissement; et, comme elles ne donnent rien à l'opinion ni à l'usage, elles jouissent, aussitôt qu'il leur est possible, des bienfaits de la nature. Elles n'ont pas le temps de se traîner méthodiquement, pendant plusieurs semaines, du lit sur une chaise longue; elles ont presque toujours ce courage qui multiplie les forces et que la nécessité donne quelquefois même aux femmes de la ville. Parmi celles-ci, il n'est pas rare de voir des femmes d'ouvriers peu aisés, qui s'en vont à pied chez une sage-femme au moment de leurs couches, et qui s'en retournent de même le lendemain, libres et exemptes des accidents que la femme riche n'évite pas toujours au milieu des précautions étudiées qu'on prend pour elle : leur fortune ne leur permet pas d'être incommodées plus de trois ou quatre jours. Il semble que la nature nous donne des forces en proportion du besoin que nous avons d'en faire usage. Nous avons connu une jeune fille qui trouva le moyen de dérober à la connaissance de ses parents les marques humiliantes d'une faiblesse, et l'opération qui l'en délivra. Comme sa grossesse n'avait point été légitime, elle n'eut pas le droit d'être malade.

Quant à la plupart des femmes de la ville, et surtout des femmes riches, au lieu du courage capable d'anéantir le sentiment du mal, tout concourt à nourrir en elles la pusillanimité qui le rend plus vif. L'avide curiosité avec laquelle on tâche de découvrir si elles sont enceintes, le nouveau régime auquel on les soumet lorsqu'elles sont déclarées telles, les égards, les soins empressés, les alarmes feintes ou vraies qui règnent autour d'elles, le nombre de gens qui les assiége, l'inaction à laquelle on les condamne, doivent leur donner une idée effrayante de leur état, et semblent les dispenser de se servir de leurs propres forces, et par là les rendre nulles. La faiblesse et l'inertie de leur âme, passant jusqu'à leurs organes, ne peuvent que les disposer à une grossesse orageuse, et leur préparer un accouchement douloureux, et quelquefois fatal. L'instinct qui veille à la conservation de nos jours, qui sait si bien se ménager des ressources dans les maux les plus graves, doit s'affaiblir et se perdre dans la foule des secours dont on accable quelquefois les malades. Qu'aurait-il à faire, lorsque tant de gens agissent pour lui ?

L'accouchement est une fonction animale, dont vraisemblablement la nature n'a pas voulu faire une maladie. Cette fonction s'exerce presque sans douleur et sans danger dans les animaux. Dans tous les lieux où les moyens de la seconder n'ont point été réduits en art, les femmes ont pour l'ordinaire des couches moins pénibles et plus heureuses que dans les endroits qui fourmillent d'accoucheurs et de sages-femmes. D'où viendrait cette différence, si ce n'est de celle des mœurs et de la différente manière dont les unes et les autres sont traitées, ou de l'abus qu'on fait, dans ces derniers lieux, d'un prétendu savoir ?

Si la délicatesse qui résulte d'une vie molle et inactive rend les mouvements de la matrice plus douloureux, on doit imputer l'irrégularité qui les rend quelquefois funestes pour la mère et pour l'enfant, à une sensibilité égarée qui l'excite à des efforts presque toujours mal dirigés, et presque toujours exécutés à contre-temps. C'est dans ce désordre que l'enfant prend ces situations désavantageuses dont les accoucheurs et les sages-femmes exagèrent sans contredit le péril, pour mettre plus de prix à leur manœuvre, mais qui rendent en effet l'accouchement plus long et plus laborieux ; désordre entretenu et augmenté par l'embarras que doit naturellement faire naître la présence d'une multitude de personnes, les unes chères, les autres odieuses, quelques-unes inconnues, qui remplissent pour l'ordinaire la chambre d'une femme qui accouche ; par les tourments d'une pudeur trop peu ménagée, par un air d'importance trop affecté que les assistants, et ceux qui doivent opérer, mettent à la chose dont ils sont occupés. Tous ces objets doivent exciter dans la femme différents sentiments qui, en partageant son âme, croisent nécessairement l'action organique des parties qui doivent exécuter l'accouchement. Heureux si des sages-femmes ou des accoucheurs trop entreprenants ne vont point, par des tentatives précoces, solliciter en elle une nature qui n'est pas encore prête à se donner, précipiter ses mouvements, et par conséquent faire avorter le fruit qu'on en doit attendre ; fatiguer des parties déjà trop irritées, et rendues trop sensibles par l'orgasme et la tension qu'elles souffrent, et entraîner la mère et l'enfant dans une ruine inévitable !

Les femmes qui ont le bonheur de n'être point excédées par une cour nombreuse, et en qui rien ne déconcerte la nature, sont peu sujettes à ces catastrophes qui, bien loin de décréditer l'opérateur qui en est souvent la cause, ne font que le faire paraître plus nécessaire. La nature, lorsqu'elle agit seule, sait tellement combiner et graduer son action, qu'elle ne fait que ce qu'elle doit faire. Eh! comment ne viendrait-elle pas aisément à bout d'une opération pour laquelle elle a tout prévu et tout bien disposé? Comment ne parviendrait-elle pas avec facilité à tirer du sein de la matrice, d'un organe actif, flexible, et même vigoureux, un corps qui lui est familier, et qui, par sa forme et par sa consistance, ne peut guère blesser les parties qu'il touche ? Comment serait-elle embarrassée pour mettre au jour un enfant dont le siége si voisin de l'issue par laquelle il doit sortir, elle qu'on a vue quelquefois conduire sans accident des corps pointus ou tranchants à travers les détours des voies urinaires et les replis tortueux du long trajet des intestins ?

Il est d'ailleurs des opérations qu'elle aime à exécuter dans le silence et dans le secret. Cet instinct délicat se manifeste même dans quelques espèces d'animaux qui ne rempliraient jamais certaines fonctions en présence de témoins, et qui fuient les regards de l'homme pour s'y livrer. L'accouchement, par sa nature, et par toutes les circonstances qui caractérisent cette fonction, est une de celles qui, dans l'espèce humaine, demandent le plus spécialement d'être couvertes d'un voile. Il n'est pas douteux qu'on ne la secondât d'une manière plus efficace, si le nombre de personnes qui doivent aider une femme en couches se bornait à deux ou trois de ses plus intimes amies, qui, par un air ouvert et gai, fissent diversion à ses souffrances, ou calmassent ses frayeurs par une contenance assurée ; et à une sage-femme dont le sang-froid, la patience, la réserve et la sécurité lui servissent de garant pour se tranquilliser : il n'est pas douteux, dis-je, qu'on ne secourût plus utilement une femme par ce moyen que par l'assistance tumultueuse d'un grand nombre de gens effarés, tristes, impatients, dont les soins multipliés et souvent déplacés grossissent à son imagination le mal qu'elle peut souffrir et le danger qu'elle craint, et surtout par l'aspect imposant d'un homme toujours prêt à opérer, toujours armé d'instruments suspects, et redoutable par son sexe.

Il faut l'avouer, quoique la fonction d'accoucheur tienne à l'art de guérir, elle n'était pas faite pour être exercée par des hommes. Le caractère de cette fonction, les connaissances peu étendues qu'elle demande, la confiance plus entière et plus absolue que doivent naturellement avoir les unes pour les autres des personnes du même sexe ; enfin tout y appelle les femmes : cet emploi semble leur être propre ; elles ont tous les avantages nécessaires pour le remplir avec succès. On sait avec quelle adresse et quelle dextérité leurs mains, petites et souples, se glissent, s'insinuent partout sans inconvénient, savent pénétrer jusqu'à la source du mal sans l'augmenter, et porter le remède sur une partie malade sans y réveiller des douleurs assoupies. Ce sont ces talents précieux, ainsi que cette attention délicate qui sait deviner les besoins qu'on n'a pas la force d'exprimer, et cette sensibilité éclairée qui sait respecter jusqu'aux caprices de la maladie, qui ont donné lieu à ce proverbe [1] honorable pour le sexe, que partout où il y a un être qui souffre, ses soupirs appellent une femme pour le soulager.

On nous dira qu'il faut des études sérieuses et longues, savoir la physique, la mécanique, et même les mathématiques, pour se rendre habile dans l'art d'accoucher. Eh! où est-ce qu'on n'a pas mis, surtout depuis quelque temps, la physique et les mathématiques? Tout ce qui est matériel, tout ce qui est du ressort des sens, tient sans doute à la physique et à la mécanique; on ne peut point faire un pas, on ne peut point remuer un fétu, sans que cela s'opère par les lois de la physique: mais chacun fait des opérations mécaniques, comme le Bourgeois gentilhomme fait de la prose, c'est-à-dire sans s'en douter. Il est une mécanique naturelle que non-seulement tous les hommes, mais encore tous les animaux, savent sans l'avoir apprise. Tous font, sans y avoir été dressés, des actions où brille la plus fine mécanique; tous savent d'eux-mêmes, et sans y avoir été exercés, prendre les situations les plus commodes que leurs différents besoins demandent. Ceux qui font des traités d'accouchements détaillent fort au long la position que doit avoir la femme en couches, et celle qui convient à l'accoucheur. Les jambes de celui-ci, dit-on, doivent faire un angle de *quarante-cinq degrés*. Un opérateur, pour donner du lustre à son art, peut bien appeler cela de la méca-

---

[1] *Ubi non est mulier, ibi ingemiscit æger.*

nique et de la géométrie, mais il ne doit pas dire que c'est au-dessus de la capacité des femmes. La seule différence qu'il y a peut-être entre eux, c'est que la femme, en s'abandonnant à sa dextérité naturelle, en s'affranchissant de la contrainte d'une position déterminée, et en faisant plutôt les mouvements que les circonstances exigent, que ceux que demande la règle, manœuvrera mieux que l'accoucheur gravement affourché sur son *angle de quarante-cinq degrés*.

L'art des accouchements, dépouillé des préceptes indifférents ou inutiles, et du vain étalage dont on l'a affublé, se réduit à un très-petit nombre de principes simples [1], faciles à saisir, et très à la portée des

[1] Dans le temps que cet ouvrage s'imprimait, il a paru un *Catéchisme* dans lequel M. Dufot, médecin, qui en est l'auteur, se propose d'instruire les sages-femmes de la campagne, et leur expose d'une manière nette, claire et précise, les principes de l'art des accouchements. Il serait à désirer que ces notions, qui sont suffisantes, se répandissent ; elles mettraient le public en état de se passer du secours des hommes dans une fonction où leur ministère semble devoir compromettre les mœurs. Cet objet, auquel il n'appartient qu'à quelques hommes de faire toute l'attention qu'il mérite, est ce qui a excité, sans doute, quelques intendants à s'occuper de l'instruction des sages-femmes. On vient d'apprendre, par la *Gazette de France*, du 25 septembre 1776, que la dame Ducoudrai, brevetée et pensionnée de sa Majesté, avait, par les soins de M. Fontette, intendant de Caen, formé plus de cent cinquante sages-femmes dans deux cours publics qu'elle a faits. Cet exemple, sans doute, ne sera pas perdu pour les provinces. Quel que soit le prix du savoir, il tient de si près à la tentation d'en abuser, que j'ose à peine former quelques vœux pour ma patrie. Dans tout le comté de Foix, où je suis né, les accouchements sont confiés à des femmes du bas peuple,

femmes. On a bientôt appris quelles sont les positions vicieuses que l'enfant peut prendre dans la matrice; quelles sont celles qu'on peut rectifier, et celles qui, ne pouvant point être corrigées, ne laissent à l'adresse de l'artiste que le sage parti d'en diminuer, autant qu'il est possible, les inconvénients. Encore faut-il considérer que ces principes n'ont leur application que dans les cas où la nature, ne pouvant point se suffire à elle-même, demande l'appui d'une main étrangère; car, de l'aveu des accoucheurs mêmes, l'accouchement naturel, qui est et doit être le plus commun, peut se faire sans l'intervention de l'art. On peut donc conclure avec certitude que les accoucheurs qui manœuvrent, qui instrumentent tant qu'ils peuvent, le font le plus souvent sans nécessité, et par cette raison même nuisent au succès de l'opération. On peut aussi par là réduire à leur juste valeur les détails exagérés qu'ils font des prétendus obstacles qu'ils ont eu à vaincre, de l'adresse et de l'habileté qu'il leur a fallu pour les surmonter ; détails qui semblent tendre à faire voir que l'accouchement a été leur ouvrage, ou que

---

qui n'ont jamais eu la moindre idée d'anatomie, et dont tout l'art se réduit à quelques pratiques routinières et traditionnelles. Mais elles mettent du zèle, de la patience et de la droiture, où les autres ne s'attachent qu'à faire briller le fantôme de la science, et elles n'en réussissent que mieux. Je ne me souviens d'avoir vu périr, dans ma petite ville, qu'une seule femme des suites de couches : il est vrai que, contre l'usage, elle avait été accouchée par un homme. L'événement fut si malheureux, qu'on eut tout lieu de croire que la nature réprouvait une innovation si funeste.

du moins ils y ont mis beaucoup du leur, et la nature très-peu du sien.

Ou, du temps des Grecs, les femmes accouchaient avec plus de facilité qu'aujourd'hui, ou ils ont mieux jugé que nous du véritable degré d'influence que la sage-femme ou l'accoucheur a dans cette fonction. Par le nom qu'ils donnaient à leurs sages-femmes, il paraît qu'ils les bornaient au soin de couper le cordon ombilical ; ils les appelaient ὀμφαλοτομοὶ, coupeuses de cordon ombilical. Les femelles des animaux font cette opération avec leurs dents ; et, comme le cordon ombilical peut chez eux se passer de ligature, il y a des auteurs qui doutent que, dans l'homme, elle soit aussi essentielle que bien des gens le prétendent. Il y a des observations pour et contre. Ce n'est pas ici le lieu de discuter cette question : mais nous croyons qu'on pourrait bien se tromper, si on envisageait le cordon ombilical comme une simple continuation des vaisseaux de l'enfant ou de la mère, et qu'on ne le considérât pas comme une pièce de rapport qui ne doit servir qu'un certain temps, comme un point de communication établi entre la mère et l'enfant, que la nature maintient tant qu'elle en a besoin, mais qu'elle laisse dépérir et tomber lorsqu'il ne lui est plus utile. Après l'accouchement elle contracte, resserre et ferme la partie de l'enfant à laquelle il s'abouche ; et, en y interceptant le sang et la vie qui le faisaient végéter, elle le met dans le cas de s'oblitérer et de se dessécher bientôt sans aucun préjudice pour l'enfant.

Quoique la facilité de l'art d'accoucher pût être

chez les anciens un motif pour le confier à des femmes, ils avaient sans doute aussi égard à la convenance naturelle qu'il y a que l'enfant, en venant au monde, soit reçu dans les mains d'une sage-femme pour passer dans celles d'une nourrice, et des mains d'une nourrice dans celles d'une gouvernante qui le dispose à recevoir l'éducation mâle des hommes. Un dépôt si faible et si délicat eût peut-être trouvé dans la tendresse austère et roide de ceux-ci, des secours moins convenables à son état ; il lui fallait un appui doux, flexible, et qui sût se plier comme lui, pour le mieux défendre. Enfin le soin de l'enfance est la destination des femmes ; c'est une tâche que la nature leur a assignée. C'est une femme qui doit porter l'enfant pendant neuf mois dans son sein ; c'est une femme qui doit lui faciliter les moyens d'en sortir ; c'est une femme qui doit lui fournir la première nourriture dont il a besoin ; enfin, c'est une femme qui doit veiller sur les premiers développements de ses organes et de son âme, et les préparer aux leçons qui doivent l'élever à l'état d'homme.

Mais la principale raison qui ne permettait pas aux anciens de penser que la fonction d'aider l'accouchement pût convenir à d'autres personnes qu'à des femmes, excepté dans les cas très-rares où tout cède à un pressant danger, c'est le grand intérêt des mœurs. C'est un objet que les anciens gouvernements ne perdaient jamais de vue ; ils savaient qu'elles sont la base de toute législation ; et qu'en vain ferait-on de bonnes lois, si de bonnes mœurs n'en assuraient l'exécution. La cruauté des opérations chirurgicales d'Archagathus fit chasser les médecins de

Rome [1] ; elle bannit aussi de son sein les sophistes et les orateurs grecs qu'on accusait d'y avoir introduit et d'y nourrir le goût des arts et des vices de la Grèce : vraisemblablement elle n'y eût pas laissé subsister longtemps un art qui, exercé par des hommes, aurait été, sous une vaine apparence d'utilité, menacer le sanctuaire du mariage, et qui, en portant atteinte à la principale sauvegarde des familles, eût bientôt attaqué les ressorts de l'État; un art qui, à force d'alarmer la pudeur des femmes, les eût bientôt accoutumées à ne plus rougir de rien, et leur eût peut-être fait perdre jusqu'au souvenir de cette vertu sévère qui leur avait mérité l'estime et la vénération des Romains, et qui avait été jadis le principe des plus grandes révolutions. Caton, qui dégrada un sénateur pour avoir embrassé sa femme en présence de sa fille, Caton, toujours attentif à repousser la corruption du cœur des citoyens, n'eût jamais permis que leurs femmes, en donnant des enfants à la république, ternissent ce bienfait par l'oubli de la première de toutes les bienséances.

Toutes les nations [2] se sont assez accordées,

---

[1] Aulu-Gel., lib. XIII.

[2] Il faut en excepter les Athéniens, à cette époque où ils avaient interdit tout exercice de la médecine et de la chirurgie aux femmes. Comme les Athéniennes avaient beaucoup de répugnance à se soumettre à une loi qui violait leur pudeur, en les forçant de se faire accoucher par des hommes, une d'entre elles, plus courageuse, et, comme un autre Curtius, se dévouant pour son sexe, se travestit en homme pour avoir le droit, à la faveur de ce déguisement, d'exercer la profession d'accoucheur. Toutes les femmes qui étaient du secret

jusque vers le milieu du dernier siècle, à ne point admettre le ministère des hommes dans les accouchements. M. Astruc[1] prétend que ce n'est qu'en 1663 qu'on a commencé à la cour à se servir d'accoucheur ; et ce fut, dit-on, dans une de ces occasions[2] où l'honneur en danger ne prend conseil que du trouble qui l'égare, et viole une partie des

eurent recours à elle, et les autres accoucheurs perdirent leurs pratiques. Une grande réputation est un crime aux yeux de l'envie. Elle arma donc contre Agnodice (c'était le nom de l'accoucheur femelle) tous les jaloux que la fortune lui faisait; elle eut recours à ses armes favorites, à la calomnie. Heureusement ses imputations sont pour l'ordinaire concertées avec plus de méchanceté que d'adresse ; et celles qu'elle employa contre Agnodice étaient de nature à pouvoir être aisément démenties : on l'accusa de séduire les femmes des Athéniens. Par le seul aveu de son sexe, elle confondit l'imposture. Les Athéniens virent les inconvénients de leur loi, et prirent le sage parti d'en modifier les dispositions.

[1] *Maladies des femmes*, t. VII, *Histoire sommaire de l'art d'accoucher*.

[2] Ce fut, dit M. Astruc, aux premières couches de mademoiselle de la Vallière, et pour mieux s'assurer du secret. On craignit que la présence d'une sage-femme dans le palais, où les soupçons régnaient déjà, ne fournît un nouvel aliment à la maligne curiosité des courtisans : on se servit, pour leur donner le change, d'un chirurgien que son ministère attachait à la cour. Au surplus, on ne peut pas disconvenir qu'il n'y ait eu, dans tous les temps, des hommes qui ont étudié ou enseigné l'art des accouchements. Nous avons des traités d'accouchement très-anciens, faits par des médecins.

Les chirurgiens, en s'exerçant aux autres opérations chirurgicales, ne négligeaient pas celle de l'accouchement. Mais l'usage habituel et journalier des accouchements n'était point établi comme il l'est à présent ; ils n'intervenaient que dans les cas difficiles, où l'on croyait avoir besoin d'un opérateur exercé.

règles pour sauver l'autre. Qui le croirait ? ce fut la honte qui fit pour la première fois recourir à des hommes. Un roi qui connaissait le pouvoir de l'exemple sur le trône, et qui voulait cacher ses faiblesses, et ménager la délicatesse de celle qui les partageait, crut ne point pouvoir remettre en de meilleures mains un intérêt si cher. C'est ainsi que Jupiter confiait quelquefois à des dieux subalternes, plutôt qu'à des déesses, son embarras et le soin de dérober aux yeux de Junon les fruits de ses infidélités. Quoi qu'il en soit, ce ne fut pas sans doute dans un moment tranquille qu'une femme dut, pour la première fois, se résoudre à s'abandonner à la merci d'un homme pour accoucher. Les premiers exemples ayant été donnés par ces personnes dont le rang et l'état forcent l'opinion, l'usage des accoucheurs s'est étendu et répandu depuis avec cette rapidité qu'ont toutes les inventions du luxe, quoique des médecins mêmes [1] se soient efforcés d'en faire voir les inconvénients [2].

Revenons à la femme qui a accouché. Lorsque l'enfant est dehors, le travail est bien quelques moments suspendu, mais n'est pas encore fini. Le pla-

---

[1] Il y a un ouvrage de M. Hecquet, intitulé : *De l'indécence qu'il y a aux hommes d'accoucher les femmes.*

[2] Il y a cependant encore des femmes qu'il serait impossible de résoudre à se faire accoucher par des hommes, on ne dit pas dans les lieux où cet emploi est confié aux femmes, mais dans les villes où les accoucheurs sont le plus en vogue. Il y a, dit-on, une grande reine en Europe qui a un accoucheur dont elle ne se sert jamais. Des femmes l'accouchent, et l'accoucheur est dans l'antichambre, comme un témoin du tribut qu'on rend encore à un usage auquel on a renoncé.

centa et les membranes qui enveloppaient l'enfant restent pour l'ordinaire encore attachés à la matrice après l'accouchement. Cet organe s'agite donc encore pour en procurer l'expulsion, mais moins fortement que pour opérer la sortie de l'enfant. Après s'être débarrassé de l'arrière-faix, il travaille à évacuer toutes les humeurs qui lui deviennent inutiles ; ce qui produit, pendant quelques jours, des écoulements qui changent successivement de nature à mesure que les vaisseaux de la matrice se rétrécissent, et dont la cessation annonce que cet organe a repris entièrement son premier état.

CHAPITRE VIII.

De l'allaitement.

Comme l'enfant, ainsi que les petits dans beaucoup d'espèces d'animaux, est incapable, immédiatement après sa naissance, de faire usage des aliments solides dont la mère se nourrit, il fallait qu'il trouvât encore en elle des organes propres à lui fournir une nourriture analogue à celle qui l'avait sustenté pendant qu'il était dans son sein. Ces derniers organes, avec un appareil tout différent, n'exercent à cet égard que la même fonction dont la matrice s'acquittait pendant la grossesse. Après l'accouchement, celle-ci n'a plus rien à faire qu'à écarter les débris de l'échafaudage qui y soutenait l'enfant, et à reprendre sa première assiette. Cela fait, la nature semble transporter toute son activité, et diriger la somme des forces qu'elle y employait, vers les organes qui doivent lui succéder dans sa principale tâche. Enfin, les mamelles deviennent alors le seul objet de son attention, parce que c'est d'elles qu'elle a essentiellement besoin pour le soutien du nouveau né.

La position extérieure et élevée de cet organe dans la femme était la plus convenable à un nourrisson qui, ne pouvant plus puiser sa substance au dedans de la mère, ni la prendre de lui-même au dehors, était destiné à être porté vers elle : position admirable, qui, en tenant l'enfant sous les yeux et dans les bras de la mère, établit entre eux un échange incessant de tendresse, de soins et de caresses innocentes, qui met l'un à portée de mieux exprimer ses besoins, et l'autre de jouir de ses propres sacrifices, en en contemplant continuellement l'objet.

Cet organe est double et symétriquement disposé sur la partie antérieure de la poitrine. Il entre essentiellement dans l'idée de la beauté ; de sorte qu'en consommant et en perfectionnant l'ouvrage de la génération, il sert en même temps à parer la femme et à augmenter ses attraits naturels. Cela vient à l'appui du principe que nous avons établi ailleurs, que la beauté n'est que l'aptitude à bien remplir un objet utile et grand, fondée sur des rapports exacts et sensibles. Cela est d'autant plus incontestable par rapport à l'organe dont il s'agit ici, que la forme que le seul agrément ferait rechercher en lui, est aussi celle qui est la plus propre à effectuer les intentions de la nature. Un trop grand volume, une forme aplatie ou trop petite [1], s'éloigneraient également des justes rapports que sa destination exige.

La nature n'attend pas le terme de l'accouchement pour disposer les mamelles à la fonction qui leur est propre ; elle y forme ou transporte du lait quelque temps avant que cette époque arrive, par une espèce de prévoyance ; mais lorsque l'accouchement est tout à fait terminé, elle y conduit par torrents, quelquefois [2] assez impétueux pour y causer du gonflement et de la douleur, cette liqueur précieuse, aussi agréable à la vue que flatteuse au goût. Sa blancheur, qui la rapproche du chyle, l'a quelquefois fait regarder comme une émanation immédiate de ce fluide, ou du moins comme un résultat très-voisin de la première digestion. Il est certain que le lait est, après le chyle, celle de toutes les liqueurs du corps humain que l'action vitale a le moins dénaturée, et qui conserve le plus de qualités sensibles des aliments qui en ont fourni la matière. Mais il présente, soit dans sa formation, soit dans ses effets, des phénomènes qui doivent le faire considérer comme un fluide particulier. Une raison qui prouve invinciblement que du lait n'est pas du chyle, c'est que le lait qu'on détourne de sa destination naturelle, et qu'on repousse dans les routes

---

[1] Roderic à Castro, *Univers. mulieb. morb. medicina*, pars I, lib. IV, cap. XIII.

[2] Ce mouvement fébrile qui accompagne l'abord du lait dans les mamelles, et qu'on appelle la fièvre de lait, n'a pas lieu dans toutes les femmes.

communes des autres humeurs, ne s'amalgame point avec elles, et prend le caractère d'une humeur étrangère qui devient nuisible, si la nature ne parvient point à la chasser par les différents couloirs; au lieu qu'on ne s'est jamais avisé de dire que le chyle fût un fluide dangereux qui ne sympathise point avec les humeurs, puisqu'il sert au contraire à les renouveler toutes.

Le lait est une production animale, due à un travail de la nature, qui n'a et ne peut avoir lieu qu'un certain temps. Si le lait était un effet passif de l'organisation et du cours ordinaire du sang, les femmes et les femelles des animaux en auraient toujours, parce qu'elles ont toujours la matière et les instruments avec lesquels la nature le produit. Il faut donc que la nature, excitée par un but important, les mette en œuvre, et en tire ce qu'ils ne sauraient jamais produire d'eux-mêmes.

L'abord plus ou moins tumultueux du lait dans les mamelles, après l'accouchement, ne dépend point non plus du simple refoulement des humeurs que la matrice renvoie. La communication prétendue des vaisseaux et des nerfs de ces deux parties n'est pas assez marquée pour justifier l'opinion de ceux qui lui attribuent le reflux des humeurs et du lait vers le sein : il y a beaucoup de parties voisines de la matrice auxquelles il serait peut-être plus aisé de s'en emparer. S'ils se rendent de préférence aux mamelles, c'est l'effet d'une direction particulière de la part de la nature; c'est plutôt l'effet d'une convenance morale, que celui d'une nécessité physique. Enfin, la nature le conduit vers le sein, parce qu'il n'y a que lui qui puisse le transmettre à l'enfant commodément.

Il y a sans contredit entre cet organe et la matrice un commerce manifeste de sensibilité, qui fait qu'ils se partagent ou se communiquent réciproquement leurs affections; mais ce commerce est moins fondé sur les liens physiques qui les unissent, que sur l'objet de destination commune qui les assujettit tous deux à des fonctions presque semblables, et en vertu duquel l'un ne saurait éprouver une sensation sans exciter une sensation analogue dans l'autre. Ils paraissent tous les deux propres à former du lait, et, lorsque l'un est surchargé ou n'en a plus que faire, ce qui peut arriver de plus avantageux c'est que l'autre s'en saisisse. Aussi la nature bien ordonnée, et qu'on ne contrarie point, lui permet-elle rarement de s'égarer dans les autres organes, où il serait plus étranger et plus nuisible que dans ceux qui sont destinés à le produire.

Il ne faut pas seulement une action immédiate du principe vital pour conduire ou former le lait dans les mamelles, il faut encore qu'une secousse de sa part en opère l'excrétion ou la sortie. Le lait ne coulerait jamais dans la bouche du nourrisson, ni ne céderait jamais aux autres moyens par lesquels on sollicite son écoulement, sans une disposition active de la part de l'organe, qui se dresse et se roidit pour exprimer la liqueur qu'il contient[1]. On peut déterminer cette disposition par des frottements proportionnés à la sensibilité de la partie. L'instinct,

---

[1] M. de Bordeu, *Recherches sur les glandes.*

l'expérience ou le hasard apprennent à l'enfant à chatouiller, avec sa tête ou avec ses mains, la mamelle qu'il suce, pour en tirer une plus grande abondance de lait. Les irritations légères et même agréables, produites par là sur cet organe, se trouvant répétées plusieurs fois le jour, y entretiennent et fixent, pendant tout le temps de l'allaitement, un courant d'humeurs qui fait diversion pour l'ordinaire aux autres évacuations particulières à la femme. Cette diversion est nécessaire, et montre combien il serait préjudiciable au nourrisson que la mère écoutât des désirs capables de rappeler ailleurs une influence dont il ne peut se passer. Il est d'ailleurs contre la nature qu'elle puisse s'occuper avantageusement de plusieurs objets à la fois, et qu'elle entreprenne un nouvel ouvrage avant d'avoir mis la dernière main à celui qui captive actuellement son attention.

La continence n'est pas la seule vertu convenable à une nourrice; toutes les passions vives ou tristes ont plus ou moins de pouvoir sur l'élaboration du lait. Pour en éprouver moins l'activité, il faudrait, autant qu'il serait possible, que les femmes qui nourrissent se retirassent à la campagne : la tranquillité et le sommeil qui leur sont spécialement nécessaires fuient le tumulte et le bruit des villes. Les avantages d'un air pur, celui d'une nourriture plus fraîche, qu'offrent à la campagne les végétaux de toute espèce, devraient aussi faire préférer ce dernier séjour. Il suffit que la nourriture d'une nourrice soit abondante; il serait inutile, et peut-être même nuisible, qu'elle fût recherchée. Ce qu'il y a de plus essentiel pour le nourrisson, c'est qu'elle ait un tempérament sain et une âme paisible.

Quant à la patience, qui doit lui faire supporter sans murmure les fréquentes importunités de l'enfant, la nature y a pourvu en lui donnant un fonds de tendresse qui ne se rebute jamais. Ici se manifestent, d'une manière bien sensible, le but et les effets de ce caractère mobile qu'on a dit être particulier à la femme, et qui semble si peu fait pour admettre des sentiments exclusifs. Elle est destinée à produire plusieurs enfants, à les nourrir et à les défendre contre toute atteinte. Chacun exige les mêmes soins, la même vigilance, la même sollicitude, parce qu'ils sont tous également faibles. Si la femme eût été trop susceptible de ces attachements durables qui ne permettent point à l'âme de perdre un instant leur objet de vue, qui se roidissent contre les obstacles, et que le temps même fortifie, cette disposition eût peut-être contrarié cet instinct qui veut qu'après avoir prodigué la tendresse dont elle est capable à l'un de ses enfants, elle la transporte successivement sans partage à tous les autres, et qu'elle montre pour chacun cette sublime chaleur de sentiment, qu'il semble qu'on ne puisse avoir qu'une fois [1].

[1] Il ne faut pas croire que l'affection qu'on a pour ses enfants, lorsqu'ils sont grands, soit de la même nature que celle qu'une mère a pour l'enfant qu'elle nourrit.

La première est un sentiment factice, fondé sur l'habitude, et surtout sur l'amour-propre qui nous fait envisager ceux qui doivent hériter de nos biens et de notre nom, comme une extension de notre être, pour nous soustraire au trépas. La tendresse d'une mère pour son nourrisson ne doit rien à la

Le moyen que la nourrice emploie le plus souvent pour apaiser les cris de l'enfant qui pleure, c'est de lui présenter sa mamelle, parce qu'elle craint toujours que ce ne soit la faim qui le fasse pleurer. A la vérité, il a besoin de teter. Un corps qui se développe et qui tend à son accroissement, dont tous les émonctoires sont ouverts, et dont les excrétions sont peut-être relativement plus abondantes que celles des personnes adultes, demande une nourriture considérable. Mais ce n'est pas toujours la faim qui est le principe de ses pleurs ; quelquefois il se tait lorsqu'il tient le mamelon, et ne le suce point. Comme l'existence d'un enfant nouvellement né est toute sensitive, s'il ne dort point, il veut sentir et être affecté ; c'est le besoin de sensations qui lui fait souvent chercher la mamelle. Le silence et l'obscurité semblent l'effrayer ; il est dans le malaise, il semble craindre le néant, lorsque rien n'amuse ses yeux ou ne frappe ses oreilles. Le mamelon est alors dans sa bouche un simple objet de distraction. On pourrait souvent soulager la nourrice, en substituant au mamelon des objets colorés ou sonores, capables de fixer quelque temps l'enfant. Les couleurs vives attachent singulièrement sa vue ; il écoute avec plaisir les chansons et le babil de sa nourrice et de toute autre personne. Il y a cet avantage, en l'amusant ainsi, que ses sens, qui sont les instruments de toutes les connaissances qu'il doit acquérir, sont plutôt développés. Ses cris

réflexion, et porte dans sa sainte énergie les traits de ce délire qui caractérise toutes les impulsions naturelles. Cette tendresse, comme celle que les poules et d'autres animaux ont pour leurs petits, doit finir avec les besoins de l'enfant.

cèdent aussi à un balancement doux qui remue son corps. C'est un des moyens de lui faire sentir son existence, dont on abuse quelquefois, mais qui n'est point nuisible quand on en fait un usage modéré. En berçant avec précaution l'enfant, on lui procure un exercice salutaire, dont il n'était pas même tout à fait privé dans le sein de sa mère. En distinguant donc bien en lui la faim d'avec le besoin d'être distrait, on parviendrait peut-être à régler le temps qu'il doit teter chaque jour.

Quoique le terme de l'allaitement soit marqué par la nature même, dans l'entière et parfaite éruption des dents, on peut l'avancer sans inconvénient, en faisant succéder peu à peu le lait des animaux à celui de la nourrice, et en accoutumant l'enfant, par gradation, à des aliments plus solides. Nous disons ceci pour les mères qui n'ont pas beaucoup de lait, ou pour qui une santé délicate rend le joug de l'allaitement trop onéreux.

Pour ce qui regarde celles qui s'en sont tout à fait affranchies, nous pourrions, comme on l'a déjà souvent fait, montrer qu'on ne viole pas impunément les lois de la nature, et présenter la liste des maux qui suivent cette infraction. Nous les ferons assez pressentir, en rappelant que nous avons considéré le lait retenu dans le corps comme un principe de corruption pour toutes les autres humeurs [1]. Sans compter ces maladies trop graves et trop sensibles pour n'en pas apercevoir la cause, auxquelles les

[1] Cette vieille explication des maux, très-réels d'ailleurs, qui résultent du refus de l'allaitement, n'est plus adoptée aujourd'hui.

femmes qui ne nourrissent point sont les plus sujettes, elles tombent quelquefois, même longtemps après leurs couches, dans un état de langueur et de dérangement qui annonce que quelque humeur hétérogène trouble en elles l'exercice ordinaire de la sensibilité, et qui, leur enlevant leur fraîcheur, leur éclat, et les autres agréments qu'elles voulaient conserver, les prive du fruit même de leur faute.

On sent bien cependant que l'obligation de nourrir ne s'étend point à celles qui ne peuvent donner à leur enfant qu'une nourriture insuffisante ou malsaine. Celles qui manquent de lait, ou, ce qui est encore plus commun dans les grandes villes, qui l'ont mauvais, ne sauraient mieux faire que d'envoyer leurs enfants à la campagne ; ils y trouveront peut-être, dans un lait assaisonné par la tempérance et la frugalité, qu'une paysanne robuste leur fournira, un remède à des maux produits par les vices opposés à ces vertus ; ils se dépouilleront, dans cette source pure, des levains infects qu'on leur a transmis avec la vie. Ils y recevront une existence plus solide que celle qu'ils doivent à des parents énervés, et à peine en état de soutenir la leur même ; il peut résulter de là des effets moraux, capables de tempérer un peu celui de l'inégalité des conditions. Le riche, nourri chez des paysans, sera moins disposé à en mépriser l'honorable pauvreté, lorsqu'il sera livré aux prestiges et aux plaisirs de l'opulence, et que tout conspirera à lui faire oublier qu'il est homme. Dans un de ces moments où l'âme est plus facile à émouvoir, et où la nature rappelle même l'homme vicieux à ses semblables, en voyant l'humble chaumière du villageois, il se dira avec attendrissement : Voilà mon premier séjour, voilà mon berceau ; la frivole dissipation et le tracas brillant qui remplissent ma vie ne valent pas les jeux innocents que j'y goûtais dans mon enfance. Ceux qui l'habitent ne me devaient que des soins, et ils me prodiguaient cette tendresse que la nature ou l'innocence des mœurs peut seule inspirer. C'est là que se forment ces hommes vigoureux dont la sueur fait germer les substances qui me nourrissent, et dont les bras défendent les foyers où je m'endors dans la mollesse... Que dis-je ? s'il coule dans mes veines une goutte de sang qui soit exempte de corruption, s'il reste encore dans mon âme un sentiment honnête, je l'ai peut-être sucé avec le lait qu'ils m'ont donné.

Si des raisons tirées de notre organisation et de l'enchaînement naturel de nos fonctions obligent toute femme qui n'est point malade à nourrir, les raisons morales qui semblent l'y astreindre ne sont pas d'un moindre poids pour celle dont l'âme est sensible et droite. Un nourrisson abandonné aux soins mercenaires d'une nourrice ; les dangers d'un lait qui ne doit pas toujours être analogue à sa constitution ; qui peut même, selon quelques médecins (et ce n'est pas tout à fait sans fondement), influer sur ses mœurs et sur son caractère ; les maux physiques dont il peut l'infecter ; enfin, la tendresse de l'enfant, dévolue à une autre qu'à sa mère qui, n'en remplissant pas les fonctions, ne doit pas s'attendre à en recevoir le prix, sont des motifs bien puissants pour faire proscrire un abus si contraire à l'ordre naturel. Tous les animaux faits pour nourrir leurs petits ne se reposent point d'un soin si cher sur d'autres : une espèce dans laquelle le père et la mère ne montreraient de l'ardeur que pour engendrer, et se déroberaient à l'obligation d'en nourrir les fruits, serait une dissonance dans la nature.

Cela ne choque pas moins l'ordre de la société, où chacun a ses fonctions à exercer, et où chaque sexe est lié par des obligations particulières. Il semble donc qu'une femme n'a droit à tous les avantages qu'elle procure à ses membres, que quand elle en a rempli tous les devoirs ; et elle n'a fait que la moitié de sa tâche, lorsqu'elle ne nourrit point l'enfant qu'elle a mis au jour. Elle n'est bien digne du rang qu'elle y occupe que, lorsqu'après en avoir fait l'ornement par ses charmes, elle a contribué à en augmenter la force en lui donnant des citoyens vigoureux et sains, qui aient reçu d'elle, avec le lait, l'exemple d'un inviolable attachement aux devoirs sacrés qu'elle impose.

FIN DE LA DEUXIÈME PARTIE [1].

---

[1] Nous sommes surpris que Roussel ait cru pouvoir passer sous silence l'appréciation des phénomènes physiques et moraux qui s'accomplissent chez la femme à l'époque critique. Ainsi que nous l'avons dit dans une note de la préface, Roussel semble oublier que la femme occupe une grande place dans le monde, même lorsqu'elle a allaité son dernier enfant. L'époque critique, par ses rapports avec les fonctions de la génération, devait au moins appeler son attention. Nous tâcherons de suppléer dans une courte note au silence de l'auteur. Voyez la note C. — L. C.

NOTES.

NOTE A.

DES RAPPORTS DE LA MENSTRUATION AVEC LA FÉCONDITÉ. — THÉORIE NOUVELLE DE LA MENSTRUATION FONDÉE SUR LA CONSIDÉRATION DE CES RAPPORTS.

Il est en physiologie peu de questions qui aient été aussi souvent agitées et aussi diversement résolues que l'a été celle de la menstruation. Des théories nombreuses, plus ou moins vraisemblables, plus ou moins ingénieuses, ont été imaginées par les médecins des siècles précédents, et ces théories, après avoir été tour à tour adoptées et rejetées, avaient fini par succomber devant le scepticisme et l'indifférence des praticiens de notre siècle, lorsqu'une vive lumière est venue briller tout à coup et ranimer d'anciens débats en donnant le jour à une théorie nouvelle. Celle-ci au moins s'appuie sur l'expérience et l'observation, sur l'analogie et le raisonnement, ces quatre éléments d'une démonstration rigoureuse en matière scientifique. La nouveauté du débat soulevé sur un sujet aussi ancien, les arguments solides qui le légitiment et la découverte incontestable qui en est le point de départ, nous imposent le devoir de le faire connaître à nos lecteurs.

La menstruation présente un ensemble de phénomènes qui sont étroitement liés à la fécondité. La première éruption des règles est un signe non équivoque de la faculté de reproduction qui vient de s'éveiller. La cessation des époques menstruelles est un signe également certain de la perte de la faculté reproductrice. Lorsque la conception a eu lieu, le flux périodique s'interrompt. Voilà trois ordres de faits qui ont frappé le vulgaire comme les observateurs, et qui ont suffi pour motiver l'affirmation d'une relation étroite entre la menstruation et la fécondité. Sans aller plus loin, il y avait dans ces faits un point de départ à une théorie, ou au moins à une hypothèse vraisemblable sur l'écoulement périodique. Mais les observateurs ne s'arrêtèrent pas là. Des faits plus frappants encore furent entrevus et signalés par eux. Il en est qui établirent une certaine analogie entre la congestion utérine observée chez la femme au début de l'époque menstruelle et l'orgasme utérin observé chez les animaux à l'époque de leurs amours ; il en est même qui, croyant démontrer l'identité de ces deux phénomènes en leur assignant des variations semblables, contestèrent aux femmes de certains pays le flux périodique et en gratifièrent les femelles de certains mammifères. Il en est d'autres qui remarquèrent une assez fréquente coïncidence entre une époque déterminée de l'écoulement périodique et celle où la conception s'accomplit. Malgré ces faits, malgré l'autorité des hommes célèbres qui les avaient indiqués, l'esprit aventureux des théoriciens refusa de s'y arrêter ; ils préférèrent s'égarer dans des voies tout à fait imaginaires, où, comme nous venons de le dire, les praticiens contemporains ne voulurent point les suivre. Rappelons en peu de mots les hypothèses qui ont eu quelque vogue. Elles serviront au moins à faire mieux apprécier les données positives de la théorie nouvelle. Ces hypothèses peuvent se réduire à huit principales.

La première et la plus ancienne proclame l'action de

la lune. Celle-ci, dit-on, a donné son nom à l'écoulement périodique comme il l'a donné à la période de l'année qui est comprise entre deux nouvelles lunes. C'est à Aristote qu'on fait les honneurs de cette hypothèse. Or, le jour où l'écoulement périodique a lieu n'est point le même chez toutes les femmes, et l'intervalle qui sépare deux époques a rarement la même durée ; souvent même elle ne correspond point à la révolution lunaire. Cette hypothèse qui implique un mystérieux rapport entre le satellite du globe terrestre et la matrice de la femme a eu une vogue très-grande, peut-être même a-t-elle poussé des racines assez profondes pour dominer encore. Elle a d'ailleurs été l'objet d'un grand nombre de dissertations parmi les médecins des siècles précédents, qui presque tous l'ont admise. Quelques-uns l'ont défendue avec un grand talent. Le docteur Mead est de ce nombre.

La seconde hypothèse est celle qui établit la présence d'un ferment dans la matrice, ferment en vertu duquel, à des époques déterminées, un écoulement de sang a lieu. Cette idée d'un ferment répandu dans toute la nature, et devenant dans l'organisme le principe de toutes les sécrétions, est une des révélations de l'alchimie que nous ne prétendons point approfondir. Nous savons que Paracelse, Vanhelmont, Stahl lui-même, et bien d'autres médecins célèbres, en ont beaucoup parlé, que des écrits nombreux ont été publiés sur cette matière, et cela nous suffit.

La troisième hypothèse, qui remonte à Galien, attribue à une pléthore générale le phénomène de la menstruation ; mais c'est la raison de cette pléthore qu'il fallait donner en même temps que celle du choix que la nature fait des parties sexuelles de la femme, pour la faire disparaître périodiquement. Il fallait aussi expliquer pourquoi cette pléthore coïncide avec l'âge de la fécondité, et ne donne lieu à une évacuation sanguine que durant cet âge. Galien, sans aller si loin, attribue cette pléthore au genre de vie de la femme, à la privation des exercices qui sont réservés à l'homme seul, à la vie sédentaire à laquelle elle est condamnée. Cette explication est encore celle que nous donnent le plus grand nombre de médecins; car la théorie de Galien, associée à celle que nous avons mentionnée la première, est encore généralement admise, tant on se montre disposé à se contenter facilement sur cette grave question.

La quatrième hypothèse, qui semble compléter la précédente, fait dépendre la menstruation d'une congestion des vaisseaux utérins, due en grande partie à la faiblesse de ces vaisseaux, à la structure molle et pulpeuse de la matrice. La démonstration de cette hypothèse repose sur les lois de l'hydraulique. Des médecins célèbres y ont pris part, conduits par le docteur Friend, et encouragés par le célèbre Boerhaave, qui ajouta quelques arguments tirés du grand nombre d'artères et de veines pénétrant dans la matrice, de la disposition de ces vaisseaux, de la forme des os du bassin, etc.

La cinquième hypothèse transforme la menstruation en une fonction qui a pour but l'élimination d'un principe nuisible à l'économie. De là toutes les recommandations qui ont été faites à l'effet d'éviter le contact du sang menstruel, dont la vapeur seule suffirait pour empoisonner divers animaux. Le docteur Drake est allé jusqu'à faire remonter à la bile contenue dans la vésicule hépatique la source de toute cette matière infectante dont les règles débarrassent la femme. L'auteur de l'article *Menstrues* de l'Encyclopédie, qui se déclare partisan de la pléthore, objecte gravement que *sur ce pied-là les hommes devraient avoir des menstrues comme les femmes;* mais on lui réplique assez peu galamment que les hommes ont en réserve moins de bile que les femmes, et cela pour des raisons que nous ne pouvons reproduire ici, quoiqu'elles paraissent avoir beaucoup embarrassé le savant rédacteur de l'article en question.

La sixième hypothèse, qui se rattache par quelques points aux trois dernières, fait provenir le flux menstruel du genre de vie tout artificiel qu'engendre la civilisation ou l'état social. Dans l'état de nature, la femme, d'après R. Emett, médecin anglais, ne pouvant se livrer au plaisir de l'amour quand le besoin s'en faisait sentir, fut sujette à l'écoulement périodique. Selon d'autres médecins, la femme des temps primitifs, sobre et tranquille, n'était point soumise à cette incommodité. La bonne chère et les joyeux propos des festins ont contribué plus que toute autre cause à l'amener par degrés. Roussel a eu l'honneur d'émettre cette opinion dans un langage qui la fait presque pardonner, et que, dans tous les cas, nous ne saurions imiter en la reproduisant. De nos jours, M. Pouchet, qui a jeté les plus vives lumières sur la question du flux périodique, et dont nous aurons occasion de mentionner les travaux dans cette note, M. Pouchet s'exprime en ces termes : « Dans un ouvrage sur le système physique de la femme, Roussel prétendit que la menstruation était due à la civilisation. Nous émettons à peu près la même opinion ; seulement nous pensons que l'état social n'a pas déterminé l'essence du phénomène, mais qu'il en a seulement considérablement augmenté la fréquence en le rendant à peu près mensuel. » On objecte que les femmes appartenant aux peuples appelés sauvages sont réglées périodiquement comme les femmes de France ; mais on se hâte de répondre que les prétendus sauvages ne ressemblent point assez aux animaux, qu'ils ont une civilisation, puisqu'ils ont un culte, des lois, un langage, une forme sociale, etc., ce qui est très-vrai. Il faut donc, pour trouver le genre humain à l'*état de nature*, remonter par la pensée à cette époque heureuse, où, selon un philosophe du dernier siècle, l'homme innocent et pur marchait à quatre pattes. Quoi qu'il en soit, les termes dans lesquels M. Pouchet donne son assentiment à l'opinion de Roussel prouvent assez qu'il ne la partage point, et plus que personne, ainsi que nous le verrons bientôt, il est disposé à n'en point tenir compte.

La septième hypothèse assignerait pour cause à la menstruation une congestion active due à une sorte de *phlogose amoureuse* ou d'érection utérine. Cette hypothèse de Le Cat, d'Emett et de Surun ne devrait même pas être mentionnée.

La huitième hypothèse, conçue au point de vue des causes finales, est la plus séduisante ; c'est aussi la plus rationnelle. La menstruation serait, d'après cette hypothèse, le résultat d'une congestion sanguine prédestinée à fournir à l'embryon l'aliment nécessaire à son développement. Si l'embryon manque, l'éruption des règles a lieu et l'utérus est dégorgé. Si l'embryon existe, l'écoulement ne paraît point et la circulation s'établit entre la mère et l'enfant. La congestion périodique est, en quelque sorte, une provision apportée à des moments déterminés pour que le nouvel être, sur lequel la nature veille avant même qu'il ait paru, ne périsse point faute de nourriture. Si cette congestion se reproduit souvent, c'est afin que les chances de mort soient pour lui moins nombreuses ; si elle ne reste pas permanente, c'est parce qu'elle entraînerait trop de maux. Il est dans la destinée de la femme de donner toujours. Alors même qu'elle a fourni le germe de l'embryon, elle doit fournir encore l'aliment nécessaire à son développement avant et après la naissance. Une partie de son sang est sans cesse en réserve pour ce but. Quand ce but n'est pas rempli, la portion réservée s'écoule pour se renouveler. Elle cesse de s'écouler, en effet, pendant la grossesse et pendant l'allaitement, parce qu'alors son objet est rempli.

Cette hypothèse est l'expression d'un sentiment profond de l'harmonie des choses créées. Le nom de celui qui l'a imaginée est resté inconnu ; les savants l'ont dédaignée; ils en font à peine mention. Le sens commun s'est prononcé pour elle, et la tradition populaire l'a recueillie. Quoi qu'il en soit, la menstruation y apparaît au moins dans ses rapports véritables avec la fécondité ou la faculté de reproduction. Aussi la théorie nouvelle pourra-t-elle accueillir cette hypothèse en la complétant, ou mieux pour se compléter elle-même. Elle lui apportera cette série de faits certains et positifs dont elle dispose, et elle en recevra en échange cette sublime poésie des causes finales qui ennoblit et vivifie la science.

La menstruation est trop intimement liée à la faculté de reproduction, pour que l'étude de ces rapports ne conduise pas à la vérité. Les recherches isolées dont la menstruation a été l'objet ne pouvaient conduire qu'à l'erreur. On vient de voir celles auxquelles ont été conduits les médecins les plus célèbres. Il fallait donc relier ces recherches à celles qui ont pour objet la connaissance du phénomène de la reproduction chez la femme ; mais, auparavant, il était nécessaire que le mystère de la fécondation fût rendu moins obscur, et que l'œil de l'observateur pût apercevoir le rôle des organes où ce mystère s'accomplit et les principales transformations qui s'y opèrent. A ces conditions, une théorie nouvelle et basée sur des données certaines pouvait rendre raison de la menstruation. C'est à ces conditions, en effet, que celle dont nous allons entretenir nos lecteurs a pu être conçue et rallier en très-peu de temps un grand nombre d'esprits.

Les choses étant ainsi, il nous est impossible d'exposer la théorie de la menstruation sans avoir préalablement exposé celle de la fécondité. Nous le ferons d'autant plus volontiers que, celle-ci étant exposée, celle-là se montrera d'elle-même. Le phénomène précurseur de la fécondation impliquant le phénomène de la menstruation, et la raison de l'un contenant implicitement celle de l'autre, notre tâche sera rendue plus courte et plus facile.

Théorie de la fécondité. Tous les êtres vivants, depuis les végétaux et les animaux les plus inférieurs jusqu'aux mammifères, se reproduisent à l'aide d'œufs. *Omne vivum ex ovo*, a dit en 1651 le célèbre physiologiste auquel on doit la découverte de la circulation. Cette loi générale ne reconnaît aujourd'hui que de très-peu nombreuses exceptions parmi les animaux les plus bas placés dans la série zoologique, et ces exceptions elles-mêmes sont en grande partie contestées par des naturalistes éminents. Évidente pour les animaux ovipares, pour les mollusques, les insectes, les poissons, les amphibiens, les reptiles et les oiseaux, elle l'est moins pour les mammifères qui sont en général vivipares. Aussi ces derniers firent-ils longtemps exception à la loi générale, malgré l'axiome de Harvey. Cette exception ne saurait plus être admise aujourd'hui. Depuis longtemps on croyait bien à l'existence des œufs chez les mammifères, et l'analogie donnait un grand poids à cette hypothèse ; mais ces œufs n'avaient pas été aperçus et le doute était encore permis ; maintenant il ne l'est plus. Les œufs ont été découverts, malgré leur petitesse. Nous ne raconterons point ici l'histoire de cette découverte à laquelle ont concouru, avec plus ou moins de succès, un grand nombre de physiologistes et de naturalistes. La gloire d'une parfaite démonstration est attribuée à Baër. Une grande part doit aussi en revenir à M. Coste, professeur d'embryogénie humaine et comparée, au Collége de France ; à MM. Carus, Purkinje, Bischoff, Wagner ; à MM. Valentin et Bernhart, qui découvrirent l'œuf de la femme dans l'ovaire. Le volume de chaque œuf, par rapport à celui de la mère, fut trouvé si petit qu'on l'a évalué à un vingt-millième environ. L'œuf humain n'a que 1/150 de pouce de diamètre.)

Ce n'est pas tout. Il fallait savoir si la structure intime de l'œuf était identique chez les divers animaux. Des recherches délicates furent faites dans ce but, et l'identité de cette structure, dans toute la série animale, put encore être démontrée par le concours d'un grand nombre de savants de divers pays, parmi lesquels MM. Coste et Pouchet représentèrent dignement la France.

Or, ces œufs, ou ces ovules, préexistent à la fécondation et se développent sans elle. Cela est incontestable, puisqu'on les rencontre, à des degrés divers de développement, chez les mammifères qui n'ont point encore eu d'accouplement. Il en est, à cet égard, des animaux et de l'espèce humaine, comme des végétaux. On sait que chez ces derniers, si on enlève l'organe mâle ou l'étamine avant son développement complet, les ovules, déjà apparents, se développent encore à la suite de l'opération, mais seulement ils ne parviennent point à leur maturité, ou donnent des germes incapables de croître, ainsi que l'ont observé Camérarius, Spallanzani et plusieurs autres savants. Le même phénomène a lieu dans les plantes dioïques, lorsqu'on interdit tout contact entre celles qui portent les étamines et celles qui portent les pistils. On sait enfin que plusieurs poissons et plusieurs amphibiens émettent leurs œufs non encore fécondés, et que le mâle les vivifie quelquefois longtemps après qu'ils ont été émis, sans avoir eu aucun rapport sexuel avec la femelle elle-même. Lorsque les œufs ne sont pas expulsés, ils existent à l'intérieur, ainsi que cela a lieu chez les insectes et chez les oiseaux. Chez ces derniers les ovaires en contiennent toujours un certain nombre, durant la saison des amours, avant l'approche du mâle. Il en est de même des mammifères chez lesquels les ovaires contiennent aussi des œufs parvenus à divers degrés de développement antérieurement à toute fécondation. L'espèce humaine ne fait point exception à cette loi.

Ici arrêtons-nous. Avant d'aller plus loin, il importe de rappeler la théorie de la fécondité, dont jusqu'ici les médecins s'étaient montrés satisfaits.

L'appareil de la reproduction chez la femme se compose de trois organes principaux : les ovaires, les trompes avec leurs pavillons, et la matrice. Les ovaires sont les organes producteurs et dépositaires des ovules ; les trompes sont les organes conducteurs des ovules de l'un des ovaires dans la matrice ; celle-ci est l'organe où l'ovule tombe pour y revêtir l'existence embryonnaire. Telle est la donnée générale sur laquelle tout le monde s'accorde. Mais il s'agit de savoir dans lequel de ces trois organes et à quelle époque a lieu la fécondation nécessaire pour transformer l'œuf en embryon. C'est dans l'ovaire, disait-on, qu'a lieu la fécondation, c'est avant la descente de l'œuf dans la matrice, ajoutait-on, que l'œuf est fécondé. La liqueur fécondante, dans cette hypothèse généralement adoptée jusqu'ici, suivrait ainsi un courant inverse de celui que suivent les ovules. Elle serait transportée par les trompes de la matrice dans les ovaires, où elle agirait sur les ovules et les féconderait. Ce ne serait qu'après la fécondation ainsi opérée, que l'ovule favorisé se développerait, se détacherait de l'ovaire pour descendre dans la matrice. Le développement de l'œuf dans l'ovaire serait donc dû à la fécondation et ne préexisterait point à cet acte. On objecte qu'il est difficile de concevoir comment la liqueur prolifique peut atteindre l'ovaire à travers les trompes, et surtout comment, après avoir atteint cet organe, elle peut agir sur l'ovule qui y est retenu dans la vésicule dite de Graaf, composée de quatre tuniques, lesquelles sont elles-mêmes renfermées dans une enveloppe membraneuse. Malgré ces objections, la théorie a prévalu, et comme il n'était pas aisé de laisser de pareilles objections sans réponse, quelques auteurs ont imaginé une sorte de souffle séminal, *aura seminalis*, émanation subtile qui s'échapperait du liquide fécondant, parcourrait les trompes, atteindrait l'ovaire, et traverserait les membranes au sein desquelles l'œuf primitif est caché. La nécessité de recourir à cette mystérieuse vaporisation du fluide séminal pour expliquer les faits contradictoires à la théorie adoptée, devait suffire pour en faire suspecter l'exactitude. Quoi qu'il en soit, fécondation, développement de l'ovule dans l'ovaire, et émission de l'œuf postérieurement à cette fécondation, telles sont les données de cette théorie.

Les novateurs, qui ont sur leurs adversaires l'avantage d'avoir multiplié les observations et les expériences directes, opposent à ces données des faits en grande partie irrécusables. Selon eux, à des époques déterminées et revenant périodiquement, quelques vésicules de Graaf s'accroissent, prennent un développement rapide, acquièrent bientôt un volume considérable (semblable à celui d'une grosse olive chez la femme), et finissent par s'ouvrir pour laisser passer l'ovule qu'elles renfermaient. Ce phénomène a lieu à l'époque du rut chez les mammifères, et à l'époque de la menstruation chez la femme, en dehors de toute cause fécondante. Des chiennes et des lapines immolées à l'époque de leurs ardeurs, des jeunes filles mortes au moment de leurs règles, ont présenté aux observateurs des vésicules de Graaf à un état de développement qu'on ne rencontre point à d'autres époques. Aux approches de la puberté, ces vésicules apparaissent en grand nombre, et parmi celles qui sont à la surface de l'ovaire, il en est qui sont plus développées. Ce sont celles-ci qui prennent l'accroissement dont nous avons parlé, dont la distension excessive et l'ouverture coïncident avec la période menstruelle. L'ovule, ainsi dégagé de la vésicule qui le contenait, est reçu par les pavillons et conduit par les trompes dans la matrice, où la fécondation a lieu. M. Raciborski a donné le nom de *ponte spontanée* à cette émission de l'ovule indépendante de toute approche sexuelle. Développement de la vésicule de Graaf dans l'ovaire et émission de l'ovule antérieurement à la fécondation, telles sont donc les données principales de la théorie enseignée par les novateurs [1].

[1] M. le docteur Pouchet, professeur de zoologie au Muséum d'histoire naturelle de Rouen, a résumé toute cette théorie dans l'énoncé *des lois physiologiques fondamentales* et des *lois physiologiques accessoires* qu'il a placé en tête de son livre : *Théorie positive de la fécondation chez l'homme et les mammifères*, 1842. Voici ces lois :

LOIS PHYSIOLOGIQUES FONDAMENTALES.

Ire Loi. Il n'y a point d'exception pour l'espèce humaine ; les phénomènes de la génération y suivent des lois analogues à celles qui s'observent chez les divers animaux, et ils sont même parfaitement semblables aux actes qui se manifestent sur ceux qui sont placés à la tête de la série zoologique.

IIe Loi. La génération se produit chez tous les animaux à l'aide d'œufs, quelques êtres inférieurs sont seuls exceptés.

IIIe Loi. Dans toute la série animale, les ovules préexistent à la fécondation.

IVe Loi. Des obstacles physiques s'opposent à ce que chez les mammifères le fluide séminal puisse être mis en contact avec les ovules contenus dans les vésicules de Graaf.

Ve Loi. Dans toute la série animale, incontestablement, l'ovaire émet ses ovules indépendamment de la fécondation.

Le dissentiment porte, comme on a pu le voir par ce qui précède, sur deux points fondamentaux : sur la cause du développement de la vésicule de Graaf et sur l'organe où s'opère la fécondation de l'œuf. C'est sur ces

VIe Loi. Dans tous les animaux, les ovules sont émis à des époques déterminées et en rapport avec la surexcitation périodique des organes génitaux.

VIIe Loi. Dans les mammifères, la fécondation n'a jamais lieu qu lorsque l'émission des ovules coïncide avec la présence du fluide séminal.

VIIIe Loi. L'émission du flux cataménial de la femme correspond aux phénomènes d'excitation qui se manifestent à l'époque des amours chez les divers êtres de la série zoologique, et spécialement sur les femelles des mammifères.

IXe Loi. La fécondation offre un rapport constant avec l'émission des menstrues ; aussi, sur l'espèce humaine, il est facile de préciser rigoureusement l'époque intermenstruelle où la conception est physiquement impossible et celle où elle peut offrir quelque possibilité.

Xe Loi. Assurément il n'existe point de grossesses ovariques proprement dites.

LOIS PHYSIOLOGIQUES ACCESSOIRES.

Ire. La fécondation chez les mammifères s'opère normalement dans l'utérus.

IIe. Les grossesses abdominales et tubaires n'indiquent pas que la fécondation s'opère normalement dans l'ovaire, et que ce soit celle-ci qui détermine l'émission des ovules.

IIIe. Normalement les trompes de Fallope ne se contractent que de l'intérieur vers l'extérieur pour transporter les ovules.

La donnée fondamentale dont ces lois sont l'expression la plus absolue était déjà pressentie par Cuvier lorsqu'il disait en parlant des ovaires : « Si leur structure, dans l'espèce humaine et dans les mammifères, peut « laisser quelques doutes sur leur fonction, cette structure est tellement « évidente dans les autres classes, qu'il n'est plus possible d'y mécon- « naitre cette dernière. Dans toutes les autres classes, les ovaires servent « évidemment à l'accroissement des germes ou œufs qui s'y trouvent « déjà tout formés avant l'approche du mâle ; l'analogie porte à croire « que la même chose a lieu dans les mammifères, et c'est ici un des plus « beaux résultats de l'anatomie et de la physiologie comparées. » *Leçons d'anatomie comparée*. Paris, 1805, t. V, p. 55. MM. Duvernoy, Dugès, etc., avaient émis les mêmes idées, mais sans les appuyer de preuves directes et en se fondant sur l'analogie.

deux questions que le débat persiste. Nous n'avons point à y prendre part, nous devons nous borner au rôle de narrateur.

Entre les deux opinions extrêmes il existe des faits qu'il est bon de noter.

1° L'excitation occasionnée par l'approche du mâle peut, indépendamment de toute fécondation, favoriser, dans l'ovaire lui-même, le développement des vésicules de Graaf et hâter la maturité de l'ovule qui y est contenu, sans attendre que l'époque ordinaire d'évolution soit arrivée.

2° Les animalcules propres au fluide séminal ont été vus sur l'ovaire lui-même par Bischoff, Wagner et Barry. Donc, la fécondation dans l'ovaire lui-même est possible.

3° Non-seulement la disposition des trompes qui vont en se rétrécissant de la matrice aux ovaires, mais encore la présence constatée, dans certains mammifères, d'un conduit parallèle se rendant de la matrice aux ovaires, doivent servir à porter le fluide fécondant sur ces derniers organes.

4° Chez quelques mammifères, chez les lapines, par exemple, Barry prétend avoir vu, dans l'œuf parvenu à maturité et contenu dans l'ovaire, une fente ou une ouverture par laquelle la fécondation s'opère et par laquelle il prétend même avoir vu un animalcule spermatique s'introduire dans l'œuf.

5° Dans l'état actuel de la science, aucun fait concluant ne prouve que l'œuf ait été vu dans la matrice de la femme avant le dixième ou douzième jour de la conception. Il existe d'ailleurs des faits nombreux de grossesse extra-utérine.

Tous ces faits, et bien d'autres encore qu'il est inutile de rapporter, nous semblent infirmer ce qu'il y a d'absolu dans la théorie nouvelle. Ils nous permettent néanmoins de maintenir comme positive et exacte cette donnée fondamentale, la seule d'ailleurs qu'il nous importe de bien établir ici, à savoir qu'une *ponte ou une émission spontanée et périodique des ovules a lieu chez la femme et chez les mammifères,* comme chez les animaux ovipares. Quant à l'organe où a lieu la fécondation, que ce soit dans l'ovaire, dans les trompes ou dans la matrice, nous n'avons point à décider cette question qui, à notre avis, sera longtemps encore en discussion, nous ne déciderons pas davantage si le liquide séminal exerce toujours son action fécondante avant ou après le développement complet de la vésicule de Graaf, avant ou après la rupture de cette vésicule, avant ou après la sortie de l'ovule qui y est contenu [1]. Ce qu'il nous importe d'établir et ce qui, à nos yeux, est certain, c'est qu'il est dans les mammifères et chez la femme des époques revenant périodiquement, durant lesquelles a lieu l'évolution des vésicules avec rupture des membranes qui les constituent et avec sortie du petit œuf qui y est primitivement renfermé.

Or, cette époque, pour la femme, est celle de la menstruation. Afin que la coïncidence de ces deux ordres de phénomènes, la ponte et la menstruation, soit mise hors de doute, nous laisserons parler M. le docteur Cazeaux, qui a parfaitement résumé les faits sur lesquels repose cette coïncidence.

« A peine visibles chez les jeunes filles impubères, bien qu'elles aient pu être constatées immédiatement après la naissance, les vésicules de Graaf prennent à l'époque de la puberté un développement considérable. C'est alors que commence l'âge de leur maturité ; mais toutes ne sont pas également précoces, et quelques-

---

[1] En ne nous prononçant point ici sur ces questions difficiles, nous nous trouvons dispensé de répondre aux objections tirées de quelques grossesses ovariques, tubaires et abdominales, que les adversaires opposent à la doctrine nouvelle de la fécondation.

unes, au nombre de quinze à vingt, sont déjà mûres, et notablement développées; il en existe encore par centaines, qui, très-petites et cachées dans la partie centrale de l'ovaire, sont destinées à se développer peu à peu, pour remplacer successivement celles dont la maturité a été plus précoce.

« On pensait généralement, jusqu'à ces dernières années, que ces vésicules étaient uniquement destinées à contenir l'ovule, à le nourrir, à fournir ainsi à son développement et à le rendre propre à être fécondé. Mais les recherches de MM. Gendrin, Négrier, Pouchet et Raciborski, en France; de Guillaume Jones, Robert Lee et Paterson, en Angleterre; de Bischoff et de quelques autres en Allemagne, leur ont donné une bien autre importance, en considérant leur développement comme cause des phénomènes menstruels. A chaque époque menstruelle, une vésicule s'hypertrophie notablement et vient former une saillie à la surface de l'ovaire où elle constitue une tumeur de la grosseur d'une petite noix surajustée à la masse ovarienne; à mesure que ce développement fait des progrès, les parois de la vésicule, quoique de plus en plus distendues, commencent à devenir un peu moins diaphanes, à cause de l'épaisseur de la membrane interne et à cause de l'hémorrhagie qui se déclare dans les derniers moments à l'intérieur de la vésicule. Le sang qui s'épanche, se mêlant au liquide que normalement elle renferme, en distend énormément les parois. Cette distension est portée si loin qu'une déchirure est imminente, et qu'on commence à distinguer à l'endroit le plus saillant de la tumeur, le point où elle doit avoir lieu. Ce point se présente ordinairement sous l'aspect d'une tache rougeâtre de quelques millimètres d'étendue produite par une forte injection et même due en partie à un léger épanchement de sang dans l'épaisseur des tuniques de la vésicule. Bientôt les parois, cédant à la distension énorme qu'elles subissent, se crèvent. A la suite de cette rupture, l'œuf et les parties renfermées dans la vésicule s'épanchent dans la cavité péritonéale. Les parois de celle-ci s'affaissent sur elles-mêmes, et sa cavité contient une petite quantité de sang liquide ou coagulé, suivant l'époque à laquelle on en fait l'examen, et provenant des lèvres de la déchirure.

« Ce n'est donc pas seulement après un coït fécondant qu'a lieu la rupture d'une des vésicules; mais ce phénomène est intimement lié et se reproduit avec chaque apparition des règles. Peu à peu les parois de la vésicule déchirée se rétractent; le caillot, qui offrait d'abord le volume d'une petite cerise, est petit à petit résorbé; la cavité, d'abord très-spacieuse, diminue; les bords de la déchirure se rapprochent quelquefois et même se cicatrisent. Aussi, chez les femmes réglées depuis plusieurs années, la surface crevassée, rugueuse et comme fendillée de l'ovaire est couverte de cicatricules noirâtres. Ces cicatrices, dont le nombre varie et dont la présence jusqu'à ces derniers temps annonçait autant de conceptions antérieures [1], sont tout simplement le résultat de déchirures qui s'opèrent à chaque menstruation. Quelques-unes de ces cicatrices sont linéaires, d'autres triangulaires; il y en a souvent de rayonnées; rouges quand elles sont récentes, leur couleur brunit après quelques mois; plus tard elles forment par leur rétraction de profonds sillons; quelquefois leurs bords ne se réunissent pas complètement; il reste alors une petite ouverture qui communique dans la vésicule déchirée.

» Les modifications que nous venons de décrire, et

[1] Ces cicatrices, en effet, étaient indiquées comme un témoignage d'une conception antérieure, tandis qu'elles existent également dans les ovaires des vierges qui ont été pubères.

à la suite desquelles l'ovule est expulsé de l'intérieur de la vésicule, sont en tout semblables à ce qui se passe dans les mammifères à l'époque du rut. Chez eux aussi l'approche du mâle n'est pas nécessaire à la sortie de l'œuf; après la rupture de la vésicule, celui-ci s'engage dans l'oviducte, arrive souvent dans la cavité de la matrice bien avant tout rapprochement sexuel. La ponte spontanée n'est donc plus un phénomène propre aux ovipares; elle se reproduit également dans l'espèce humaine aux époques menstruelles, et dans les mammifères à l'époque du rut. Cela résulte clairement des belles recherches de M. Raciborski, qui s'est particulièrement attaché à éclaircir ce point de physiologie comparée. Pour être juste envers tout le monde, cependant, nous devons signaler les travaux de MM. Pouchet, de Rouen ; Bischoff, Négrier, Gendrin ; nous devons dire enfin que, dès 1836, et par conséquent bien avant eux, M. Coste, dans ses cours d'embryogénie comparée, avait clairement établi l'existence de la ponte spontanée dans les mammifères [1]. »

Dans un sujet aussi difficile, surtout quand il s'agit de la femme, sur laquelle l'expérience directe n'est point possible (les physiologistes devant attendre que la nature leur présente d'elle-même les faits décisifs), on pouvait prévoir que la controverse s'élèverait entre eux sur des points secondaires et que la vérité ne se ferait jour qu'après des observations multipliées ; c'est ce qui a eu lieu en effet. Ne pouvant entrer dans plus de détails, nous renvoyons nos lecteurs aux écrits des partisans de la théorie nouvelle [2], et en particulier à

---

[1] Coste, *Embryogénie comparée*, t. 1, p. 455.

[2] Gendrin, *Traité philosophique de médecine pratique*, t. II, article *Menstruation*, 1839. — Négrier, *Recherches anatomiques et physiologiques sur les ovaires de l'espèce humaine, considérés spécialement sous le rapport de leur influence dans la menstruation*. Paris, 1840. — Pouchet, ouvrage cité, 1842.

celui que M. Raciborski a publié en 1844[1]. Ils trouveront dans ce dernier ouvrage, non-seulement la discussion des opinions émises par ceux qui l'ont précédé, mais encore de précieux renseignements sur les transformations successives des vésicules de Graaf, aux diverses époques de la vie de certains mammifères et de la femme, sur leur structure, sur les traces de leur rupture, connues sous le nom de *corps jaunes*. Bien plus, ils y trouveront traitées diverses questions importantes : celle du moment le plus favorable à la conception ; celle de l'âge où il convient de se marier, dans l'intérêt de la société et des individus ; celle des moyens hygiéniques et thérapeutiques réclamés à la puberté ; celle de la superfétation, etc.

Théorie de la menstruation. — La menstruation est donc le résultat d'un travail qui a son point de départ dans l'ovaire, au moment du développement, de la distension et de la rupture des vésicules de Graaf. Elle consiste dans une congestion active de tout l'appareil générateur de la femme, et spécialement de la matrice, analogue à l'orgasme qui a lieu, à l'époque du rut, dans les organes sexuels des mammifères. L'hémorrhagie n'est autre chose que la terminaison critique de cette congestion qui, dans beaucoup de cas d'aménorrhée, se dissipe sans écoulement.

Telle est la donnée fondamentale de la théorie nouvelle de la menstruation qui, comme on le voit, est étroitement liée à celle de la fécondité.

A cette donnée on oppose :

1° Les observations d'hémorrhagies périodiques qui ont lieu, en l'absence des règles, par la muqueuse de

---

[1] Raciborski, *De la puberté et de l'âge critique chez la femme, au point de vue physiologique, hygiénique et médical ;* et *De la ponte périodique chez la femme et les mammifères*, ouvrage couronné par l'Académie royale de Médecine, Paris, 1844.

l'estomac, des bronches, des fosses nasales, par la peau des mamelles, les doigts eux-mêmes, etc. [1]

2° La persistance dans quelques cas de la menstruation pendant la grossesse, durant laquelle, suivant les observateurs que nous avons souvent cités, le développement des vésicules de Graaf est généralement suspendu[2].

3° Les cas de fécondité observés chez des femmes non réglées[3].

Ces objections reposent sur des faits exceptionnels auxquels aucune théorie, aucune loi générale, en physiologie, ne saurait se soustraire complétement, et qui, à notre avis, ne suffisent point pour infirmer les données positives sur lesquelles repose la loi de coïncidence fonctionnelle de la ponte spontanée et de la menstruation.

Pour bien comprendre le phénomène de congestion qui se produit chez la femme aux époques menstruelles, il suffit d'observer le phénomène analogue qui a lieu à l'époque du rut chez la plupart des mammifères. Il est certain que cette époque est pour les animaux une période de surexcitation pendant laquelle les organes génitaux acquièrent un accroissement insolite. « Sur les femelles, dit M. Pouchet, les trompes de Fallope et l'utérus se tuméfient, puis le sang afflue dans tout l'appareil sexuel, et y occasionne la turgescence manifeste qui prélude à l'harmonie nécessaire pour l'accom-

---

[1] Les médecins qui regardent la pléthore comme la cause des règles insistent surtout sur cette objection. Le fait qui y est signalé peut se produire sous l'influence de l'habitude ; une évacuation habituelle supprimée sur un point se reproduira sur un autre.

[2] Le développement d'une vésicule peut se produire exceptionnellement durant la grossesse, comme on l'a vu se produire peu de mois après la naissance et pendant la vieillesse. (Voyez les notes B et C.)

[3] Ainsi que nous l'avons dit plus haut, la congestion périodique peut avoir lieu et se terminer sans hémorrhagie. Il arrive souvent que tous les symptômes précurseurs des règles se font sentir sans résultat.

plissement d'un important phénomène. Appelé à fournir à l'œuf les éléments de sa nutrition, il fallait que l'utérus présentât les conditions indispensables au développement du premier, et qu'il s'établît une modalité indispensable entre la matrice et le produit des ovaires qu'elle est destinée à nourrir, modalité sans laquelle celui-ci ne pourrait accomplir son évolution. » Ainsi se vérifie, par l'observation directe, une hypothèse conçue au point de vue des causes finales et dont nous avons parlé plus haut.

La ressemblance de l'état congestif des organes sexuels, au moment des règles, avec celui des mêmes organes à l'époque du rut, a été souvent signalée. Il y a, dans les deux cas, congestion très-forte de la membrane interne de l'utérus, du col et des trompes, avec un enduit mucoso-sanguinolent. Il y a d'ailleurs des animaux chez lesquels l'hémorrhagie elle-même ne fait pas défaut. Buffon, F. Cuvier, Geoffroy Saint-Hilaire en ont cité des exemples. M. Raciborski a vu au jardin des Plantes deux guenons chez lesquelles on n'observait autre chose qu'une tuméfaction considérable des organes sexuels ; mais il en a vu d'autres qui étaient en même temps sujettes à une véritable hémorrhagie ; celle-ci « était quelquefois si abondante, que la cage de l'animal en était arrosée dans une très-grande étendue. » Chez les chiennes elles-mêmes, ce n'est pas seulement un écoulement mucoso-sanguin, mais encore, chez quelques-unes, un sang plus ou moins rutilant. En général, la congestion des organes génitaux, internes ou externes, se termine d'autant plus fréquemment par une hémorrhagie, que les animaux sont plus élevés dans l'échelle zoologique. La plupart des singes sont dans ce cas.

Cette analogie étant bien établie, les conditions physiologiques et anatomiques de la menstruation sont aisées à vérifier. Il suffit d'examiner l'état des organes sexuels, au moment de la congestion que détermine le rut chez les mammifères. L'expérience peut intervenir aisément. Des chiennes ont été sacrifiées, et l'état congestif s'est révélé par une énorme tuméfaction de toutes les parties qui concourent à la génération, avec distension des vaisseaux et avec exhalation muqueuse ou mucoso-sanguine.

La congestion étant établie, l'hémorrhagie a lieu par exhalation des vaisseaux capillaires de la cavité de la matrice, quelquefois du col, et quelquefois même du vagin. Bien que la cavité de la matrice doive être considérée comme le siége principal de cette exhalation, on est obligé d'admettre que le col et le vagin suffisent quelquefois pour donner lieu à l'hémorrhagie périodique. On a vu des femmes avoir leurs règles soit après l'ablation de la matrice, soit dans l'absence congénitale de cet organe, soit enfin dans les cas de matrice imperforée ou ne communiquant point avec le vagin. Quoi qu'il en soit [1], en admettant que la cavité de la matrice soit le siége normal de l'exhalation périodique, ce qui est incontestable, il faut reconnaître que la congestion, dont cette exhalation est la terminaison critique, a son point de départ, son principe, sa stimulation initiale, dans la surexcitation des ovaires, et dans le développement des vésicules de Graaf.

[1] Consultez à ce sujet le livre de M. le docteur Brierre de Boismont : *De la menstruation considérée dans ses rapports physiologiques et pathologiques*, ouvrage couronné par l'Académie royale de Médecine, Paris, 1842, chap. IX.

NOTE B.

DE L'ÉPOQUE DE LA PUBERTÉ CHEZ LA FEMME.

L'époque de la puberté chez la femme est marquée par un signe à peu près certain, l'apparition des règles. Il en résulte que cette époque peut être déterminée chez elle d'une manière bien plus précise que chez l'homme.

Mais cette époque varie, entre certaines limites, avec les individus et les peuples. Quelles sont les causes de ces variations ?..... C'est à cette question que nous avons à répondre dans cette note.

Mais auparavant il faut savoir approximativement quels sont l'âge moyen et l'âge commun de la puberté en France, et particulièrement à Paris, afin d'avoir un terme de comparaison.

AGE MOYEN ET AGE COMMUN DE LA PREMIÈRE MENSTRUATION EN FRANCE ET A PARIS. — En tenant compte des observations recueillies à Paris, par MM. Marc d'Épine, Raciborski, Brierre de Boismont et Ménière ; à Lyon, par MM. Pétrequin et Bouchacourt ; à Marseille et à Toulon, par M. Marc d'Épine, la moyenne générale serait, pour la France de 14 ans, 513. Sur près de 500 femmes observées à Paris, sans égard aux pays où elles étaient nées, M. Raciborski a obtenu, pour la moyenne de la puberté, l'âge de 14 ans, 478, qui ne diffère, comme on voit, de la précédente que de 0,045, c'est-à-dire à peine d'un jour et deux heures [1]. Sur 1,200 femmes observées à Paris, sans distinction du lieu de nais-

---

[1] Raciborski, ouvrage cité, p. 5 et suiv.

sance, par MM. Brierre de Boismont et Ménière, une moyenne à peu près semblable aux deux précédentes a été obtenue; cette moyenne est de 14 ans, 504, c'est-à-dire de 14 ans et six mois [1].

Voici réunis dans un seul tableau les chiffres publiés séparément par MM. Raciborski et Brierre de Boismont.

AGE de la menstruation.	NOMBRE des femmes observées par M. Raciborski.	NOMBRE des femmes observées par MM. Brierre de Boismont et Ménière.
5 ans	0	1
6	0	0
7	0	1
8	1	2
9	7	10
10	18	29
11	54	93
12	40	105
13	55	132
14	77	194
15	51	190
16	72	141
17	35	127
18	26	90
19	24	35
20	14	50
21	2	8
22	0	8
23	0	4
24	0	0
25	1	0
Total	457	1,200

D'après ce tableau, l'âge de 14 ans serait l'âge commun, c'est-à-dire celui qui compte un nombre de filles pubères supérieur à tous les autres. Mais il faut se mé-

[1] Brierre de Boismont, ouvrage cité, p. 10 et suiv.

tier des chiffres qui peuvent donner ce résultat sur 437 ou 1,200 femmes que le hasard aurait soumises à notre examen, et en donner un autre sur 437 ou 1,200 femmes qu'un même hasard aurait soumises à l'examen d'un de nos confrères. L'âge commun, en statistique, offre moins d'éléments de certitude que l'âge moyen. En France et à Paris, l'âge le plus commun de la première menstruation doit être établi de 14 à 16 ans, ou mieux à 15 ans. « Viennent ensuite, selon M. Raciborski, dans l'ordre de leur fréquence, les âges de 14, 16, 13, 12, 17, 11, 18, 19, 10 et 20 ans. » Il ajoute que les âges au-dessous de 10 ans et au-dessus de 20 ans doivent être regardés comme exceptionnels. Il mentionne néanmoins dans son tableau 1 fille réglée à 8 ans, 7 à 9 ans, 2 à 21 ans, 1 à 25 ans, et M. Brierre de Boismont en mentionne 1 réglée à 5 ans, 1 à 7 ans 1/2, 2 à 8 ans, 9 à 10 ans, 8 à 21 ans, 8 à 22 ans et 4 à 23 ans.

Des exceptions plus extraordinaires ont été rapportées par les auteurs. On a observé des enfants présentant tous les signes de la puberté, et la menstruation en particulier, à l'âge de 3 ans, de 2 ans, de 1 an et même de quelques mois. Il est possible que des hémorrhagies accidentelles aient donné lieu à l'erreur, et qu'une monstruosité ait été vue là où il n'y avait qu'une maladie. Il est des cas, néanmoins, où l'erreur n'a pas été possible ; ce sont ceux où la menstruation n'est pas le seul symptôme de cette étrange précocité. Les *Annales d'hygiène* rapportent un fait dont l'authenticité est difficile à contester. Il s'agit d'une enfant née à la nouvelle-Orléans avec tous les signes extérieurs de la puberté, tels qu'ils existent ordinairement chez une fille de 13 ou 14 ans. Ses règles parurent à 3 ans et coulèrent ensuite tous les mois pendant trois jours. Son bassin était constitué à 4 ans de manière à faire croire qu'à 8 ans elle pourrait devenir mère sans danger. Ses seins avaient d'ailleurs la grosseur d'une forte orange et elle était bien constituée[1].

On a rapporté aussi des faits extraordinaires de menstruation retardée. On a vu des exemples de femmes chez lesquelles le flux périodique s'était montré pour la première fois à 30, 40, 42 ans avec tous les symptômes ordinaires. Mais il ne s'ensuit point, même dans ces cas exceptionnels, que la puberté ait attendu, pour paraître, l'éruption tardive des règles. La puberté, il ne faut pas l'oublier, a des signes qui l'annoncent, même en l'absence de celui qui sert le plus ordinairement à la démontrer.

En mettant de côté les faits par trop exceptionnels, nous pouvons donc conclure que l'époque de la puberté varie en France et à Paris entre l'âge de 8 ans et celui de 25. Nous ajouterons que c'est entre ces deux termes extrêmes qu'elle varie dans tous les pays et dans toutes les conditions, se rapprochant plus ou moins de l'un et de l'autre, en raison des influences qu'elle subit.

DES CAUSES QUI HATENT OU RETARDENT LA PUBERTÉ CHEZ LA FEMME. — Il est des causes générales et des conditions individuelles qui hâtent ou retardent l'époque de la puberté. Plusieurs physiologistes les ont signalées, mais en se fondant sur quelques observations personnelles, toujours insuffisantes, plutôt que sur les données positives d'une rigoureuse statistique. Les voyageurs et les publicistes ont apporté leur tribut à la solution de la question, mais sans baser leurs assertions sur des élé-

---

[1] *Annales d'hygiène*, t. X, p. 181. Observation recueillie par M. le docteur Le Bean, de la Nouvelle-Orléans. Pour connaître les faits curieux de ce genre qui sont disséminés dans les archives de la science, on peut consulter le mémoire dans lequel M. le docteur Dezeimeris, membre de la chambre des députés, les a réunis en suivant l'ordre chronologique. (Voyez le journal de médecine *l'Expérience*, t. II, p. 12.)

ments plus solides. Souvent des exceptions ont été prises pour la règle, et la solution désirée est restée incertaine.

Quelques médecins ont entrepris de recourir aux chiffres. Nous énoncerons les résultats que leur a donnés cette méthode d'investigation. Auparavant, faisons voir, en quelques mots, toute la difficulté du sujet aux prises avec les exigences d'une sincère statistique.

Supposons le problème posé en ces termes :

Déterminer l'influence des causes générales et des conditions individuelles sur l'époque de la puberté chez la femme.

Quels sont les éléments indispensables de la solution recherchée ?

Ce sont :

1° L'appréciation exacte des *causes générales* qui agissent sur les diverses populations du globe, c'est-à-dire la détermination positive des diverses influences qui se groupent sous les dénominations vagues de climat, de race, de civilisation.

2° L'appréciation exacte des *conditions individuelles* qui exercent une action si puissante sur chaque individu en particulier, c'est-à-dire la détermination positive des diverses influences qui se groupent sous les dénominations vagues de disposition physiologique naturelle ou acquise, de condition sociale, d'éducation morale et physique.

3° L'appréciation rigoureuse de ces causes générales et individuelles considérées non-seulement dans leur action distincte ou prédominante, mais encore dans leur action combinée ou antagoniste, soit sur les masses, soit sur les individus.

4° La détermination précise du climat, de la race, et de l'état de civilisation auxquels appartient chaque peuple ou chaque caste, et celle des conditions physiologiques ou sociales propres à chaque individu.

5° La connaissance précise de l'époque où les premiers signes de puberté se sont manifestés chez toutes les femmes vivantes, pendant une période de temps déterminé, ou au moins chez le plus grand nombre d'entre elles.

Indiquer tous ces éléments indispensables de la solution du problème, c'est assez dire qu'elle est impossible dans l'état actuel de la science ; c'est peut-être en démontrer l'impossibilité absolue.

Il faut donc se résigner, les documents indispensables étant nécessairement incomplets, à des solutions imparfaites, approximatives et partielles.

C'est ce qu'ont fait, dans ces derniers temps, des médecins d'un grand mérite, dont nous devons admirer le zèle, tout en n'accordant aux résultats de leurs recherches qu'une valeur relative.

INFLUENCE DES CAUSES GÉNÉRALES. — *Influence du climat.* Le climat se compose d'un grand nombre d'éléments très-variés. Ce sont, pour parler le langage d'Hippocrate, *l'air, les eaux* et *les lieux*, qui comprennent les qualités du sol, celles des vents, l'état de la température, de la sécheresse, les conditions propres aux montagnes et aux plaines, etc. Les statisticiens, ne pouvant tenir compte de tous ces éléments, ont accepté pour base de leurs calculs les latitudes géographiques et les moyennes thermométriques. M. le docteur Raciborski, qui a fait sur ce sujet des recherches empreintes d'un excellent esprit d'analyse, en a résumé les résultats dans le tableau qui suit [1].

---

[1] Ouvrage cité, p. 17.

NOM de la ville.	LATITUDE géographique.	AGE de la 1re éruption des règles.	TEMPÉRATURE moyenne de l'année.
Toulon 1	43°	14,081	15°
Marseille 2	43°	14,015	15°
Lyon 3	46°	14,492	11,6
Paris 4	49°	14,655	10,6
Goettingue 5	52°	16,038	8,0
Varsovie 6	52°	15,083	9,2
Manchester 7	53°	15,491	9,6
Skeen (Norwége) 8	59°	15,450	6.0
Stockholm 9	59°	15,590	5,7
Laponie suédoise 10	65°	18,000	4,0

Il y a donc une différence de 1 an et 0,505, c'est-à-dire d'environ 18 mois, relativement à l'époque de la puberté, entre Stockholm et Toulon ; tandis que la différence,

1 Cette donnée de l'âge moyen pour Toulon, due à M. le docteur Marc d'Épine, repose sur 43 observations seulement.

2 Cette moyenne, pour Marseille, due au même auteur, ne repose que sur 25 faits.

3 Cet âge moyen, pour Lyon, dû à M. le docteur Bouchacourt, est le résultat de 160 observations.

4 Cette moyenne, pour Paris, due à M. le docteur Raciborski, repose sur 200 observations recueillies dans les hôpitaux.

5 Ce chiffre, pour Goettingue, donné par le docteur Osiander, représente la moyenne de 137 observations.

6 Cette donnée, pour Varsovie, communiquée à M. le docteur Raciborski par M. le docteur Lebrun, médecin de Varsovie, est le résultat de 100 observations.

7 Résultat des recherches du docteur Robertson sur 450 femmes.

8 Cette donnée de l'âge moyen de la puberté, pour Skeen, a été communiquée à M. Raciborski par M. le docteur Faye, qui a interrogé 100 femmes.

9 Résultat de 102 observations, communiqué par M. le docteur Wistrand à M. Raciborski.

10 Moyenne obtenue par les recherches du docteur Wretholm, et communiquée à M. Raciborski par M. le docteur Huss, médecin de Stockholm.

relativement à la latitude, est de 16° : « C'est-à-dire, dit M. Raciborski, que chaque degré de latitude fait monter ou descendre d'environ un mois et quelques jours l'âge moyen de la puberté, selon qu'on s'approche de l'équateur et qu'on s'éloigne vers les pôles. » Ce n'est pas tout. « Si l'on compare, ajoute le même auteur, les femmes de deux pays situés à une distance égale de l'équateur, on verra que celui dont la latitude est moins élevée contiendra toujours beaucoup plus de femmes qui seront formées avant l'âge commun que le pays situé plus au nord ; ce dernier, au contraire, compte toujours proportionnellement plus de femmes qui ne deviennent pubères qu'après l'âge commun. » Si nous examinons à ce point de vue les différents résultats statistiques que nous venons de rapporter, nous trouvons effectivement que tandis qu'à Skeen et à Varsovie on ne rencontre encore aucune femme qui soit réglée à 10 ans, on en trouve déjà 2 sur 100 à Paris. Il en est de même pour d'autres âges. Ainsi, lorsqu'à Varsovie nous ne voyons encore aucune femme qui soit réglée à 11 ou 12 ans, nous en trouvons déjà 15 à Paris. Ces proportions deviennent, comme nous l'avons dit, inverses après l'âge commun. Tandis qu'à Paris on trouve à peine 10 femmes qui n'ont pas encore été formées avant l'âge de 16 ans, on en trouve déjà 13 à Skeen et 34 à Varsovie.

Quant à la température, l'action qu'elle exerce sur l'époque de la puberté est incontestable. Tous les observateurs l'ont constatée. » On peut même dire, dit M. Raciborski, que la latitude géographique n'influe sur l'époque de la puberté qu'autant qu'elle marche d'accord avec la température, que toutes les deux s'élèvent ou s'abaissent simultanément. Dès que la température d'un pays s'écarte de la latitude géographique, cette dernière perd son influence sur l'époque de la puberté, qui n'obéit plus alors qu'à l'impulsion donnée par la température. » Le rapport de Goettingue à Varsovie et à Manchester est réglé d'après cette exception à la règle générale.

Mais cette influence générale, la température ou la latitude géographique, n'agit point seule. Le moyen de la distinguer des autres éléments du climat, le moyen encore de la séparer des influences physiologiques, telles que le régime, les exercices, les races, les conditions sociales, les professions, et des influences psychologiques qui ont leur source dans les institutions politiques et religieuses, dans les mœurs, dans l'éducation morale et intellectuelle ! Pour rester dans les limites du climat, quelles différences ne doivent pas résulter, sous une même latitude, des conditions du sol, de l'air, des vents, des montagnes, des plaines, des vallées, de la nature de la végétation, etc.

Quoi qu'il en soit, à mesure qu'on approche de la zone torride, la puberté devient plus précoce. Au rapport des voyageurs, la menstruation se montre vers l'âge de 8 à 10 ans, en Égypte, en Arabie, en Syrie, au Brésil, dans l'Inde, etc. On a souvent raconté que Mahomet épousa Cadisha lorsqu'elle n'avait encore que 5 ans, et qu'elle l'admit dans son lit lorsqu'elle eut atteint 8 ans.

Influence des races. Il n'est pas aisé de distinguer, de séparer l'influence qui résulte de la race, de celles qui résultent du climat, du régime, de la civilisation, de l'hérédité, du genre de vie, de l'éducation, des mœurs, des conditions de fortune, etc. Voici toutefois ce que l'on a observé. Les négresses nées en Europe conservent l'aptitude à être réglées de bonne heure. Il en est de même, dans un sens inverse, des femmes créoles qui, nées dans un climat très-chaud, conservent sous ce rapport les conditions physiologiques de leurs mères.

M. Raciborski a connu quelques femmes anglaises nées aux Indes, et qui avaient été réglées vers l'âge de 14 à 15 ans, comme si elles étaient nées en Angleterre et qu'elles n'eussent jamais quitté leur pays.

Tant de causes agissent sur une race, qu'il est difficile d'apprécier exactement la part qui appartient à cette dernière influence, sans cesse contrariée, dominée ou accrue par les circonstances qui agissent sur les populations. « Pour éclaircir ce point de physiologie, il aurait fallu, dit M. Raciborski, examiner ce qui se passe chez les femmes soumises depuis longtemps à des influences agissant dans un sens inverse de celles de la race primitive, et nous avons prouvé que les juives habitant depuis des siècles sous un climat, comme celui, par exemple, de la Pologne, qui est bien différent du climat de leur première patrie, pouvaient aider à la solution de cet intéressant problème. » C'est d'ailleurs, ajoute-t-il, le seul pays où les juifs forment encore jusqu'à présent une véritable colonie, et où ils ont conservé leurs mœurs, une partie de leur costume et leur religion. Il y a des villes habitées presque entièrement par des juifs ; il y a même à Varsovie un hôpital qui leur est exclusivement consacré. Ils se marient toujours entre eux, et leurs mœurs sont très-sévères. Il en résulte que là plus que partout ailleurs on est sûr de rencontrer les véritables descendants des habitants de la Palestine.

Or, voici les principaux résultats d'un tableau comparatif[1] de l'époque de la première éruption des règles chez 100 femmes juives et chez 100 femmes catholiques appartenant à la race slave.

[1] Rédigé et communiqué à M. Raciborski, par M. le docteur Lebrun, médecin en chef de l'hôpital de l'Enfant-Jésus, à Varsovie.

AGE de la 1re éruption des règles.	NOMBRE des catholiques.	NOMBRE des juives.
13 ans	1	12
14	15	14
15	27	20
16	35	33
17	15	14
18	6	3
19	2	3
20	1	1

Ainsi l'époque de la puberté correspondrait en Pologne, chez les femmes catholiques, à 15 ans, 83; tandis que chez les juives elle correspond à 15,49; c'est-à-dire que la puberté y est de quelques mois plus précoce chez les dernières. Il résulte aussi de ce tableau que, si sur 100 femmes slaves on peut à peine en trouver une qui soit réglée à 13 ans, on en trouve déjà 12 parmi les juives. La race ou, si l'on veut, l'hérédité exerce donc une influence sur l'époque de la puberté.

Influence de la civilisation. La civilisation comprend un ensemble d'influences tellement nombreuses et tellement variées, qu'il serait absurde de prétendre résoudre ce problème. La civilisation embrasse les institutions politiques et religieuses, les mœurs, les lois civiles, les beaux-arts, les sciences, l'industrie, le commerce, l'agriculture, l'éducation publique, les règlements de police, les relations des citoyens entre eux, leurs occupations, leurs moyens de subsistance, leurs richesses ou leurs misères, leurs divisions en castes ou en classes, etc. En présence de tant d'éléments divers, comment trouver les termes de comparaison entre les divers peuples? et sans termes de comparaison, comment recourir à la statistique? D'ailleurs le même peuple présente des conditions de civilisation qui diffèrent avec les diverses classes qui le composent, et avec les diverses provinces qu'il habite. N'est-il pas vrai aussi que, tandis qu'un des éléments qui constituent la civilisation prédomine dans un pays, il en est un autre qui lui manque pour briller ailleurs? Ici, c'est la science; là, c'est l'industrie; ailleurs, c'est le commerce; l'un se distingue par les beaux-arts, l'autre par l'aisance générale, un troisième par la liberté, etc. Or, comme chacun de ces éléments n'agit jamais seul, comme le concours des causes physiques est inévitable, il est impossible d'arriver à une donnée satisfaisante. C'est aussi ce que les observateurs ont compris, en donnant à leurs recherches une portée moins étendue, et partant plus précise.

L'influence comparée des villes et des campagnes a été particulièrement étudiée. M. Brierre de Boismont a résumé ses recherches sur ce point dans ce tableau général :

PREMIÈRE apparition des règles.	NOMBRE des femmes.	AGE moyen.	AGE commun.
Dans les campagnes...	276	14,858	15 ans.
Dans les villes........	205	14,765	14
Dans la capitale.......	359	14,504	14

De ces différents chiffres, il résulterait que les règles apparaissent dans les capitales plus tôt que dans les villes secondaires, et dans celles-ci plus tôt que dans les campagnes.

M. Raciborski, voulant obtenir sur cette question une donnée aussi exacte que possible, a choisi pour terme de comparaison quelques villages situés très-près de Paris, et soumis aux mêmes influences physiques. Malgré le voisinage qui tend à faire peser sur eux l'influence des mœurs de la capitale, une différence très-remarquable a été constatée. Ainsi, sur 50 femmes, l'âge moyen de l'époque de la puberté a été pour Vitry, Choisy-le-Roi et Thiais, de 15 ans,20, c'est-à-dire d'un an plus élevé qu'à Paris. Tandis que, sur 100 femmes, Paris peut en fournir 71, c'est-à-dire près des trois quarts, formées avant la quinzième année révolue, les villages le plus proches de Paris n'en donnent plus que 46, c'est-à-dire que plus de la moitié des femmes qui les habitent n'arrivent à la puberté qu'après l'âge de 15 ans.

Pour donner à ces résultats toute l'évidence dont ils sont susceptibles, il faudrait peut-être mettre en regard de Paris les villages situés dans une latitude plus méridionale, ayant une température moyenne en rapport avec cette latitude, présentant en un mot, à un plus haut degré que Paris, les conditions physiques les plus propres à hâter l'époque de la puberté. En mettant ainsi aux prises les deux plus puissantes influences, celle du climat et celle de la civilisation, on pourrait savoir jusqu'à quel point l'une tend à dominer l'autre. Il est incontestable que les stimulations multipliées que le système nerveux puise dans l'atmosphère sociale, dans le domaine des idées répandues, indépendamment même de celles qui tendent directement à donner l'éveil aux fonctions génératrices, balancent, si elles ne la surpassent, l'action si puissante de la latitude et de la température; cet empire des stimulations nerveuses, déjà si grand par lui-même, le serait encore davantage par l'ensemble des moyens à l'aide desquels les sens sont surexcités par les exemples, par les spectacles, par les romans, par l'éducation, etc. Aussi, n'hésitons-nous pas à dire que l'influence des mœurs est loin d'être aussi étrangère que les statisticiens le supposent, à l'apparition hâtive de la puberté dans les contrées du midi de l'Europe et de l'Amérique, ainsi que chez les nations mahométanes de l'Orient.

Les diverses conditions sociales doivent être regardées comme un des éléments de la civilisation. Des recherches ont été faites sur l'époque de la puberté dans les différentes classes de la société. M. Brierre de Boismont en compte trois : la classe riche, la classe moyenne et la classe pauvre. Voici les données qui résultent de ses observations, relativement à l'âge moyen de la puberté :

```
Dans les classes pauvres........    14,842 ou 14 ans 10 mois.
              moyennes......       14,402 ou 14 ans  5 mois.
              riches..........     15,660 ou 15 ans  8 mois.
```

Toutes les circonstances égales d'ailleurs, le nombre des menstruations tardives est moins considérable chez les riches que chez les pauvres.

Dans les classes riches et moyennes, la menstruation apparaît plus tôt chez les filles élevées auprès de leurs parents que chez celles qui sont élevées dans les institutions. M. Raciborski, qui signale ce fait, l'attribue à ce que l'alimentation est moins abondante dans les établissements d'éducation qu'elle ne l'est d'ordinaire dans les familles. Nous croyons que notre savant confrère ne tient pas assez compte, dans cette circonstance, des influences morales, des excitations nerveuses, qu'il a du reste parfaitement appréciées relativement à la prédominance des villes sur les campagnes, toujours plus nombreuses dans le sein des familles et au milieu du monde, que dans l'isolement d'une pension.

La religion est l'élément culminant de la civilisation. Il serait à désirer qu'une appréciation exacte de l'influence des religions sur l'époque de la puberté fût possible. Mais le problème présente une complication qui nous paraît inextricable. Pour en tenter une solution approximative, il faudrait mettre en présence le christianisme, le mahométisme et le bouddhisme, en choisissant des contrées où les influences étrangères à celles de la religion fussent aussi semblables que possible. Il est inutile d'énumérer les obstacles qui rendent impraticable toute tentative de ce genre.

Le régime appartient en grande partie à la civilisation. La religion interdit ou permet certains aliments ou certaines boissons. Mahomet défend le vin et la chair de porc; Bouddha proscrit la chair des animaux; la loi chrétienne permet tous les aliments, sous la réserve de quelques privations rares ou insignifiantes. Il est des peuples pêcheurs qui ne se nourrissent que de poisson, il en est de nomades qui s'alimentent presque exclusivement de bœuf, de vache, de mouton, etc.; il en est de chasseurs, qui vivent de gibier; il en est qui ne vivent que de végétaux; des centaines de millions d'hommes ne vivent que de riz, etc. Or, toutes ces différences dans le régime, qui tiennent à l'état de la civilisation des peuples chez lesquels on les remarque, n'ont point encore été étudiées dans leurs rapports avec l'époque de la puberté. L'influence du régime a été étudiée dans des limites plus étroites, sans sortir de la sphère des individus, et là encore le problème est resté insoluble. A côté de l'alimentation insuffisante ou mauvaise du pauvre, il y a tant de causes physiques et morales de souffrances et de dépérissement! il y a les chagrins, les inquiétudes, les insomnies, le travail, la fatigue, les habitations malsaines, les excès, la dépravation, etc.; et à côté de l'alimentation abondante du riche, que de désordres, que de soucis, et combien aussi de douces et légitimes satisfactions, combien de faciles jouissances! Toutefois il est de règle à peu près certaine qu'une bonne alimentation, tonique, légèrement stimulante, avec un exercice modéré, ajoute son influence à toutes celles qui hâtent l'époque de la puberté [1].

[1] L'influence du régime est telle, que, chez les espèces domestiques, la

INFLUENCE DES CAUSES INDIVIDUELLES. — *Influence de l'éducation morale et physique.* De toutes les influences individuelles, celle qui doit être mentionnée la première, c'est l'éducation morale et physique. Mais cette influence se confond trop généralement avec celles du milieu social dans lequel on vit, et avec celles de la condition à laquelle on appartient, pour pouvoir se prêter à une appréciation numérique. Il est néanmoins certain, d'après ce qui vient d'être dit plus haut, que l'éducation morale, lorsqu'elle est sobre d'excitations intellectuelles et affectives, retarde l'époque de la puberté, et que l'éducation physique, lorsqu'elle satisfait à toutes les exigences d'une bonne hygiène, tend à la rendre moins tardive. C'est par la combinaison de ces deux ordres de directions éducatrices que s'obtient le résultat le plus conforme aux vœux de la nature et aux conditions d'une bonne santé.

Influence du tempérament. Quoiqu'il ne soit pas aisé de déterminer exactement le tempérament d'un individu, on a tenté d'en rechercher l'influence sur l'époque de la puberté. On devait d'abord se poser cette question : Combien peut-on discerner de tempéraments et quels sont-ils? M. Brierre de Boismont en compte quatre : le sanguin, le lymphatico-sanguin, le lymphatico-nerveux et le lymphatique. Les recherches de ce médecin distingué portent sur 477 femmes de la classe pauvre sur lesquelles tant d'autres causes physiques et morales exercent une si grande action. Voici le résultat de ces recherches.

D'après l'âge commun, les règles se montreraient d'abord chez les femmes sanguines et lymphatico-nerveuses, puis chez celles qui sont lymphatico-sanguines, et enfin chez celles qui sont lymphatiques.

fécondité est beaucoup plus grande et le rut plus fréquent que chez les mêmes espèces à l'état sauvage

D'après le chiffre de l'âge moyen, les femmes sanguines seraient les premières réglées, puis les lymphatico-sanguines, troisièmement les lymphatico-nerveuses, et en dernier lieu les lymphatiques.

M. Raciborski regarde, avec raison, selon nous, comme tout à fait stériles des recherches de cette nature, malgré l'apparente rigueur avec laquelle elles sont exposées. Il a préféré s'en tenir à deux variétés, représentant chacune un état opposé de l'impressionnabilité du système sensitif; ce sont le tempérament nerveux ou nervoso-sanguin et le tempérament lymphatique. Il est arrivé à ce résultat, à savoir que, sous l'influence de celui-ci, la puberté n'a lieu qu'à 15 ans 17/27, tandis qu'elle se montre sous l'influence de celui-là à 14 ans.

Influence de la constitution. M. Brierre de Boismont a distingué quatre degrés dans la constitution. Les remarques qu'il a faites à ce sujet l'ont conduit à déclarer que dans la constitution *robuste* les règles paraissent plutôt à 14,520, ou 14 ans 6 mois ; qu'elles paraissent à 14,706, ou 14 ans 8 mois, dans la constitution *bonne*; que dans la constitution *moyenne* et *délicate* elles paraissent à peu près à la même époque, mais plus tard que dans les deux premières, c'est-à-dire à 15 ans environ.

Ainsi que le fait remarquer M. Raciborski, le développement des vésicules de Graaf est en rapport avec la force de la constitution. Or, ces vésicules, dont nous avons parlé dans la note précédente, sont le point de départ des phénomènes de la menstruation. On a prétendu apprécier l'influence de la taille, de la couleur des cheveux, des yeux, de la peau, etc. Nous omettrons volontiers ces particularités et bien d'autres qui n'ont de valeur que comme signes de la prédominance d'une constitution et d'un tempérament, et qui n'en ont point par elles-mêmes. M. Marc d'Épine, dans un travail d'ailleurs remarquable, est allé jusqu'à exprimer le regret de n'avoir pas pu examiner les taches de rousseur, les *nœvi*, etc. Nous le félicitons, au contraire, avec M. Raciborski, de n'avoir pas abusé à ce point de la méthode numérique, déjà fort compromise par de nombreuses bévues.

L'influence de l'hérédité n'a pas été étudiée, du moins nous ne connaissons aucune recherche faite sur ce sujet, relativement à l'époque de la puberté chez la femme.

NOTE C.

DE L'AGE CRITIQUE.

L'âge critique est celui où la menstruation cesse d'avoir lieu, et où la faculté de reproduction s'est épuisée. On a désigné cette époque sous d'autres noms; on l'a appelée âge climatérique, âge de retour, ménopause, etc.

Nous ne décrirons point les phénomènes moraux et physiques qui caractérisent l'âge critique. Ces phénomènes d'ailleurs se réduisent en général à ceux-ci : diminution des dissemblances et augmentation des ressemblances entre les deux sexes. Les différences créées sous l'influence de la puberté s'effacent, et les analogies, qui sont si grandes dans l'enfance, reparaissent sous une forme virile. Le rôle des ovaires est ici bien marqué. Avant la puberté, ces organes n'étaient point développés ; après l'âge critique, ils s'atrophient et s'affaissent. Dans ce dernier cas, on voit apparaître ce qui a lieu lorsque les ovaires ont été enlevés chez une jeune femme [1]. Il résulte alors un accroissement de nutrition, le tissu graisseux augmente, la pléthore tend à s'établir; les formes extérieures changent, la voix prend un nouveau timbre, les goûts deviennent plus fixes, le caractère acquiert plus d'énergie, quelques poils même paraissent au menton et au-dessus des lèvres comme pour révéler aux yeux de tous la transformation éprouvée. Toutefois, il faut le reconnaître, tous ces changements n'ont réellement lieu d'une manière aussi tranchée que chez les femmes de la campagne. Chose singulière! les influences nombreuses qui, dans les villes, surexcitent sans cesse le système nerveux des femmes, semblent appelées à la fois à prolonger indéfiniment leur jeunesse et à accroître sans mesure leurs souffrances. Il y aurait tout un livre à écrire sur ce sujet : gardons-nous donc de l'aborder.

Il nous suffit d'avoir rappelé ici que la coïncidence fonctionnelle de la fécondité et de la menstruation, qui s'exprime à l'époque de la puberté par le développement des ovaires et des vésicules de Graaf, s'exprime, à l'époque de l'âge critique, par l'atrophie et l'affaissement de ces mêmes organes. Cette atrophie et cet affaissement ont lieu progressivement et sont toujours plus marqués, à mesure que l'on s'éloigne de la dernière époque menstruelle. Rien ne prouve davantage combien est fondée la théorie qui, tenant compte des relations préétablies entre la menstruation et la fécondité, en établit le foyer commun dans l'action des ovaires.

L'histoire des transformations que subissent ces organes, avant, pendant et après l'âge critique, a été esquissée par un médecin que nous avons eu souvent

---

[1] Il existe en Asie des eunuques femmes, désignées à Bombay par le nom de *Hedjeras*. Ces infortunées ont, dans leur attitude, dans leurs formes extérieures et dans la voix, un caractère viril.

l'occasion de citer dans ces notes. Nous y renvoyons nos lecteurs [1].

Quant aux maladies tant redoutées par les femmes, à l'âge critique, nous n'en parlerons pas davantage. Nous nous bornerons, avant d'aller plus loin, à déclarer formellement ici que ces maladies sont loin d'être aussi nombreuses ou aussi graves qu'on le croit généralement, et que la mortalité des femmes n'est pas plus considérable de 40 à 50 ans, qu'elle ne l'est chez les hommes pendant la même période de la vie, qu'elle ne l'est chez les femmes elles-mêmes de 20 à 30. Cette assertion est fondée sur des données positives. Pour tout ce qui concerne, au reste, les maladies de l'âge critique, les soins hygiéniques qui les préviennent, et les moyens thérapeutiques qu'elles réclament, nous renvoyons nos lecteurs aux ouvrages nombreux qui ont été publiés sur ce sujet spécial, par des praticiens d'un grand mérite [2]. Nous n'avons point l'intention de transformer le traité tout physiologique de Roussel en un traité de médecine. Nous nous arrêtons donc, comme nous l'avons fait à l'égard de la puberté, à l'énumération des diverses causes qui influent sur l'époque de l'âge critique.

Cette époque, comme celle de la puberté, est sujette à de nombreuses variations.

Sur 60 femmes observées par M. Pétrequin, à Lyon, la menstruation avait cessé dans la proportion suivante :

De 35 à 40 ans chez environ 1/8 des femmes.
40 à 45 — 1/4 —
45 à 50 — 1/2 —
50 à 55 — 1/8 —

M. Raciborski ayant noté le moment de la cessation

[1] Ouvrage cité de M. Raciborski, p. 535 et suivantes.
[2] Fothergill, *Conseils aux femmes de 45 à 50 ans*; traduit par Petit-Radel. — Guyétant, *Médecin de l'âge de retour*, etc. — C. Suncerotte,

des règles, chez 110 femmes âgées, de l'hospice de la Salpêtrière, a obtenu pour moyenne l'âge de 46 ans, 03. Cette moyenne, comparée avec celle que le même observateur avait obtenue pour l'époque de la puberté en France, lui a donné, pour la reproduction de l'espèce, un intervalle d'environ 32 ans.

M. le docteur Brierre de Boismont a recueilli 181 observations de femmes qui avaient atteint ou dépassé l'âge critique. En voici le résultat :

ÉPOQUE DE LA CESSATION DES RÈGLES.

AGE.	NOMBRE.	AGE.	NOMBRE.
A 21 ans	2	*Report*	76
24	1	A 43 ans	4
26	1	44	13
27	1	45	13
28	1	46	9
29	1	47	13
31	3	48	8
32	2	49	7
34	4	50	12
35	6	51	4
36	7	52	8
37	4	53	2
38	7	54	5
39	1	55	2
40	18	56	2
41	10	57	2
42	10	60	1
A *reporter*	76	TOTAL	181

Ce tableau renferme des exceptions en même temps que des variations assez considérables. Toutefois, 114 femmes y figurent comme ayant cessé d'avoir leurs règles entre 40 et 50 ans ; tandis que 67 seulement ont

Nouveaux conseils aux femmes sur l'âge prétendu critique, etc. — Menville, *De l'âge critique chez les femmes*, etc., in-8° ; 1840.

subi cette transformation avant ou après cette période décennale. Toutes les données statistiques s'accordent avec l'observation vulgaire pour indiquer la période de 40 à 50 ans, sans s'entendre entre elles quand il s'agit de donner soit l'âge commun, soit l'âge moyen d'une manière plus précise. D'après celles de M. Brierre de Boismont, l'âge commun serait de 40 ans, ce qui est loin d'être exact dans notre climat. D'après celles de M. Raciborski, l'âge moyen serait de 46 ans. Le parti le plus sage à cet égard consiste à s'en tenir aux approximations que toute la prétendue rigueur des chiffres ne parviendra point à transformer en données précises et irrécusables. Non-seulement le chiffre des exceptions ou des variations extrêmes peut varier dans les diverses statistiques, mais encore l'époque exacte où la menstruation a cessé n'est point aisée à déterminer. Les femmes elles-mêmes se trompent à cet égard, et induisent en erreur les statisticiens, qui, à la vérité, n'y regardent pas de si près. Ici, il y a une interruption produite par une cause morbide et qui peut être confondue avec le début de l'époque critique ; là, il y a un flux périodique occasionné par l'habitude établie à la suite d'une longue série d'années et qui peut être confondu avec un phénomène propre à la menstruation. De pareilles erreurs sont possibles, inévitables même, beaucoup plus qu'elles ne le sont à l'époque de la puberté où l'habitude n'a encore aucune influence, où les affections utérines sont rares, où les signes tirés de la menstruation commençante sont rarement seuls.

Quoi qu'il en soit, on a voulu connaître l'influence du froid sur l'époque de l'âge critique. D'après les documents soumis à M. le docteur Raciborski, par M. le docteur Lebrun de Varsovie, l'âge critique des femmes en Pologne correspondrait, terme moyen, à 45 ans, 05.

D'après un tableau, fondé sur 31 observations, transmis au même médecin par M. le docteur Fayë, de Skeen, en Norwége, cet âge correspondait dans ce pays, à 48 ans, 07. La durée de la fécondité y serait de 34 ans, 03.

Dans les pays chauds, l'âge critique arrive beaucoup plus tôt: réglées de 10 à 12 ans, les femmes y atteignent l'âge du retour à l'âge de 30 à 35 ans.

L'influence du nombre de couches sur l'époque de l'âge critique a été appréciée par M. Raciborski. Il résulte de ses recherches que la durée de la période menstruelle est en général en raison directe du nombre des couches, et que plus une femme a eu d'enfants, plus cette période offre chez elle de tendance à se prolonger. Cette donnée résulte des communications faites à ce médecin distingué, par le docteur Fayë, et des observations recueillies par lui-même à la Salpêtrière. Sur les 29 femmes, réglées avant 12 ans, qu'il y a interrogées, 3 n'avaient cessé d'être menstruées qu'à 57 ans, 6 à 56, 1 à 55, 1 à 54, 1 à 53, 2 à 52, 2 à 50, 3 à 45, le reste au-dessus. Il résulterait de ces faits que la faculté de reproduction, comme toutes les autres, se développe par l'exercice et s'affaiblit par l'inaction.

M. Raciborski a encore entrepris des recherches dans le but de décider si les règles, lorsque la puberté a été hâtive, persistent moins longtemps que lorsque la puberté a été tardive. Il établit, d'après ces recherches, qu'il n'en est point ainsi, et que, toutes circonstances égales d'ailleurs, l'influence du climat étant surtout exceptée, plus la puberté est précoce, plus le nombre des conceptions est considérable, et plus aussi l'époque de l'âge critique est tardive.

Quant à la durée ordinaire de la menstruation, elle serait, pour M. Brierre de Boismont et pour M. Londe, de 30 ans; l'âge moyen serait, pour le premier de ces auteurs, de 28 à 29 ans environ. D'après les recherches de M. Raciborski, l'intervalle compris entre les deux époques serait en France de 32 ans, et en Norwége de 34 ans. Dans les pays chauds, elle serait d'environ 18 à 25 ans.

Voici le tableau de la durée de la fécondité ou de la période menstruelle chez 198 cas observés par M. Brierre de Boismont.

AGE	NOMBRE.	AGE	NOMBRE.
A 5 ans	1	Report	78
6	1	29 ans	7
8	1	30	30
11	1	31	13
16	4	32	7
17	4	33	9
18	1	34	7
19	5	35	5
20	5	36	10
21	4	37	6
22	5	38	5
23	12	39	2
24	8	40	7
25	8	41	1
26	11	42	5
27	7	43	1
28	6	44	1
A reporter	65	48	1
		Total	178

Ce tableau renferme un assez bon nombre de variations extrêmes, parmi lesquelles il en est qui peuvent être présentées comme de véritables exceptions. On sait, au reste, que l'époque critique s'est quelquefois montrée à un âge très-avancé. Les anomalies que nous avons signalées relativement à la première apparition des règles se reproduisent de même relativement à la cessation de ce flux sanguin. Nous en mentionnerons quelques exemples, en ayant égard surtout à l'âge où la fécondité s'est manifestée.

Pline rapporte que Cornélie mit au monde Valérius Saturninus à l'âge de 70 ans. — Bernstein parle d'une femme qui, réglée pour la première fois à 20 ans, eut le premier enfant à 47 et le dernier à 67 ans. — Haller mentionne une personne de sa famille qui, après avoir accompli sa cinquantième année, donna naissance à deux enfants. — Durand dit avoir rencontré à Moscou une femme de 63 ans, qui allaitait son propre enfant. — Lamotte mentionne l'observation d'une femme parfaitement réglée à 62 ans. — M. le docteur Colombat (de l'Isère) a eu une de ses parentes mère de dix enfants, qui, réglée à 18 ans, ne cessa de l'être qu'à 73 ans. — M. Orfila a cité dans ses leçons orales une femme, mère de sept enfants, qui fut enceinte du premier à 47 ans, accoucha du dernier à 60, fut réglée jusqu'à 99, et mourut à 114 ans. — M. Brierre de Boismont a vu, à l'hôpital de la Charité, une femme qui n'a cessé d'être réglée qu'à 60 ans. — On trouve dans les mémoires de l'Académie des sciences de 1778 l'histoire d'une femme qui, à l'âge de 106 ans, était, dit l'auteur, encore parfaitement réglée. — Fabrice de Hilden cite l'exemple d'une femme nommée Dorothée, qui, ayant cessé d'être réglée à 50 ans, aurait eu ensuite à 70 ans une hémorrhagie revenant périodiquement comme la menstruation, pendant trois mois consécutifs; au dire de l'auteur, cette femme semblait rajeunir, et a vécu jusqu'à 100 ans. — Saxonin parle d'une religieuse chez laquelle le flux menstruel se rétablit à 100 ans.

Nous le répétons, nous ne devons regarder comme certains que les exemples dans lesquels la fécondité a été constatée par un accouchement. Quand il ne s'agit que d'un flux supposé périodique, comme il peut être le résultat, soit d'une habitude hémorrhagique, soit d'une maladie latente ou inaperçue, soit enfin de la terminaison critique d'un état de pléthore, nous ne devons point admettre sans contestation l'authenticité de tous les faits exceptionnels rapportés par les auteurs.

Quant aux exemples d'une hâtive suppression des règles, l'incertitude est encore plus grande ; car la fécondité peut persister sans elles, et tant que la fécondité persiste, la cessation des règles n'est point un signe de l'âge critique. Cet âge consiste moins dans la cessation du flux menstruel que dans la perte de la faculté de reproduction. Toutefois, il faut admettre que, comme il y a des cas de puberté se montrant à un âge avancé, il y a aussi des exemples de ménopause se montrant à un âge où la femme est encore très-jeune. Le tableau de M. Brierre de Boismont, que nous avons reproduit plus haut, en indique un assez grand nombre. Ce qu'il y a de remarquable dans ces sortes d'exceptions, c'est que la frayeur est une des causes qui déterminent le plus souvent la brusque et hâtive disparition des règles chez les jeunes femmes.

On a voulu savoir encore quelle est la durée des symptômes ou des troubles plus ou moins pénibles qui accompagnent le travail propre à l'époque critique. M. Brierre de Boismont, se fondant sur 80 observations, donne un an comme durée commune et deux ans environ comme durée moyenne. Il suffit, pour faire toucher du doigt l'insuffisance ou mieux l'inutilité de pareilles recherches, toujours fort superficiellement faites, et en tous cas fort difficiles, de rappeler que, dans le tableau publié par ce savant médecin, la durée des symptômes varie de 6 jours à 10 années. Pour donner à des recherches de ce genre l'apparence de rigoureuse exactitude qu'on recherche, il faudrait au moins faire entrer en ligne de compte un certain nombre de cas où les symptômes sont nuls ou presque inaperçus. Il est, ce nous semble, tout aussi important de savoir combien de fois ces symptômes manquent que de connaître les variations qu'ils manifestent dans leur durée.

Quant à l'influence de la constitution, du tempérament, de l'hérédité, de l'éducation, etc., il était plus difficile encore de la déterminer. Aucune recherche n'a été faite sur ce sujet. Il nous suffit de savoir que, ainsi qu'il a été dit plus haut, l'âge critique arrive d'autant plus tard que la fécondité a été plus grande et la puberté plus précoce. Cette règle n'a d'exception que dans les cas où le climat intervient pour faire subir son action.

FIN DES NOTES.

TABLE DES MATIÈRES.

                                                                Pages.

Notice biographique sur Roussel................   i

Introduction. — Esquisse des émotions dans la vie des femmes....................................   vii

Préface......   1

SYSTÈME PHYSIQUE ET MORAL DE LA FEMME.

PREMIÈRE PARTIE.

DES DIFFÉRENCES GÉNÉRALES QUI DISTINGUENT LES DEUX SEXES.

Chapitre premier. Idée générale de l'homme et de la femme......   17

Chapitre II. Des parties solides qui servent de base au corps de la femme...........................   21

Chapitre III. De la nature des parties solides et sensibles qui composent le corps de la femme................   25

Chapitre IV. Des effets immédiats qui paraissent dériver de l'organisation des parties sensibles de la femme....   29

Chapitre V. Des rapports naturels qui sont entre les parties solides et les parties fluides du corps de la femme, et du tempérament propre au sexe................   46

Chapitre VI. Des changements et des altérations nécessaires qu'éprouve le tempérament de la femme......   58

TABLE DES MATIÈRES.

Pages.

CHAPITRE VII. Des moyens naturels qui conservent et des causes accidentelles qui peuvent changer ou faire dégénérer le tempérament de la femme............... 69

DEUXIÈME PARTIE.

DES DIFFÉRENCES PARTICULIÈRES QUI DISTINGUENT LES DEUX SEXES.

CHAPITRE PREMIER. Des organes et des moyens particuliers à l'aide desquels la femme concourt à la génération... 94

CHAPITRE II. Du flux périodique et menstruel auquel la femme est assujettie............................... 120

CHAPITRE III. De l'influence de la femme dans l'œuvre de la génération.................................... 139

CHAPITRE IV. Des effets de l'imagination de la mère sur l'enfant.. 167

CHAPITRE. V. De la grossesse............................ 174

CHAPITRE VI. Du terme naturel de l'accouchement....... 190

CHAPITRE VII. De l'accouchement naturel............. 202

CHAPITRE VIII. De l'allaitement....................... 226

NOTES DE L'ÉDITEUR.

NOTE A. — Des rapports de la menstruation avec la fécondité. Théorie nouvelle de la menstruation fondée sur la considération de ces rapports........................ 239

NOTE B. — De l'époque de la puberté chez la femme.... 260

NOTE C. — De l'âge critique............................ 278

— CORBEIL, imprimerie de CRÉTÉ. —

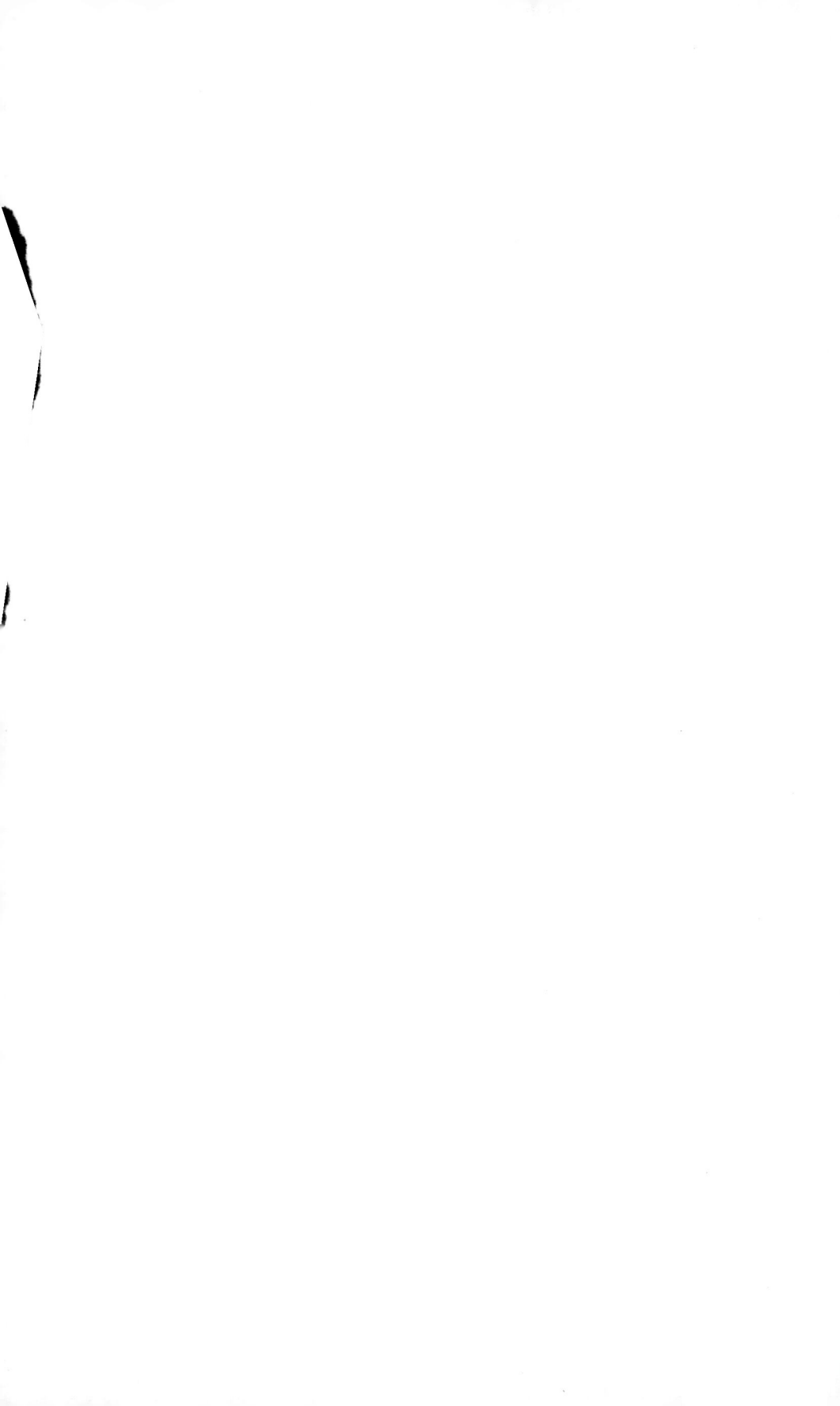

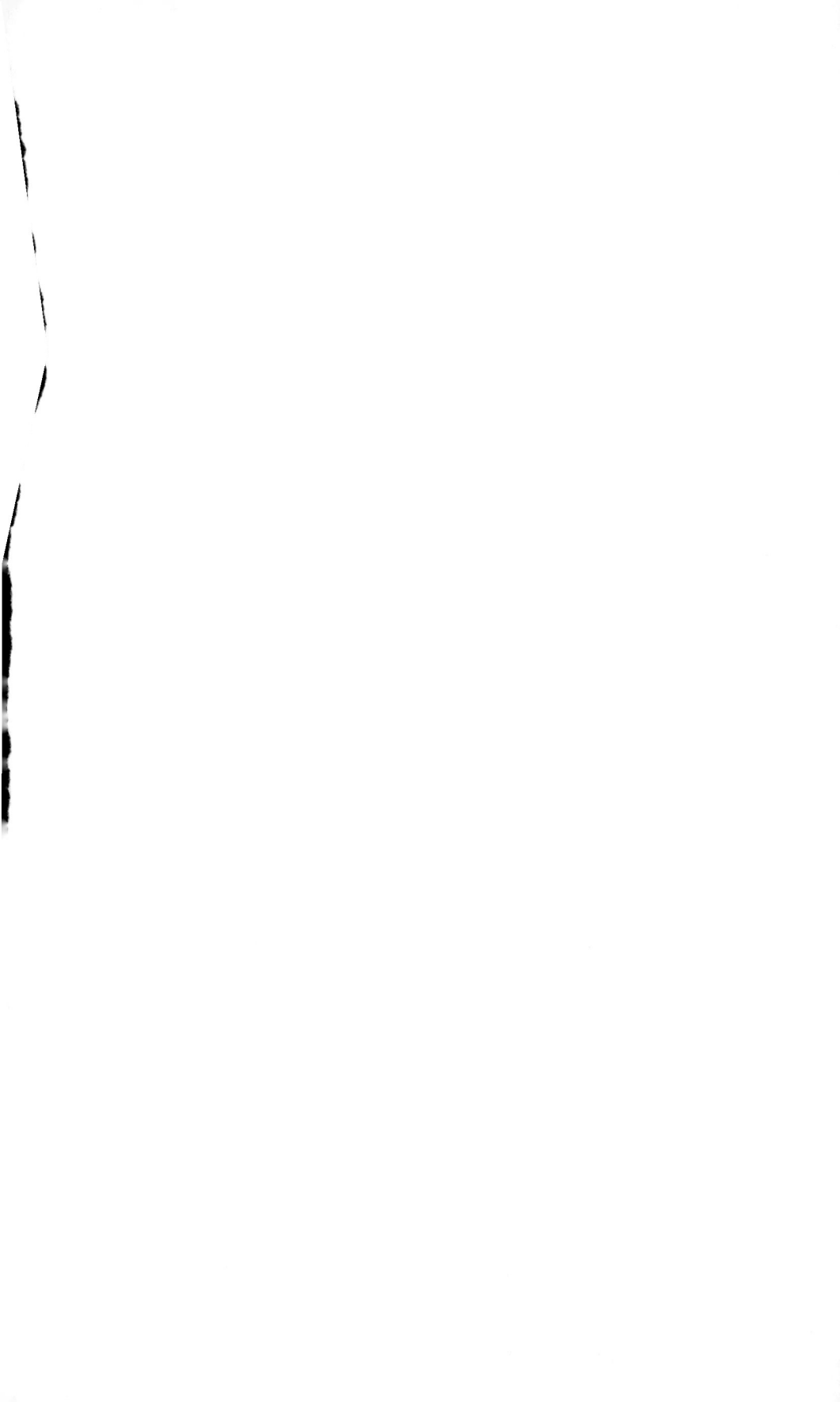

www.ingramcontent.com/pod-product-compliance
Lightning Source LLC
Chambersburg PA
CBHW050535170426
43201CB00011B/1441